심장에게 말 걸기

심장에게 말 걸기

심장병과 싸워 이긴 100인의 이야기

임도선 엮음

고려대학교출판부
KOREA UNIVERSITY PRESS

책머리에

환자분들의 심장을 스캔한 사진을 들여다보노라면 그 한 장에 저마다의 삶이 응축되어 있다는 느낌을 받을 때가 있습니다. 심장 생김새야 사람마다 크게 다를 리 없지만 미세한 혈관의 모양과 흐름은 지문처럼 제각기 다릅니다. 구두를 고치는 장인은 뒤축이 닳아 있는 모양새만 봐도 구두 주인의 인생사를 꿴다고 합니다. 혈관들의 병변을 구별하여 진단해 내고 치료하는 의사로서 심장 사진을 보면 종종 환자분들의 인생사 질곡이 통증이 되어 제게도 전해진다면 과장일까요?

"많이 아프셨지요?"

옹이 박힌 촌로의 손을 잡고 이 한마디를 했을 때 그분은 큰 위로를 받았던 듯합니다. 그런데 그런 분들의 이야기를 차분히 들어 줄 만한 시간이 물리적으로 부족해 내심 안타까웠습니다.

심혈관 계통 환자분들은 대부분 급작스런 가슴 통증에 놀라 병원을 찾게 됩니다. 흉통을 호소하던 환자분들은 시술과 약물 치료를 받고 좋아지는 과정을 겪으면서 자신의 병에 대해 조금씩 알게 됩니다. 심혈관 질환은 완치가 없습니다. 조신操身하고 조심操心해 가며 평생을 병과 친구처럼 지내야 합니다. 까탈스런 친구를 사귀듯 자신의 몸을 살살 달래 가며 병을 다스려 나가야 합니다.

환자분들이 병에 익숙해지기 시작하면 말이 많아집니다. 평소에 잘 관리하면 충분히 예방할 수 있는 병이 심장병이라면서 주변 사람들에게 이야기를 시작합니다. 회진을 돌거나 외래 진료를 할 때 환자분들이 하는 이야기를 주의 깊게 들어 보면 저마다의 이야기가 다를 뿐 아니라 매우 전문적이었습니다. 그분들은 한결같이 주변 사람들에게 심장병의 위험성과 예방법을 적극적으로 알리고 싶어 했습니다.

환자분들께 자신의 인생을 돌아볼 겸, 병에 대해 알리기도 할 겸 이야기를 풀어놔 보시는 게 어떻겠냐고 권했습니다. 언제부터 어떻게 아팠으며 왜 아프게 됐다고 생각하는지 자유롭게 써 보시게 했습니다. 심혈관 질환의 원인을 케이스별로 분석해 자료로 쓰고자 한 의도도 있었습니다.

다양한 이야기들이 쏟아져 나왔습니다. 심장 질환이라는 같은 병을 안고 살게 되었을 뿐 성별과 나이는 물론, 직업, 생활 습관 등 모든 것이 다른 사람들이니 만큼 당연한 결과일 것입니다. 환자들이 의사에게 못 다한 이야기, 시간적 한계 때문에 의사로서 들을 수 없었던 환자의 이야기를 들을 수 있었습니다. 환자들의 병상일지를 읽으며 하릴없이 눈가가 시큰해 오기도 여러 번이었습니다.

처음 통증이 왔을 때 '괜찮아지겠지, 좀 참으면 낫겠지' 하고 생각하며 아픔을 참다가 병을 키웠다는 분들이 생각보다 많았습니다. 병원 가기를 두려워한 때문이기도 했지만 심장 질환에 대한 사전 지식이 너무 없어 그냥 참기만 하던 탓에 귀중한 생명을 잃을 뻔했다는 이야기는 충격적이기까지 했습니다.

심장 질환은 분초가 곧 생명과 직결되는 병입니다. 치료도 잘 해야 하지만 무엇보다 예방이 중요합니다. 저도 평소 심혈관 질환의 위험을 알리기 위해 애쓰고 있지만, 진짜 아파 본 사람들의 목소리를 많은 이들에게 직접 들려 주는 것이 여러모로 의미 있는 일이겠다 싶었습니다. 무엇보다 다행이라 여긴 점은 비관적인 글보다는 새삼 삶의 의미를 깨닫는 계기가 됐으며 용기를 내 더욱 열심히 살겠다는 내용이 압도적이었다는 사실이었습니다. 저 역시 이 분들의 글에서 의사로서의 큰 보람을 느끼며 용기를 재충전하였습니다.

글을 쓰면서 자신을 오래오래 돌아보았노라 진지하게 말씀하시던 어떤 환자분의 얼굴이 떠오릅니다. 오랜 스승을 대하듯 환자분들의 이야기를 읽었습니다. 실제로 그분들은 제게 삶의 가치를 일깨우는 영웅들이기도 합니다. 이렇게 글로 풀어놓은 아픔과 인생을 여러분들과 함께 나누고자 합니다. 보다 많은 분들이 이 책을 읽게 되길 바라고, 또 언제나 건강하고 행복하시기를 바랍니다.

2010년 2월 임도선

차례

chapter 2 행복한 몸이 무너지는 시간

chapter 3 참을 게 따로 있지

chapter 4 아픔이 삶의 향기 되어

1

심장을 아프게 하는 것들

과식은 위험한 행복

✻ 김미영_67세

저는 내년이면 고희를 바라보는 나이의 할머니입니다. 제 나이 정도면 흔히 들 그렇듯이 고혈압과 당뇨, 비만이라는 성인병 삼종 세트를 몸 안에 거느리고 다니며 그것들과 동고동락한 지도 8년이 지나고 있습니다. 처방받은 약 외에도 몸에 좋은 건강식품이라면 직접 찾아 손에 넣거나 여기저기서 후원을 받아 섭취하는 것으로 건강을 잘 관리해 왔다고 자부했습니다.

평소 워낙 먹는 것을 즐기는 편인데 먹을 때마다 영감과 아이들은 소식하는 것이 건강을 위해 좋다며 자주 걱정을 했습니다. 하지만 저의 건강을 염려해서 하는 이야기들이 듣기 싫은 잔소리로 들리고 종국에는 그것이 커다란 스트레스가 되곤 했습니다. 그래서 가족들이 집에 없을 때면 한동안 채우지 못한 식욕과 허기를 달래며 스트레스를 해소하곤 했습니다. 그것이 저에게 치명적인 병이 되어 돌아올 줄이야. 가족들의 권유는 잔소리로만 듣고 멀리하고, 과식하는 데서 생기는 순간의 행복이 독인 줄도 모르고 좋아했던 것입니다. 아프고 나서야 입에 쓴 약이 몸에 좋은 법이라는 옛말이 떠올랐습니다.

대선이 있던 날이었습니다. 영감과 함께 언덕 위에 있는 학교로 한 표의 권리를 행사하러 가는 길이었습니다. 걷고 있던 도중에 갑자기 숨이 차오르고

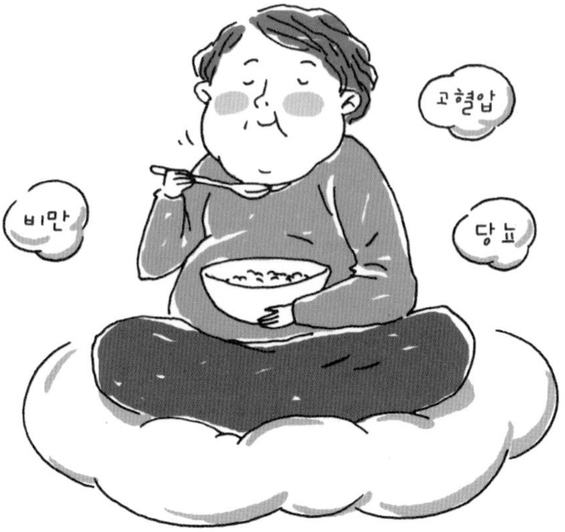

가슴이 조이면서 통증이 오는 것을 느꼈습니다. 그런 일이 평소 없었던 터라 길이 좀 가파른 탓인가 싶었고 통증이 금방 사라져 심각하게 생각하지는 않았습니다. 그러고 나서 그 날 저녁 한쪽 어깻죽지가 아파 와서 근육통인가 하고 파스를 붙였습니다. 자고 나면 나아지려니 했는데 다음 날 아침이 되자 머리까지 아프고 묵직한 데다 어지럼증도 심했습니다. 결국 점심을 먹은 뒤 집 가까운 병원으로 발길을 향했습니다.

병원 계단을 오르다가 눈앞이 희미해져 급기야 2층 문 앞에서 쓰러지고 말았습니다. 의사 선생님과 간호사들의 다급한 목소리가 귓가에 맴돌았지만 의지대로 몸을 움직여 일으킬 수 없었습니다. 어느새 119구급차에 실려 어디론가 향하고 있었습니다.

답답하던 가슴이 뻥 뚫리면서 정신이 또렷해지기까지 긴급하게 이루어졌던 일들이 마치 꿈만 같습니다. 정신이 들었을 때 저는 고대병원 중환자실에 누워 있었고 그사이 심혈관센터에서 심근경색으로 진단받아 급히 시술을 받았습니다. 심장으로 들어가는 혈관 두 개가 막혔던 것입니다.

혈압과 당뇨, 더불어 잘못된 식습관이 부른 결과였습니다. 저는 다시 살아났습니다. 다행히 운 좋게도 심장 질환 치료에 권위 있는 병원과 실력 있는 임 교수님, 신속한 치료 과정이라는 삼박자가 잘 맞았습니다. 병원 앞에 도착해서 쓰러진 것도 어찌 보면 행운이었다는 생각이 듭니다.

지금은 퇴원 전에 교육받은 영양 관리와 식단대로 먹는 것을 조심하고 있으며 정기적으로 건강검진을 받고 있습니다. 가족들이 염려할 때 소식하는 습관을 길들였다면 좋았을 텐데, 하는 생각도 들지만 후회보다는 뒤늦게나마 깨닫게 된 것에 감사하며 건강한 식습관을 유지할 수 있도록 계속해서 노력하려고 합니다.

그날을 다시 되짚어 보니 잠시 심장이 벌렁벌렁해져 오는 것을 느낍니다. 멈추지 않고 움직이는 심장이 이렇게 귀중한 것인지 새삼 깨닫습니다. 그동안 무관심했던 심장을 사랑하며 지켜보려고 합니다. 내 심장을 세밀히 관리해 주는 곳이 있으니 더욱 안심되고 든든합니다.

인간의 생명은 천하보다 귀하다

✻ 박인규_73세

저는 이십 대 후반 국가공무원 시험에 응시하여 신체검사를 받을 때 혈압이 다소 높다는 것을 알았습니다. 그러나 그때는 젊고 운동을 열심히 했기 때문에 별로 신경을 쓰지 않고 술, 담배를 피우며 세상의 즐거움으로 살았습니다.

삼십 대 중반, 친구하고 기분 좋게 술을 마시고 다음 날 직장에 출근하려고 식당에 가서 아침식사(당시 가정 사정으로)를 하는데 국물이 왼쪽 입술로 흘러내렸습니다. 별다른 생각은 하지 않고 국물을 닦아내면서 아침식사를 마치고 출근을 하였습니다. 그런데 직장 동료들이 말하길 입이 돌아갔다는 것입니다. 그래서 병원에 갔더니 뇌혈관이 폐색되었다고 입원 치료를 받으라는 진단 결과를 받았습니다. 병원에 이십여 일간 입원하면서 치료를 받고 퇴원하였습니다. 그 후 한방 침 치료를 삼 개월 정도 받고 구안괘사증은 많이 회복되었습니다. 그런데 사십 년이 지난 지금도 안면 마비는 완전히 풀리지 않았습니다. 다른 사람이 볼 때는 모르지만 저만은 느끼고 있습니다.

저는 조부님이 중풍, 선친께서는 고혈압으로 쓰러져 돌아가신 가족력이 있는데도 고혈압에 대한 약 복용도 안 했으며 크게 신경을 쓰지 않고 직장 생활도 하고 자영업도 하며 살아왔습니다. 그런데 오십 대 후반에 어떤 계기가 되어 교회(개신교)에 다니게 되었습니다. 술, 담배를 다 끊고 성실하게 신앙생활을 하며 고혈압 약도 복용하였습니다. 혈압도 정상치를 유지하며 생활을 하였습니다.

나이가 칠십 세가 넘어 별 하는 일 없이 지내는데 동네 지인이 격일제 근무를 하는 직장이 있다고 하여 면접을 보고 2007년 2월부터 근무하게 되었습니다. 직장에서 근무하는 동안 여러 가지 환경과 여건 때문에 많은 스트레스를 받았습니다.

2007년 5월 18일 아침 여섯 시경, 건물 내를 순찰하고 지하계단을 올라오는데 갑자기 가슴이 견딜 수 없이 죄어 오고 통증이 심했습니다. 이마와 온몸에 식은땀이 흐르고 움직일 수가 없었습니다. 그 자리에 움츠리고 앉아 기도했습니다.

"하나님 살려 주세요. 저는 지금 죽을 수 없습니다. 살려 주세요. 앞으로 할 일이 많이 있습니다."

십 분 정도 지났을까, 어느 정도 진정이 되었기에 계단을 조심스럽게 천천히 올라와 바깥 공기를 마시고 죽은 듯이 움직이지 않고 있다가 퇴근했습니다. 당시는 회사 사정으로 인하여 당분간 밤에만 근무하게 되었기 때문에 낮에는 집에서 충분히 휴식을 취할 수 있었습니다. 출근 시간이 되어 회사에 가서 조심스럽게 근무를 하고 새벽 다섯 시경에 순찰을 하고 지하계단을 올라오는데 전날과 같은 증상이 재발하였습니다. 가슴의 통증이 심하고 식은땀이 나고 호흡하기도 곤란하여 그 자리에 움츠리고 앉아 또 기도를 했습니다. '하나님 살려 주세요' 하고 말입니다. 어느 정도 진정되어 사무실에 가서 동료 직원과 전화 통화하여 사정을 설명하고 퇴근하였습니다.

아내와 함께 집 근처 병원에 가서 검진을 하였더니 협심증이라고 했습니다. 의사의 지시에 따라 입원을 하고 약물치료를 해야 한다 하여 혈관주사를 맞고 있는데 딸의 지인으로부터 종합병원으로 가야지 이렇게 머뭇거릴 때가 아니라는 이야기를 들었습니다. 어느 병원으로 가야 하는지 모르겠다고 하였더니 그분께서 고대 안암병원 임 교수님이 심혈관 계통 권위자니까 그 병원으로 빨리 옮겨야 한다고 했습니다.

119구급차를 불러 응급실로 가서 특진을 신청했습니다. 의료진의 검진과 촬영을 한 결과 위급하니 빨리 시술을 해야 한다고 했습니다. 나의 의술로는 무어라 말할 수 없고, 위에 계신 하늘의 신神을 의지하고 시술하겠다고 가족들에게 말씀하셨다고 합니다(시술 후 아내에게 들었음). 시술은 성공적이었습니다. 가족들의 근심, 걱정, 불안, 초조도 해소되었습니다.

저는 시술 중에 전혀 고통도 느끼지 못했습니다. 허벅지의 혈관을 통하여 스텐트를 삽입할 때 따끔할 정도였습니다. 스텐트 세 개를 삽입하였다고 합니다.

저는 협심증, 심근경색증이 위험한 병인지도 모르고 무지한 인생을 살았습니다. 저의 생명을 살려 주신 하나님께 영광을 돌리고 의료진에게 감사를 드립니다.

이러한 과정에서 저는 이해할 수 없는 것이 있습니다. 동네 병원(준 종합병

스텐트란

흉부 통증의 여러 원인 중 가장 긴급한 치료를 요하는 질환은 협심증과 심근경색 등 관상동맥 협착으로 인한 허혈성 심질환으로, 대표적 치료법이 경피적 관상동맥 성형술이다. 이 경피적 관상동맥 성형술에서 혈관을 넓혀 주는 재료가 금속 그물망인 스텐트이다.

2000년대 초반부터 사용되기 시작한 '약물방출 스텐트drug-eluting stent'는 시술 부위의 세포증식으로 인하여 혈관이 다시 좁아지는 것을 수 개월간 예방해 주는 효과가 있어 현재 널리 쓰이고 있다.

원 정도)의 담당 의사는 이렇게 경각을 다투는 병을 어떻게 약물로 치료한다고 입원시켰는지, 왜 큰 종합병원(대학병원 정도)으로 안내하지 않았는지, 도저히 이해할 수 없습니다. 인간의 생명은 천하보다 귀하기 때문입니다.

약 6개월 정도 지났을까 한 어느 날 걷는데 가슴에 통증이 있었습니다. 걸을 때마다 가슴이 아팠습니다. 경험이 있어 재발했나 하는 생각이 들어 병원을 찾아 진료를 받았습니다. 입원하라고 하여 입원을 하고 검진을 받은 결과 스텐트 한 개의 끝부분이 협착되었다고 하여 시술을 받고 지금까지 건강하게 지내고 있습니다.

심혈관 시술 후의 건강관리가 대단히 중요하다는 것을 깨달았습니다. 정기적인 검진과 약 복용은 필수적이지만 의사 선생님과 간호사의 지시를 잘 지켜야 한다고 생각합니다. 긍정적인 생각을 가지고 일상생활을 규칙적이고 절제 있게 하여야 하며 식사 관리를 잘 해야 할 뿐만 아니라 걷기 운동을 꾸준히 하루 30분 이상, 일주일에 5일 정도는 해야겠다고 생각하며 또한 그렇게 하고 있습니다.

저는 교회를 다니면서 술, 담배도 끊었기 때문에 술, 담배를 하는 분은 지금이라도 끊어야 된다고 권하고 싶습니다. 스트레스를 받지 않도록 자기 관리를 잘 하고 과중한 짐을 들거나 심한 운동을 삼가하며 체중 조절을 잘 하면 크게 염려할 것 없이 여생을 건강하게 지낼 수 있다고 생각하고, 저와 같은 환자들에게 권하고 싶습니다.

친구를 떠나보내며

✲ 서경석_70세

2005년 6월 전철역에 보관해 놓은 자전거의 자물쇠를 풀었습니다. 자전거에 오르기 전에 준비운동 하듯이 기분 좋게 담배 한 개비에 불을 붙였습니다. 담배 연기 한 모금을 빨고 나니 느긋해지는 것이 날씨도 좋고 컨디션도 좋았습니다. 페달을 밟으며 평소와 다름없이 흥얼거렸습니다. 아는 노래라고 해 봤자 해묵은 것들 뿐이고 그나마 제목도 생각나지 않았죠. 나이 먹은 것이 자랑은 아니지만 한 번씩 페달을 밟으면서 그래도 잘 살고 있다고 혼자서 웃음 지었습니다. 거 참 오랜만에 웃어 보는데, 숨이 턱 밑까지 차올랐습니다. 학생시절에 릴레이를 한 직후나 군대에서 구보를 한 것처럼 몹시도 숨이 차더군요. 안 되겠다 싶어서 자전거를 세우고 잠시 숨을 골랐습니다. 하지만 풀리기는커녕 가슴을 점점 조여 오더군요. 집을 3백여 미터 남기고 동네 병원으로 갔습니다.

침대에 누워서 혀 밑에 약을 넣었습니다. 몇 분 기다렸더니, 종합병원으로 가야한다며 "K대 병원으로 갈까? H대 병원으로 갈까?" 하고 의사와 구급차 기사가 상의를 하더군요. 저는 무의식적으로 고대병원으로 가자고 했습니다. 응급실에 20시경에 도착했습니다. 가족들이 오고 이곳 의대를 졸업하고 인천에서 정형외과를 운영하는 친척 동생도 왔습니다. 하지만 가족들이 왔다는 것에 안도할 수 있을 정도의 통증이 아니었습니다. 누군가 고통 없이 죽을 수 있는 약을 준다면 덥석 받아먹고 싶을 정도였습니다. '진땀 뺀다'는 말은 많이 들었지만 막상 손으로 얼굴을 쓸고 기름 범벅이 된 손바닥을 보면서 이거 큰일이구나 싶었습니다. 가족들은 응급실에서 우왕좌왕하고 있었죠.

"크게 호흡해 보세요."

의사의 말에 혼미했던 정신이 돌아왔어요. 우측에 의사와 간호사가 있었고 좌측에는 큰 기계가 있었습니다. 숨을 크게 들이쉬면서 정신이 들었습니다. '이제 살았구나' 하는 기분이 들어서 "살 만합니다"라고 말했습니다. 이미 시술은 끝나 있었습니다. 의사는 시술을 정리하면서 "이제 담배는 꼭 끊어야 합니다"라고 말했습니다. 담배가 뭐 대수라고 담배 이야기 먼저 하나 하고 생각했습니다.

중환자실에서 1박 2일을 보내고 병실로 갔습니다. 담당 의사의 설명으로는 심장 속 관상동맥 세 개 중 한 개는 95퍼센트가 막히고 또 하나는 55퍼센트가 막혔다고 했습니다. 그중 95퍼센트 협착 부분에 스텐트를 삽입했습니다. 심근경색이 무엇인지도 몰랐던 저는 급성 심근경색이라는 병명을 들을 수 있었습니다.

지인들이 걱정 어린 얼굴로 병문안을 왔습니다. 그중 한 선배가 저를 측은하게 보면서 이렇게 말하더군요.

"서 사장에게 부탁이 있어 왔어. 퇴원 후에는 담배 끊기 어려워. 서 사장, 병원에서 담배 끊어."

병원에서 치료를 받는 중에 마음 한구석이 휑한 기분이 들었습니다. 무료함과 뱃속이 뒤틀리는 느낌이 들고 담배를 피우고 싶은 마음이 간절했습니다. 병원 매점에 갔지만 담배는 없었습니다. 급기야 병원 문을 박차고 나가서 정문 앞 횡단보도에 섰습니다. 일반 식품점에서 담배를 사려고 신호를 기다렸습니다. 기다리는 내내 초조하고 알 수 없는 쇠사슬에 묶여 있는 기분이 들었습니다. 어디선가 쩔그렁하는 소리가 들렸습니다. 저는 환자복을 입고 횡단보도 앞에 서 있었습니다. 부끄럽지는 않았지만 내가 왜 여기에 서 있는지 이해할 수가 없었습니다. 자동차들은 평소와 다름없이 복잡하게 얽혀 있기라도 한 것처럼 도로에 줄지어 있었고 사람들의 표정은 무료해 보였습니다. 옆에 서 있던 청년이 가래를 뱉으며 담배를 끄더군요. 아차! 싶어서 발길을 돌렸습니다. 그 소리가 쇠줄 끌리는 소리처럼 들리다니 별일이었습니다.

담배를 끊을 수는 없습니다. 그래서 '딱 십 년 동안만 참고 안 피운다!' 다짐을 했습니다. 자신과의 약속을 지키고자 금단현상을 이겼습니다. 지금도 피우고 싶은 충동을 참고 있습니다. 친구를 끊은 기분이죠. 참 친했었는데, 다른 친구들을 안겨주고 갔죠. 지금은 당뇨랑 심장을 친구처럼 관리하며 살고 있습니다.

어쩌겠습니까, 친군데. 허허허.

술이 사업을 한다?

✲ 신광균_50세

2007년 2월 초부터 길을 걷거나 조금 힘든 일을 할 때면 숨이 차기 시작했습니다. 그래도 한 이삼 분 쉬면 괜찮아졌습니다. 대수롭지 않게 생각하고 평소처럼 일상을 보냈습니다. 그 후로도 숨이 차고 가슴이 꽉 막히는 증상이 부정기적으로 일어났습니다. 2월 말쯤에는 개인병원을 찾아가서 진찰을 받고 혈압도 측정하고 심전도 검사도 했는데 특이한 증상 없이 모두 정상으로 나왔습니다. 안도의 한숨을 내쉬었지만 개인병원 의사 선생님은 더 힘들게 되면 종합병원을 찾아서 정밀하게 검사를 받아보라는 조언을 잊지 않으셨습니다.

저는 주량이 소주 반 병 정도였습니다. 3월에는 술을 마실 때마다 숨이 차고 가슴이 답답한 증상이 계속되었습니다. 소주를 두 잔만 마셔도 같은 증상이 나타났습니다. 3월 말경부터는 지하철 계단을 오를 때면 숨이 너무 차서 이삼십 미터를 채 가지 못했습니다. 그런데 숨이 차고 심장이 터질 것 같아서 이삼 분 쉬면 그 증상은 사라졌고 편안해졌습니다. 괜찮다 싶어서 다시 계단을 오르면 같은 증상이 반복되었습니다. 한 일주일을 그렇게 견디다가 개인병원을 찾아 소견서를 받아들고 고대병원으로 가게 되었습니다.

심혈관센터 의료진은 협심증이 의심되니 다음 날 조영술을 하고 결과를 기다려 보자고 하셨습니다. 그 날은 피 검사와 심전도, 운동부하 검사를 했습니다. 그리고 다음 날 오전 조영술을 마친 결과 관상동맥 세 곳이 막혀 있다는 진단을 받았습니다. 사흘에 걸쳐서 관상동맥 두 곳에 스텐트 3개를 삽입하는 시술을 받고 한 군데는 풍선 시술을 받았습니다.

두 곳을 동시에 시술하는 것은 무리가 있다고 친절히 설명해 주시고 환자의 상태를 면밀히 살피는 것 같았습니다. 그런 부분에 믿음이 많이 갔습니다. 시술을 받은 후 신기하게도 협심증 증상이 말끔히 사라졌습니다. 지금은 하루 한 시간 정도씩은 걷는 운동을 하고 식사 조절을 하면서 건강을 관리하고 있습니다.

사업을 하다 보니, 불가피하게 술자리를 자주 가지게 되지만 자신의 의지만 있으면 술은 조절이 가능하다고 생각합니다. 모든 사업이 술을 마시면서 영업을 해야 한다는 구시대적인 발상이 병을 만드는 것 같습니다.

생각해 보니 금연을 한 지는 벌써 7년째입니다. 음주는 두세 잔을 넘기지 않으려고 노력하고 있습니다. 모든 병은 평소 관리도 중요하지만 증상이 조금이라도 느껴진다면 즉시 병원으로 가서 진료를 받는 게 최선이라고 생각합니다.

술, 무서운 업보

✲ 오순환_77세

불교에는 윤회사상이 있습니다. 사람이 죽고 난 다음에 다시 태어나는 것을 환생이라고 말합니다. 감히 말하기는 부끄럽지만 죽었다가 다시 인간으로 태어난 기분입니다. 저를 죽음의 문턱까지 데리고 간 병명은 불안정 협심증이었습니다. 그리고 저를 살린 심혈관 시술은 사타구니의 동맥을 통해 심장 혈관 막힌 곳을 넓히는 시술(재료는 용수철 모양으로 녹이 슬지 않는 금속)로 탄탄하게 혈관 벽을 지지하여 피가 정상적으로 통하게 하는 시술이었습니다.

2004년 7월 16일 한 시경에 고대 안암병원 심혈관센터에 갔습니다. 진찰 및 검사결과 "즉시! 시간 끌 필요 없다"고 하였습니다. 검사로만 알고 한 시간 삼십 분 정도 있었는데, 다 끝났다고 하는 말이 들렸습니다. 시술까지 끝냈다는 말에 깜짝 놀랐습니다. 중환자실에서 하룻밤, 병실에서 이틀 밤 입원 후에 퇴원하였습니다. 그때 나이 73세였습니다.

5년간 별고 없이 잘 지내면서 2005년 1월경에는 몸 상태도 시험할 겸해서, 관광으로 중국(장가계, 원가계) 깊은 산맥을 무난히 구경하고 돌아왔습니다. 만약에 시술을 받지 않았다면 가슴에 통증도 있었을 것이고 걷는 것조차도 무리였겠지만 시술을 받은 덕분에 말레이시아도 두 차례나 이상 없이 여행을 다녀왔습니다.

요즘 칠팔십 대 사람들은 조금 잘못된 고정관념을 가지고 있는 것 같습니다. 기름기가 있는 음식을 먹지 않으면 단명하고 노동도 하지 못한다고 생각하고 있습니다. 그래서 사람들이 선물을 할 때에도 기름기가 많은 것들을 위주로 선물을 준비합니다. 저도 기름기가 있는 음식을 먹어야 든든하고 생활을 하는 데 활기가 넘친다고 굳게 믿었습니다. 하지만 이제는 음식은 되도록 기름기가 있는 것은 삼갑니다.

삼겹살에 소주 먹는 것이 인생의 낙 중의 낙이었습니다. 점점 나이를 먹으면서 술을 마시면 뒷골이 쏴하게 올라가는 느낌과 머릿속이 오싹해지고 손가락이 마비가 되는 증상이 나타났습니다. 수년 동안 반복되던 증상을, 술 마셔서 피곤해서 그런가 보다 하고 넘겼습니다. 소주 한 병 마시면 말끔히 나아지니 더욱 가볍게 생각했죠. 몸이 알코올에 찌들 대로 찌들어서 그냥저냥 그렇게 넘어갔습니다. 어쩌면 술을 좋아하는 마음에서 몸의 병을 외면한 것인

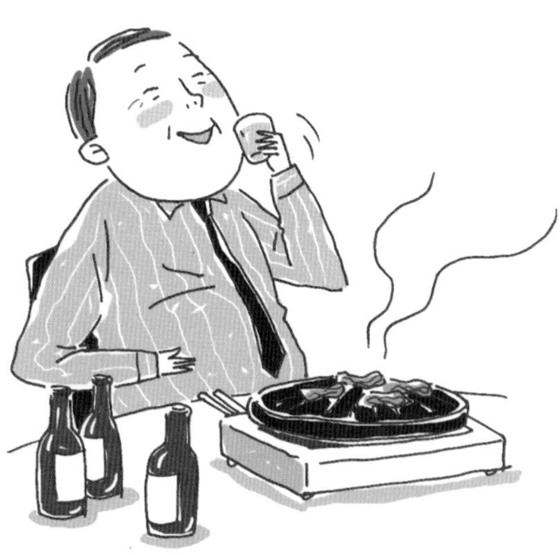

지도 모르겠습니다.

인천 간석동 만월산 약사절에서 그날도 약사여래 부처님께 기도를 올리고 있었습니다. 부처님을 올려보니 눈을 크게 뜨시고 '지금 술을 끊을 때가 왔다' 하고 말씀하시는 듯한 느낌이 왔습니다. 수 십 년간 신앙에 의지해서 살아왔는데 뜬금없이 그런 기분이 왜 들었을까요. 몸은 병을 외면하는데 정신은 병을 외면하지 못하고 신앙을 빌어서 경고를 한 것 같습니다.

"내 몸에 병이 들지 않도록 해 주시고 단주할 용기와 힘을 주십시오."

간절히 기도하며 술을 삼 개월간 끊으니 병이 나타나더군요. 절밥 한 그릇을 비우고 부평 삼거리 전철을 타러 가는데 웬일입니까? 우측 가슴을 쥐어짜는 고통이 약 십여 분 정도 느껴졌습니다. 그리고 곧 사라지더군요. 참으로 이상하다. 부처님한테 기도를 잘 못해서 벌로 고통을 주시는 것인가 고민했습니다.

그 이튿날 아침밥을 먹고 나니 같은 증상이 있었고, 그 다음 날은 저녁을 먹고 나니 같은 증상이 나타나서 '이상하다. 밥만 먹으면 그러네?' 하고 동네 병원에 갔으나 약만 줄 뿐이었습니다. 술을 삼 개월 동안 안 먹어서 그런 것 같은 느낌이 들어서 소주 두 병을 먹으니 깨끗이 해결되었습니다. 그래도 마음이 심란해서 술을 삼 일 동안 먹지 않았습니다. 아니나 다를까 이번에는 진통의 강도가 표현하기 곤란할 지경으로 가슴 전체로 퍼지면서 쥐어짜는 통증으로 사족이 뒤틀리며 식은땀이 비오는 것처럼 쏟아지고 몸을 더 이상 지탱할 수가 없었습니다. 이 고통을 옆에서 본 저의 아내가 가족들을 급히 불러 즉시 고대 안암병원 심혈관센터에서 외래 진찰을 받게 했습니다. 급히 검사에 들어가고, 스텐트를 세 개 시술받았습니다.

요새는 억지로라도 하루에 물을 열 잔 이상 마시고 있습니다. 때때로 자전거를 타기도 하고 하루 평균 두 시간씩 걷는 운동을 꾸준히 하고 있습니다.

직장생활을 사십 년 동안 하면서 일 년에 한두 차례 정기검진을 받았었습니다. 이십 년 전 검진 때 지방간이 있다는 소견이 있었지만 그대로 넘어가고 말았습니다. 사람이 참 자신에게 소홀하다는 생각이 듭니다. 그래서 저는 시술 후 오 년 동안 술을 한 잔도 입에 대지 않았습니다. 친구 같은 술 때문에 저승 문턱을 밟았다는 사실을 생각하면 다시 태어난 지금 다시는 술과 친해지고 싶지 않습니다. 술로 인해 충분한 업보를 겪고 난 저에게는 너무나 당연한 결과입니다.

행복의 조건

✲ 이국용_43세

건강할 때는 건강이 소중한 줄 모르고 행복할 때는 행복이 얼마나 값진 것인지 잘 모르는 법이지요. 이제까지 잔병치레도 거의 없었고 건강상의 이유로 생활의 불편함을 느껴 본 적이 없었습니다. 체력도 좋은 편이었고 질병과는 상관없는 건강한 삶을 유지하고 있었기에 오히려 '건강하다'는 것에 대해 특별히 생각해 본 적 없이 지내 왔습니다. 게다가 건강관리라고 할 것까지는 없지만 평소 운동을 취미 삼아 하는 편이었습니다. 시간이 날 때 수영을 하거나 헬스클럽에 가는 정도였습니다. 어디서 만들어진 자신감인지 모르겠지만 저는 나이 들어 늙을 때까지 아프지 않을 줄 알았습니다. 평생 지금까지처럼 건강에는 별 문제없이 무난히 살아갈 것이라 예상하며 맘 편히 생각했습니다. 더구나 심장혈관 질환에 대해서는 전혀 모르고 살았습니다.

그렇게 건강한 일상을 유지하던 어느 날부터인가 서둘러 급하게 움직이면 가슴에 통증이 느껴지기 시작했습니다. 통증은 일 년 정도 지속되었습니다. 처음 느꼈던 통증은 단순히 가슴이 뻐근한 정도였습니다. 심각한 아픔이 아니었기 때문에 어딘가 잘못된 것은 아닐까 하는 염려는 하지 못했습니다. 그저 급하게 빨리 움직여서 그런가 생각했죠. 그렇게 병을 방치해 둔 시간은 부지불식간에 쌓여만 가 1년이라는 시간이 되었습니다.

시술받기 두 달 전부터는 가슴에서 느껴지는 통증의 강도가 심해지면서 평소에 아무렇지 않게 걷던 구간을 가슴의 통증 때문에 쉬어 가게 되었습니다. 그렇게 가슴에 통증이 느껴질 때도 대수롭지 않게 여겼습니다. 별 문제 없으리라 쉽게 생각한 것이죠. 조금 벅찬 통증이라고 느껴질 때 잠시 쉬어가는 정도였습니다. 지금 생각해 보면 참 바보 같은 행동이었지요. 왜 진작 병원을 찾아가 검진받아 볼 생각을 못 했던 것인지. 이미 건강은 수중에 갖고 있다고 생각했던 것 같습니다. 이미 내 것이니 누구에게 빼앗길 일이 없다는 식으로 말입니다.

병에 걸리게 된 이유로는 여러 가지가 있겠지만 제 생각에는 업무에서 오는 막중한 양의 스트레스와 평소 즐겨 태우던 담배의 영향이 가장 컸던 것 같습니다. 오랜 시간 함께 했던 담배. 백해무익한 이 녀석과는 영원히 헤어져야겠습니다. 아프고 나서야 돌이켜 생각해 보니 새삼 무엇을 조심해야 했는지 알게 됩니다. 스트레스 때문에 지나치게 시달리지 않도록 여유로운 마음과 긍정적인 태도를 갖는 것, 술과 담배를 자제하는 것, 그리고 무엇보다 올바른 식습관이 중요한 것 같습니다. 더불어 주변 사람들에게 평소 건강하다고 생각할지라도 정기적인 건강검진을 받을 것을 강조하고 싶습니다.

시술을 받은 지 얼마 되지 않아 상세한 변화는 아직 잘 모르겠습니다. 마음은 한결 편해지고 빠른 시간 안에 안정을 찾았습니다. 시술을 담당하신 의사 선생님을 비롯해 병원 안의 모든 분들이 친절하셔서 중환자실에 있는 동안 참 편안했습니다. 그러한 분위기가 빠른 회복을 도왔던 것 같습니다.

건강이 다시 내게 찾아왔으니 이번에는 함부로 대하지 않으려고 합니다. 예전엔 미처 생각하지 못했었지만 건강이 얼마나 소중한 것인지, 건강해야 행복도 평화로운 일상도 모두 가능하다는 것을 새삼 알게 되었기 때문입니다. 이 글을 읽는 모두에게 건강할 때만 지킬 수 있는 것이 건강이라는 말을 전하고 싶습니다.

나의 협심증

✻ 이동호_67세

저는 젊어서부터 이십여 년 운동을 하며 신체를 단련해 왔고, 지금도 단전호흡과 기구 운동을 겸하면서 기력을 잃지 않기 위해 노력하고 있습니다. 주위의 부러움을 살 정도로 건강 하나는 자부했었고, 체력과 근력은 남부럽지 않게 강한 편이었습니다.

문제는 예기치 않게 사소한 곳에서부터 드러나는 것 같습니다. 청소! 온몸은 땀으로 범벅이 되고 상대방의 살기를 고스란히 받으며 대련을 할 때조차 겪어 보지 못한 격한 가슴의 통증과 함께 숨이 차오르는 것을 느낀 건 바로 그 때였습니다. 청소기를 돌리고 마포 자루를 들고 거실 바닥을 청소하던 중에 이러한 증상이 찾아온 것이다. 이삼 분 안정을 취하면 언제 그랬냐는 듯 순식간에 이런 증상은 종적을 감추었습니다. 그 무렵 건강검진표가 배달되어 심혈관센터 의료진의 안내를 받아 예약을 하고 검진을 받게 되었습니다. 그러니까 2006년 9월 8일에 예약을 하고 9월 15일에 입원, 조영 검사 후 시술(스텐트 2개 삽입)을 받은 뒤 9월 18일 퇴원을 하였습니다. 저는 그제서야 지난날을 돌아보며 무엇이 문제였는지 되짚어 보았습니다.

20년 동안 운동으로 다져진 기초 체력은 있었지만, 또 사십 년 넘게 흡연을 해 왔다는 전력도 있었습니다. 술은 제사 후 음복 정도이거나 인사치레를 할 정도만 했고 가급적 피했습니다. 그리고 그렇게 좋아하던 담배도 2000년 12월 20일을 기해 끊었었습니다. 이런 노력 끝에 2년에 한 번씩 서울 S병원에서 건강검진을 받으면 매번 건강하다는 결과를 받곤 했습니다. 당시 초음파로 간 검사를 하면 '선생님, 간의 색이 예술입니다'라는 농담 아닌 농담으로 담당 전문가와 담소를 나누기도 했습니다. 이때 함께 했던 사람들 중에 간이 좋지 않았던 사람들의 부러움을 샀던 기억도 납니다. 이렇게까지 건강하다고 자부한 나머지 무절제한 식생활을 하기 시작했습니다.

기름진 음식, 특히 고기를 먹을 때면 기름진 비계를 많이 먹곤 했습니다. 고기는 역시 비계와 살코기가 절묘하게 조화를 이룬 부위의 육즙이 제대로 아니겠습니까. 고기 욕심이 어느 정도로 지나쳤느냐면 가족들의 몫까지 혼자 먹어 치워 버릴 정도였습니다. 2006년 8월 숨이 차는 증상이 오기 전까지는 끊이지 않고 고기를 즐겼습니다. 누구보다도 건강하다고 자부하며 식생활을 엉망으로 해 왔던 게 협심증을 불렀다고 단언합니다.

저는 단전호흡을 하면서 무아에 이르려고 노력했지만 고기에 대한 욕구에는 항상 패배했습니다. 사실 제겐 술과 담배의 유혹보다도 고기에 대한 유혹이 더 강력했습니다. 사람의 욕심 중 식탐이 이리도 무서운 것인지 새삼 깨닫습니다. 지금은 서구식 식습관(고기, 피자, 치즈 등)을 과감히 물리치고 채식과 전통 식단(김치, 장아찌, 간장, 고추장, 마늘, 감자, 고구마, 호박, 가지 등)을 되찾아 와 성인병을 몰아내고 건강을 재건하려고 노력 중입니다.

헤어져야 좋은 친구

✲ 이영모_68세

저는 술, 담배와 사람들을 좋아해 술자리를 시작하면 언제나 금방 파하는 법 없이 한 잔에서 또 한 잔으로 이어지는 게 수순이었습니다. 그러니 당연히 늦은 밤이 돼야 귀가하는 날이 잦았습니다. 작고하신 부모님이 고혈압과 당뇨를 앓으셨기에 저 역시 위험 요소가 다분하다는 것을 충분히 인지하고 있었음에도 술과 담배의 유혹을 쉽사리 이겨내지 못했습니다.

그러던 중 병원에서 대장 검사를 받을 일이 있었습니다. 아무 이상 없다는 검사 결과에 마음 놓고 또 술을 마셨습니다. 검사를 받고 6개월 후 복통으로 고대병원 응급실로 실려 갔는데 그때 대장암 진단을 받게 되었습니다. 2005년 10월 20일에 수술을 받고, 수술 후 그 힘든 항암 주사를 두 사이클 받았습니다. 3차, 4차 재입원을 거듭하다가 2006년 1월 30일 퇴원하였는데, 그로부터 얼마 지나지 않은 어느 날 갑자기 가슴이 몹시 답답하게 조여 오며 호흡곤란과 식은땀이 흐르기 시작하였고, 통증 때문에 참고 잠이 들 수 없었습니다.

BP 140/80 혈당 160 체중 65kg.

순환기내과로 상담전화를 걸었고, 빨리 병원으로 오라는 말에 급히 달려갔습니다. 급히 검사를 마치고는 당장 시술을 해야 한다고 하셨습니다. 대장

절제 수술 후 항암 치료를 받는 중이라 두렵고 무섭기만 했고, "혹시…" 하는 불길한 생각과 불안감으로 머리가 터질 것만 같았습니다. 삶의 벼랑 끝으로 내몰린다는 게 바로 이런 순간에 쓰는 말이구나 싶었습니다. 하지만 달리 선택의 여지도 없었습니다.

1월 31일 입원하여 바로 다음 날인 2월 1일 심혈관 확장술을 받았습니다. 심장에 네 개, 다리 동맥에 두 개의 스텐트를 삽입하는 시술이었습니다. 시술 후 차도를 지켜보시던 임 교수님 말씀이 시술 경과가 좋으며 하지동맥은 서비스라고 하셨습니다. 심장 시술하면서 우연히 하지동맥을 보게 되었는데 역시 막혀 있었다고 합니다. 동시에 예전 기억이 떠올랐습니다.

평소 조금씩 아프던 다리 통증이 술에 취하면 더 극심해져 걷다가 아프면 잠시 쉬기를 반복했었지만, 그 원인이 하지동맥이 막혀서인 줄은 생각도 못했습니다. 몸의 이상 조짐이 보일 경우 바로 전문 의료진에게 상태를 보였어야 했는데 그러지 않고 병을 계속 키워 온 내가 바보 같았습니다. 당뇨를 앓

술이 심장에 나쁜 이유?

음주는 고밀도지단백-콜레스테롤을 증가시킨다. 그러나 저밀도지단백-콜레스테롤을 감소시키지 못하여 심장질환을 예방하지는 않는다. 알코올 성분이 체내에 지속적으로 쌓여 있으면 간과 심장 근육에 나쁜 영향을 주고 혈압을 상승시키며, 또한 중성지방을 증가시켜 간장 장해나 동맥경화를 진전시키게 된다.

알코올은 말초혈관을 확장시키며 혈액의 흐름을 활발하게 해 얼굴이 발갛게 되면서 일시적으로는 혈압을 내리는 효과가 있기는 하지만 과음을 하게 되면 확장되었던 혈관이 마비되어 버리므로 혈액의 흐름이 정체된 상태에서 혈액이 괴어 버리게 되어 얼굴이 파랗게 되면서 급성 알코올중독으로 인한 쇼크 상태가 된다.

소량의 음주는 혈관 내 여분의 콜레스테롤을 간장으로 옮겨 주는 HDL이라는 리포단백질lipoprotein을 증가시키는 작용이 있어 동맥경화를 예방하는 데 도움이 되지만, 과음은 혈압을 올리므로 뇌출혈과 심혈관질환의 위험인자가 된다.

고 있는 데다 심장 약을 먹는 사람이 술, 담배를 그렇게 좋아하면 큰일 난다고 아내가 항상 걱정했는데 가볍게 흘려듣곤 했습니다. 이런 결과가 올 줄 모르고 말입니다.

시술 후에는 숨 쉬는 것도, 잠 못 이루던 것도, 가슴이 답답한 것도, 식은땀도 모두모두 사라지고 아픈 다리도 차츰차츰 좋아졌습니다. 이제 문제는 규칙적인 운동과 올바른 식습관! 운동보다는 술을 좋아해 평생 술, 담배하고만 돈독한 우애를 과시해 온 제가 규칙적으로 운동한다는 것은 결코 쉬운 일이 아니었습니다. 아내와 함께 생각한 끝에 시골 조용한 곳으로 내려가 아침에 새 소리, 풀벌레 소리를 듣고 일어나는 생활을 시작했습니다. 하루에도 몇 번씩 언덕을 오르락내리락하면서 단풍나무, 산수유나무, 과일나무를 옮겨 심는 소일거리를 운동으로 삼고 있습니다. 텃밭에서 키운 풋고추 따다 고추장에 찍어 먹으며 마음을 편히 하려 애쓰고 있습니다.

이제는 내 몸에 암이 있다는 것도, 심장 혈관이 막혔었다는 것도, 하지동맥이 막혔었다는 것도 다 지난 일로 묻어두고 다시 살아보려고 합니다. 정기적으로 병원에 건강검진받으러 다니며 의사 말 아내 말 잘 듣는 순한 양이 되려 합니다.

지금은 물론 술도 담배도 하지 않습니다.

지금은 물론 내 몸에서 암도 부지런히 내보내고 있습니다.

지금은 물론 심장의 혈관에도 하지동맥에도 피가 잘 흐르고 있습니다.

제 건강을 위협하던 오래된 친구들인 술 담배와 전부 헤어지고, 다짐하듯 매일 이렇게 되뇌어 스스로에게 상기시키며 건강한 삶을 살기 위해 노력하고 있습니다.

생각해 보면 몸에 이상이 생겼을 때 바로 순환기내과로 전화를 한 것하며,

다음 날 바로 입원하여 시술이 진행될 수 있었던 건 큰 행운이 아닐 수 없습니다. 증상이 나타났을 때 나아지겠지 괜찮아지겠지 하며 바쁘다는 핑계로 병원 찾는 시간을 지체했거나 바로 원인을 찾지 못해 이 병원 저 병원 전전했더라면 저는 이 글을 쓰고 있는 지금의 순간을 살 수 없었을지도 모릅니다.

환자가 담당 의사를 믿는다면 의사도 그 믿음을 저버리지 않는다고 믿습니다. 인간의 생명은 하늘에 계신 분이 주관하시는 거라지만 그뿐 아니라 몸이 아픈 사람이 훌륭한 의사 선생님을 만나는 것도 하늘에서 내리는 큰 축복이라 생각합니다. 임 선생님과의 만남은 그런 축복이었다고 생각합니다. 훌륭한 시술 덕분에 새 삶을 살게 되어 감사합니다. 요즘은 생활의 모든 것에 부쩍 감사하는 마음이 자주 듭니다. 저와 만났던 모든 사람들이 제겐 은인입니다. 감사하고 또 감사하게 생각합니다. 그러니 밝고 맑은 마음으로 열심히 살아가는 것만이 남았습니다.

반찬

✲ 이희동_70세

"엄마, 그러지 좀 마세요."

식탐이 많은 편이 아니지만 가정주부는 어쩔 수 없나 봅니다. 밥상 위에 반찬이 남아 있으면 짜든 맵든 가리지 않고 그릇을 비워야 속이 시원해지는 강박관념이 있었습니다.

"이노무 자식들 반찬을 남기지를 말던가!" 하고 한마디 하고 싶지만 아무 말 없이 밥상을 치우기에 여념이 없었습니다. 한술 더 떠 남편이 "처녀 때는 안 그러드만" 하고 한 말씀 거들 때면 그 날은 말하기도 싫은 하루가 됩니다. 처녀 적이면 벌써 50년도 더 된 이야기처럼 까마득합니다. 자식들이야 그렇다고 치지만 남편은 눈엣가시처럼 보이죠. 그래도 미운 정 고운 정 다 들고 살다 보니 어쩔 수 있겠나 싶습니다.

장을 보고 집에 돌아오는데 가슴에 통증이 왔습니다. 내가 한이 많아서 화병이 난 건가 하고 대수롭지 않게 넘겼습니다. 누워서 쉬면 좀 나아지겠거니 하고 침대에 누웠습니다. 오른쪽으로 누우면 답답증이 생기고 왼쪽으로 누우면 괜찮아졌습니다. 묘하게 남편이 눕는 자리로 고개를 돌릴 때면 답답증이 생기니 이상하다 싶었죠.

'이거 여간한 속병이 아닌가 보다.'

참고 넘기려고 했지만 통증이 더 심해지는 것 같았습니다. 그래서 인사동에 있는 H병원에 가서 검사를 했습니다. 심장이 정상인보다 비대하고, 위보다는 호흡기나 순환기에 이상이 있을 것 같다는 소견을 보이더군요. 그리고 큰 병원으로 가라는 말을 빼먹지 않더군요.

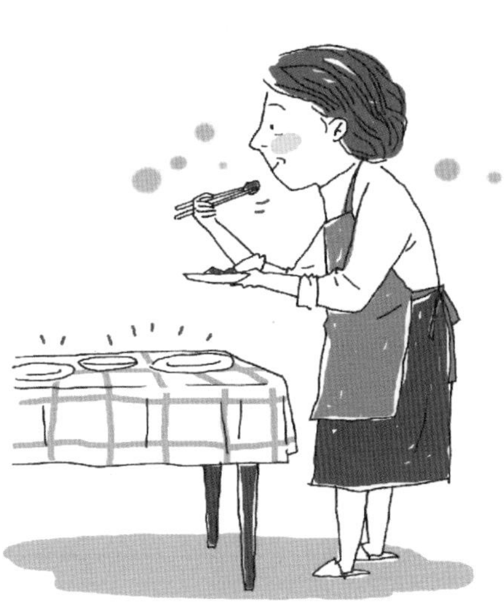

안암동에 있는 큰 병원에서 정밀하게 진단을 받아 보니, 혈관이 좁아져 있어서 '좌전하행 동맥부위 혈관 성형술'을 받게 되었습니다. 결과는 상당히 좋았고 굉장히 건강해졌습니다. 그런데 수술 직후에는 가끔 어지러우며 가슴이 조이는 것 같았습니다. 박사님이 시키는 그대로 약도 먹고 운동도 하니 많이 나아져서 잘 생활하고 있습니다.

말씀하신 대로만 살면 건강하게 살 수 있을 것인데, 한번은 과식을 하고 한번은 저녁밥 대신에 차가운 우유를 마시고 잤습니다. 새벽에 무척이나 고생했던 기억이 납니다. 다리에 힘이 풀려서 걷지도 못하고 얼굴이 창백해지고 손과 발이 차가워져서 이러다 죽나 보다 했지요. 지금은 음식도 조심하고 과식도 하지 않습니다. 짠 음식도 조심하고, 일도 무리하게 하지 않죠. 날씨도 조심하고 있습니다. 너무 덥거나 춥거나 하면 조심해서 일을 보러 다닙니다. 가벼운 운동도 하면서 박사님 조언대로 충실하게 살고 있습니다.

요새는 아침 밥상 분위기가 많이 달라졌습니다. 가족들이 반찬을 남기지 않네요. 행여나 제가 반찬 청소를 할까 봐 그러는지… 가족들이 너무 짜거나 매운 반찬을 억지로 먹는 듯하면 제가 오히려 이렇게 이야기합니다.

"남은 반찬은 버리면 되니까, 억지로는 먹지 마."

그러면 이런 대답이 들려오지요.

"엄마가 해 준 반찬이 제일 맛있어."

"당신 음식 솜씨는 처녀 때나 지금이나 변함이 없네."

여러분들도 정기적으로 검진을 받으세요. 만약에 병이 있다면 초기에 발견하셔서 건강상으로나 금전적으로나 덜 고생하셨으면 하는 바람입니다. 꾸준한 관리와 좋은 식습관으로 건강은 건강할 때 지키세요. 항상 건강하세요. 그리고 친절하고 자상한 의료진에게 밥상 한번 차려 줬으면 하고 생각하며 글 마무리 짓겠습니다.

목숨과 바꾸시겠습니까?

✲ 임양민_55세

핑계로 들리겠지만 일과 사람을 좋아하니 자연히 술과 담배를 즐기게 되더군요. 왜 사람을 만나면 자연스럽게 담배를 피우며 이야기를 하게 되고 술자리를 가지게 되는 것인지 지금은 되돌아서 생각하기도 합니다. 술이야 사업상 마시게 되는 자리가 불가피하지만 담배는 선택이었다는 생각이 듭니다. 술과 담배를 즐겼으면 그것 못지않게 운동이라도 했더라면 좋았을 것을 몸은 게을러지기 시작하면 한도 끝도 없이 늘어지기 마련이지요.

23년간의 직장생활을 마치고 백수 생활 끝에 창업을 했습니다. 하지만 거의 모든 명퇴자들이 그렇듯이 저 역시 순탄치 못한 과정을 밟다가 사업을 접었습니다. 그로 인한 스트레스로 잠을 이루지 못했고, 고민과 번민 그리고 늘어나는 술과 담배. 역시 몸이 망가지는 것은 순식간이었습니다. 사실 점차 쌓인 여러 요인들이 쉽게 눈치 채기는 어려운 신호를 보냈겠지만, 몸에 탈이 났다는 걸 아는 순간은 별안간입니다.

우연한 기회에 건강검진을 했는데 고지혈증이란 진단을 받았습니다. 고지혈증이란 병명도 생소했고, 주변에서조차 이러한 증상을 심각하게 받아들이는 사람도 없고, 어떻게 대처해야 할지도 모르겠고, 몸에도 별 다른 이상이 없어서 무심코 2년을 흘려보냈습니다. 그러던 어느 날 가슴에 통증이 오더군요. 꼭 술 마신 다음 날 아침에 세 번 정도 느꼈습니다. 네 번째부터는 술 먹은 직후에 증상이 나타나더니 급기야 며칠 후 동료, 선후배들과 산행을 하던 중 평지나 하산 길에서는 괜찮았는데 오르막이나 약간의 경사로에선 여지없이 숨을 몰아쉬면서 열 걸음도 걷지 못하고 쉬기를 반복해서 주위의 눈총을 받아가며 어렵게 산행을 마쳤습니다.

이후에도 몇 번 더 가슴을 쥐어뜯는 통증을 느꼈지만 그 날(병원을 찾은 날)은 아침을 먹고 외출 준비로 샤워를 하던 중 여태껏 느껴 보지 못했던 극심한 통증과 함께 왼팔이 저리고 땀이 범벅이 되어 잠시 혼절까지 하였습니다. 예사롭지 않다는 생각에 자주 들르는 의원에 들러 이제까지 느꼈던 통증과 증상을 설명하였더니 지체 없이 종합병원 응급실로 가라 하여 병명도 모른 채 집에서 가까운 고대병원 응급실로 찾아갔습니다. 금요일 오후라 담당 선생님 검진 및 처치는 월요일부터 한다 하여 의미 없이 3일을 허비하는 것 같아 퇴원 요청을 하였더니 그제야 병명을 가르쳐 주면서 퇴원시킬 수 없다 하여 옥신각신했습니다. 보호자 동의하에 몸의 이상을 느꼈을 땐 즉시 병원으로 오고 퇴원 후 책임은 본인에게 있으니 병원에 이의 및 귀책 여부를 물을 수 없다는 각서를 제출하고서야 퇴원을 할 수 있었습니다.

용감한 것인지 무지한 것인지 그땐 병원에 있기가 그리도 싫더군요. 이제 돌이켜 보면 진땀 흐르는 일이 또 있습니다. 그런 통보를 받고서도 다시 병원에 가면 혹여 마지막일지도 모른다며 가까운 친구를 불러 술과 담배를 맘껏 즐겼다는 것입니다. 월요일 다시 병원을 찾았습니다. 술과 담배가 뭐가 그리 좋았고 아쉬웠는지 참 생각할수록 아이러니합니다. 목숨과 바꿀 정도는 아니었는데 뒤돌아보니 목숨을 담보로 담배 연기를 즐기고 있었던 것이죠.

입원 후 검사 결과 혈관의 90퍼센트가 막혀 있다는 통보를 받았습니다. 시술(스텐트) 도중 잘못되면 대수술이 불가피하다는 말씀에 조금은 불안하게 대기하던 중 옆에 나란히 누워 있던 유경험자 분이 이런 조언을 했습니다.

"이번이 나는 두 번째라오. 먼젓번요? 여섯 달 전에 두 개 받았는데 일 스트레스 있지, 아, 남자가 사회생활하면서 스트레스 받는 거 풀 데가 별로 없잖소. 술, 담배를 끊는 것도 그렇게 스트레스가 됩디다. 아무래도 술과 담배를 다시 시작해서 이렇게 된 거 같아…."

조마조마한 심정으로 스텐트 시술을 받았습니다. 불행 중 다행으로 무사히 잘됐습니다. 의사 선생님이 앞으로는 금연, 금주하며 열심히 운동하고 가급적이면 스트레스 받지 말고 생활하라고 하시더군요. 권유하신 말씀을 나름대로 지키려고 노력하면서 2003년 10월 23일 시술 이후 오 년 동안 재발하지 않고 잘 지내고 있습니다.

현재는 삼 일 주기로 소주 약 이 홉 정도, 담배는 금연, 식습관은 기름진 음식 등 콜레스테롤을 상승시키는 음식(계란 노른자, 오징어 등)은 피하며, 운동은 일주일에 두 번 이상 등산을 하며 건강한 삶을 되찾았습니다.

저 같은 무지한 경우를 봐서 혹시라도 저와 같은 증상이나 술, 담배, 기름진 음식을 좋아하신다면, 더욱이 고지혈증이란 진단을 받으신다면 지체 없이 병원을 찾으시고 현재의 생활은 접으시라고 감히 조언을 드립니다.

끝으로, 술과 담배를 즐겼던 한 사람으로서 질문하고 싶은 것이 있습니다. 목숨과 바꾸시겠습니까? 저라면 지금부터라도 적당량으로 줄이겠습니다. 아니, 영원히 참는 것이 낫다고 생각합니다. 병은 참지 말되 술과 담배는 참아야 합니다. 끊는 것은 힘드니 평생을 참으면서 살아야겠죠.

의료진 여러분들께 지면으로나마 감사한 마음을 전합니다.

아버지와 아들

✲ 임영근_53세

일요일 아침이면 눈을 뜨는 기분부터 다릅니다. 평일 내내 봉제공장 일에 매달리느라 어지간한 대화조차 힘들었던 집사람과 나란히 교회에 가는 것으로 일요일 아침을 시작합니다. 교회에 다녀온 후에는 운동복으로 갈아입고 테니스 라켓을 꺼냅니다. 30년이 넘는 세월 동안 유지해 온 운동이 바로 테니스입니다. 처음에는 그저 운동으로 생각하고 시작했던 것이 아들 둘과 함께 하기 시작하면서부터는 더 이상 단순한 운동만이 아닌 게 되었습니다. 봉제공장의 일이라는 게 하루 종일 몸을 움직이는 일인데다, 심적으로도 스트레스가 많은 편입니다. 그럼에도 고단한 일상을 헤쳐 나갈 수 있는 것은 바로 일요일의 이 시간들이 주는 힘이 큽니다. 그러나 그 즐거운 테니스를 칠 때 이따금씩 가슴에 통증이 찾아오면 막연히 불안한 마음이 들었습니다.

흉통의 안타까운 특징 중 하나는 환자가 바로 곁에 있어도 주변 사람들이 알기 힘들다는 점 같습니다. 제 경우만 보아도 집사람을 포함한 소수의 측근들만이 저의 흉통을 알고 있었습니다. 건강한 줄 알았던 제가 어느 날 갑자기 병원에 입원을 하게 되다니…. 소식을 들은 형제들이며 친구, 공장 직원들은 놀람과 동시에 '저 사람이 제법 많이 아픈가 보다' 하는 생각이 들었을 겁니다. 그만큼 제가 병원 가는 것을 죽기만큼 싫어한다는 것을 알고 있었기 때문입니다.

흉통이 처음 시작된 건 시술을 받기 15년 전쯤으로 거슬러 올라갑니다. 계단을 올라가려고 한 발짝 떼려는데 극심한 흉통을 느껴 국립의료원 응급실에서 응급처치를 받았습니다. 그러고 난 다음 백병원에서 조영 검사를 하게 되었습니다. 그런데 그곳에서는 증상에 관해서 통증의 주인인 환자 본인에게조차 상세히 말해 주지 않았습니다. 미세혈관 두 개 정도가 가늘어졌다 하시며 제조해 준 약을 꾸준히 복용하라고만 했습니다. 그 약을 두어 달 정도 복용했는데 위가 쓰리기 시작했고 결국 복용을 중단했습니다. 의사의 판단이 아닌 제 판단에 의해 행동했던 것입니다. 약 복용을 중단한 이후에는 주 1회 병원에 가는 것도 중단했습니다. 십오 년 동안 가슴이 늘 아팠지만 견딜 만한 정도라 생각하여 세월과 함께 병도 쌓여만 갔습니다.

술은 서른다섯부터 본격적으로 시작했는데 시술을 받기 직전까지 일 년이면 364일 정도 빼놓지 않고 마실 정도의 애주가였습니다. 담배는 근 30년간 하루 한 갑을 피웠습니다. 제 몸에 대한 관리가 이러하였으니 건강이 나빠진 것도 무리가 아닌 듯싶습니다.

다시 병원을 찾게 될 즈음엔 가슴 부근이 시종 체한 듯 답답함을 느꼈습니다. 뿐만 아니라 아들 녀석들과의 테니스마저 할 수 없을 정도로 흉통이 심해졌습니다. 그렇게 싫어하는 병원이었지만 그 정도로 온몸에서 신호를 보내오니 뒤늦게 다급한 걸음으로 병원을 찾게 된 것입니다.

흉통으로 병원에 눕고 나니 돌아가신 아버님 생각이 제일 먼저 났습니다. 저는 부산에서 학교를 다녀 가족과 떨어져 지내야 했습니다. 고등학교 2학년 때의 일입니다. 학교에서 단체로 영화 관람을 하던 도중 아버님의 부고를 접하게 되었습니다. 아버님을 마지막으로 뵌 것이 1주일 전의 일이었습니다. 아버님은 불과 쉰셋에 심장마비로 돌아가셨습니다. 아버님이 아프실 적에 살던 시골은 병원과 거리가 멀기도 했지만 마땅히 이용할 만한 교통편조차 없어 아파도 병원 한번 가는 게 여의치 않았습니다. 형제 중 생김새를 비롯하여 성격까지 아버님과 가장 닮은꼴인 저이기에 흉통을 느끼면서 가장 먼저 떠오른 생각은 나 또한 아버님처럼 오래 살지 못할 거라는 막연한 불안이었습니다. 병과 두려움은 혼자 해결할 수 있는 문제가 아닌데도 오랜 시간 동안 병원을 찾지 않았던 까닭은 제가 평생 '혼자' 하는 것에 익숙해진 탓이었습니다. 젊어서는 아무 연고도 없는 도시에서 사회생활을 시작하느라 힘든 나날을 보냈습니다. 닥치는 문제들을 혼자 판단했고 옳다고 여기는 일은 가차 없이 밀어붙였습니다. 그렇게 혼자 해결하는 것에 익숙해지면서 사업은 차차 자리를 잡아가기 시작했지만, 혼자 모든 걸 짊어지는 데서 오는 외로움과 고통은 사회적 성공으로 일소되는 게 아니었습니다. 그러한 고독과 스트레스를 달래려 혼자 술을 마시는 게 또 다른 일상이 되었습니다. 온종일 고달프다가도 술에 취하고 나면 편안하고 즐거워졌고, 매일 반복하다 보니 나중에는 술을 마시지 않고는 잠들 수 없게 되었습니다.

그렇지만 병실에 누워서 돌아가신 아버님과 두 아들을 떠올려 보니 내 몸을 지키는 것이 나 혼자만을 위한 문제도 아니고, 또 혼자 해결할 수 있는 문제만도 아니라는 생각이 듭니다. 자신에 대해 믿고 책임감을 갖는 것만큼 나의 가족이 나를 사랑하는 마음에 대한 나의 배려와 책임도 절실하다는 것을 깨달았습니다. 고대 안암병원을 신뢰할 수 있게 된 것은 무엇보다도 증상과 처방에 대해 환자 본인과 보호자에게 자세히 설명해 주기 때문입니다. 의료진의 이러한 세심한 태도는 막연했던 불안과 걱정들을 변화시켜 그것들이 해

결될 수 있는 숙제처럼 느껴지게 했습니다. 혼자가 아니라 이 사람들과 함께라면 풀어볼 만한 숙제라는 생각이 드는 것입니다.

앞으로는 금연은 물론이고 정기검진, 처방전 성실 이행 등으로 자신을 돌보는 데 좀더 시간을 할애해야겠습니다. 제가 믿음을 갖고 치료를 받을 수 있게 해 주신 교수님을 비롯한 모든 분들께 진심으로 감사를 표합니다.

남의 일, 내 일

✼ 정복연_53세

평소 특별한 건강관리 방법이랄 건 없고, 열심히 일하고 잘 먹고 잘 잔다면 건강에는 이상이 없을 거라 생각했습니다. 식사는 주로 채식을 하는 편이지만 맵고 자극적인 간을 좋아하는 편이고, 운동을 해야겠다는 생각은 늘 갖고 있지만 생업에 밀려 차일피일 미뤄 왔습니다. 시간적 여유가 생기면 운동을 해야겠다고 막연하게 다짐할 뿐이었습니다. 하지만 지금 생각해 보니 조금만 마음을 여유롭게 갖고 시간을 만들어 운동을 했더라면 이렇게 아프진 않았을 것 같습니다.

급작스레 아픈 사람들이 다들 말하듯 그야말로 저는 정말 건강한 사람이었습니다. 체력이 매우 좋아 남들이 황소라 부를 정도였고, 잔병치레로 약국 문턱을 밟을 일도 없었습니다. 허리 디스크가 약간 있었지만 문제가 될 정도는 아니었으며, 고혈압이나 당뇨 같은 질환은 전혀 없었습니다. 감기도 모르던 사람이 심장이 아프다니! 주변 사람들이 모두 놀랐습니다. 제 경우 심장에 탈이 난 것은 신체적인 문제라기보다 정신적인 스트레스의 영향이 컸던 것 같습니다. 일을 하며 받는 스트레스, 집안일로 인한 스트레스, 간혹 가족 관계에서 벌어지는 문제로 인한 스트레스 등, 크고 작은 스트레스를 제대로 풀지 못하고 쌓여 병이 된 것 같습니다.

아프기 전에는 심근경색이나 협심증 같은 심혈관계 질환에 대해서는 전혀 아는 바가 없었습니다. 보험 광고에 자주 등장하는 병명 중 하나가 심근경색이라는 것 정도가 아는 전부였습니다. 나와 상관없는 남의 일이라고 생각했기 때문에 한 번도 심각하게 귀 기울이며 관심을 두지 않았습니다. TV나 신문에서 이따금씩 건강해 보이던 연예인이 심근경색으로 죽었다는 소식을 접할 때면 심장에 생기는 병이라는 것이 건강한 사람을 한순간에 죽음에 이르게 할 수도 있구나 하며 놀라워했던 기억은 있습니다. 그렇게 나와는 전혀 관계가 없다고 생각했던 남의 일이 내 일이 되어 일어나다니 엄청난 충격이었습니다.

5월 첫 주, 흉통이 시작되었습니다. 계단을 오르는데 통증의 강도가 심상치 않다는 생각이 들었고 순간적으로 이러다 죽는구나 싶은 생각도 앞을 스쳤습니다. 숨이 막힐 듯 가슴을 조여 오는 통증. 식당 배달 일을 하고 있어 계단을 오르는 건 일도 아니었습니다. 어쩌다 엘리베이터가 고장 나면 아파트 20층까지 뛰어 오르는 일도 문제없었는데, 계단 몇 개 올랐다고 가슴이 아프다니 불길한 예감이 들었습니다. 통증은 삼 초에서 오 초 정도 지속되었고, 계단에서 가만히 움직이지 않고 멈춰 있었더니 통증은 금세 사라

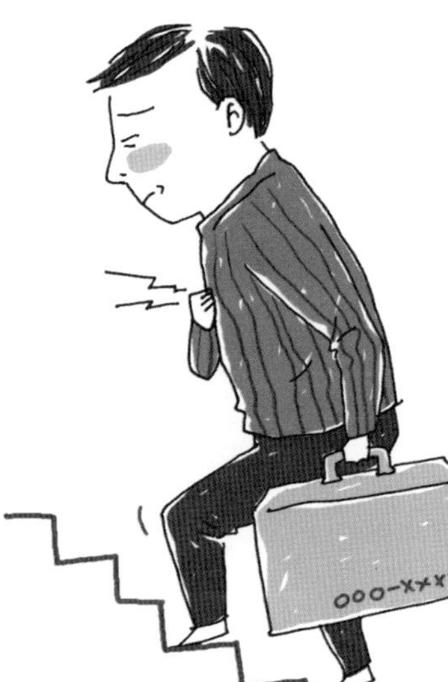

졌습니다. 통증이 금세 사라지자 방금 전의 불길한 예감도 함께 사라졌습니다. 바로 병원을 찾지 않고 일을 계속하며 며칠을 보냈습니다. 그리고 며칠 뒤 배달을 하려고 계단을 오르는데 그 통증이 다시 나타났습니다. 그때 그건 사라진 게 아니었습니다. 이번에는 가슴의 극심한 통증과 함께 오른쪽 뒷머리와 등에까지 통증이 느껴졌고 온몸에서 식은땀이 쏟아졌습니다. 가슴이 아파 올 때마다 별 다른 조치 않고 가만히 멈춰 있기만 했는데, 무거운 물건을 들고 빠르게 계단을 오르내려 그런 것이려니 해서 취했던 행동이었습니다.

6월 10일경 혈압이 높아진 탓에 그랬던 것인가 싶어 일반 개인병원을 찾아가 진료를 받았는데, 의사 선생님은 큰 병원으로 가야 한다고 하셨습니다. 상황을 딸에게 이야기하였더니 딸이 수소문하여 고대병원 심혈관센터가 좋다는 정보를 알아 왔습니다. 딸과 함께 병원을 찾아 바로 시술을 받게 되었습니다. 처음 흉통이 발생한 지 한 달을 넘기고 나서야 병원을 찾았던 것입니다.

솔직히 치료 전후로 몸 상태가 크게 달라졌다는 건 모르겠습니다. 통증이 지속적으로 나타났던 것이 아니라 어느 순간 찾아와 몇 초 후 사라지는 식이었기 때문에 곧바로 느껴지는 것이 없는 것 같습니다. 평소 통증이 없을 때의 건강했던 몸의 상태와 같습니다. 하지만 성공적인 시술을 받았으니 앞으로 약을 잘 챙겨 먹으며 식단 조절과 규칙적인 생활을 유지하면 다시 통증이 재발하는 일은 없을 거라 믿고 있습니다. 의료진을 믿고 따르는 것이 아픈 사람이 할 수 있는 최선이라고 생각합니다.

심장병, 이 질환만 잘 조절하면 하던 일도 그대로 하면서 생활할 수 있을 것 같습니다. 심근경색이라는 것은 전조 증상이 있기 전까지는 큰 불편을 느끼지 못하기 때문에 그 전까지는 다들 스스로 건강하다고 생각하는 것 같습니다. 하지만 한순간에 위험한 상황이 찾아올 수도 있으니 항상 주의를 기울여야 합니다.

심혈관센터는 시설이 좋고 의료진들의 친절함에 평소 병원에 익숙하지 않았던 저였지만 마음이 편안했습니다. 간호사들은 말 한마디 한마디를 건넬 때마다 친절했으며 환자들의 이야기에 귀 기울여 들어 주는 모습이 매우 인상적이었습니다.

이 글을 읽는 분들께 평소 스트레스를 받지 않도록 하고 무리한 일은 피하라고 말씀드리고 싶습니다. 저는 이번 일을 겪으며 건강한 몸도 중요하지만 건강한 정신 역시도 중요하다는 생각을 갖게 되었습니다.

흡연의 위험

✻ 정양래_52세

어렸을 때부터 운동도 곧잘 하고 아픈 곳이 없어 병원 한 번 가 보지 않았고, 커서도 건강에는 어느 정도 자신이 있어 크게 신경 쓰지 않아도 좋았습니다. 그런데 직장을 잡은 이후로 줄곧 담배를 하루 한 갑 정도 피웠는데 그게 어느새 삼십 년이나 되었습니다. 담배를 끊어야겠다고 평소 생각은 하고 있었지만 직장이 은행이다 보니 스트레스가 만만치 않아 쉽게 끊어지지 않았습니다. 특히 어머님께서 고혈압과 심장 질환이 있으셔서 나도 조심해야겠다고 늘 생각은 했지만 그냥 생각뿐이었습니다.

그러던 어느 날 운동을 하려고 계단을 내려가는데 왼쪽 발이 내 의지와 상관없이 따로 노는 느낌을 받았으며, 길거리 신호 시간에 맞춰 건너가기에도 벅찰 지경이 되었습니다. 그래도 나는 '나이를 먹어 가면서 점점 힘들어지는구나'라고 생각할 뿐이었습니다.

그때까지도 병원에 가 봐야겠다고 생각하지 않았습니다. 그런데 증세는 점점 더 심해져서 좀 무거운 물건을 들거나 짧은 거리를 달리거나 하면 가슴을 꽉 누르는 증세가 나타났고, 가만히 일이 분 정도 멈추고 있으면 언제 그랬냐는 듯 아무렇지도 않았습니다. 아마 원기가 떨어져서 이런 증상이 오는구나 싶어 근처 한약방을 찾아가 증세를 이야기했더니, 이건 보약으로 해결할 문제가 아니라 빨리 수술하지 않으면 큰일 날 수 있다고 했습니다. 그래서 병원을 찾게 되었습니다.

무엇보다 유능한 주치의 선생님을 만날 수 있었던 건 큰 행운이었습니다. 후일이지만 주치의 선생님이 KBS '생로병사의 비밀'이란 프로그램에 출연하시는 것도 봤습니다. 선생님은 진단 결과 당장 시술을 해야 한다고 말씀하셨습니다.

시술 과정은 허벅지 동맥을 통해 이루어지는 비교적 간단해 보이는 수술 같았지만, 관상동맥 시술이 위험하고 어려운 수술이라는 걸 나중에야 알게 되었습니다. 시술 시간은 약 40분 정도로 큰 고통 없이 무사히 끝날 수 있었습니다. 더 늦지 않게 빨리 병원을 찾은 것이 다행이다 싶습니다. 만약 병원을 빨리 찾지 않아 그 뒤에 일어날 위험 상황을 생각하면 지금도 아찔합니다.

지금은 건강을 회복해서 시술하기 전 52킬로그램이던 체중이 표준체중인 65킬로그램으로 정상화되었으며, 몸 상태에 대한 느낌도 예전에는 흐린 날씨였다면 현재는 맑고 쾌청한 날씨로 바뀌었다고 할 수 있습니다. 특히 담배와 영원히 이혼하게 된 것이 무엇보다 잘된 일이라 생각합니다. 또 처가댁 사람 중 한 사람이 같은 증상을 이야기해서 교수님께 빨리 가 보라고 권했고, 무사히 수술을 마쳤다고 합니다. 교수님과 의료진에게 깊이 감사합니다. 정말 감사합니다.

가족을 지켜라

✲ 지수만_47세

평소 오래달리기나 산행, 자전거를 취미 삼아 했습니다. 그런데 언제부터인가 운동을 할 때 숨이 많이 차서 심장의 기능이 조금 안 좋아진 것은 아닐까, 하고 생각해 본 적은 있었지만 쓸데없는 걱정이라고 생각했습니다. 심근경색으로 발전할 줄은 꿈에도 몰랐습니다. 컴퓨터 소프트웨어 개발을 하고 있는데 장시간 앉아서 하는 일인 데다 야근이 많아 사무실에서 담배를 많이 피우는 편이었습니다. 또 업무상 필요한 미팅 때 술도 많이 마셨습니다. 하지만 바쁜 회사 업무에 쫓겨 살다 보니 몸에 신경 쓸 겨를이 없었습니다. 하지만 그때는 일하느라 건강에 좀 소홀한 것이 대수냐고 생각했습니다. 참으로 안일한 태도였죠. 아버님도 심근경색을 앓으셨고, 4남매 중 세 명이 같은 병을 앓았음에도 말입니다.

그 날도 여느 날과 다름없이 사무실에 앉아서 업무를 보고 있었습니다. 그런데 갑자기 어깨와 팔 쪽에 통증이 느껴지며 가슴이 답답하고 숨이 가빠서 가만히 앉아 있기도 힘든 상황이 되었습니다. 놀란 동료들의 신속한 도움 덕분에 통증을 느끼기 시작한 지 15분 만에 병원으로 실려 와 응급 시술을 받을 수 있었습니다.

심근경색 진단을 받아 스텐트 시술을 2개 받았습니다. 그것이 2003년의 일입니다. 그 뒤 2008년에 한 번 더 증상이 나타나 스텐트 시술을 1개 더 받았습니다. 건강할 때 지켰더라면 더 좋았을 것들을 저는 치료 후에 지켜 나가고 있습니다. 전에 하던 자전거 타기나 산행과 같은 과격한 운동은 피하고 대신 안암동 일대를 천천히 걸으며 산책합니다. 불규칙했던 생활도 규칙적인 생활로 바꾸었습니다.

심장에 이상이 생기고 심각한 위기를 겪었지만 덕분에 건강을 지키게 된 것은 물론 이제까지의 삶을 되돌아 볼 수 있는 계기가 되었습니다. 너무 앞만 보며 숨 가쁘게 달려온 것은 아닐까 하는 생각이 들더군요. 마음이 바뀌니 생활 패턴에도 변화가 왔습니다. 회사에서의 업무 생산성이 일시적으로 떨어지고 술을 멀리 하다 보니 대인관계에도 소홀해진 감이 없지 않지만 개인적으로는 더 좋아졌습니다.

스물두 살 딸과 열아홉 살 아들이 있는데 집에서 제가 아무 생각 없이 무거운 것을 들려고 하면 "아빠 그런 거 들면 안 돼. 아빠 아프면 안 되잖아" 합니다. 아이들이 아빠 생각을 부쩍 많이 해 주는 것을 느낄 때면 내게 가장 소중한 것이 무엇인지 생각하게 됩니다. 집안에 같은 병을 앓은 분들이 많다 보니까 자연히 아이들과 조카들에게 같은 병을 또 물려주진 않았을까 걱정됩니다. 그래서 평소에도 미리미리 절제하는 생활을 할 수 있도록 옆에서 일러 주고 있습니다. 우리 아이들보다 나이가 많은 이삼십 대 조카들에게는 신경 써서 미리 정기검진을 받도록 하고 있습니다. 안타깝게도 가족력이 있는 것은 어쩔 수 없는 부분이니까 미리 조심하고 조절하여 지킬 수 있는 만큼 최선을 다해 건강을 지키는 것이 유일한 방법이겠죠. 온 식구 모두 건강한 삶을 사는 것이 저의 바람입니다.

현명한 선택

✻ 최형태_52세

시스템 소프트웨어를 개발하고 제조해서 기업이나 관공서에 판매하는 회사를 운영하던 저는 담배를 피우지는 않았지만 업무 때문에 술을 마시는 일은 간혹 있었습니다. 상당한 스트레스 때문에 평소 등산을 즐겼습니다. 과중한 업무에 의한 스트레스가 만병의 근원이라고 생각했습니다. 그 날도 친구와 청계산으로 등산을 하는데 가슴에 통증이 왔습니다. 친구는 걱정이 되었는지 내려가자고 권유했지만 뿌리치고 강행했습니다. 다행히 저녁에 무사히 하산을 하게 되었습니다. 약간의 통증을 느꼈을 때 병원으로 갔다면 가족들도 그렇게 많이 놀라지는 않았을 텐데, 지금 생각해도 저의 고집이 현명한 선택을 방해했다는 생각이 듭니다.

처제 집에서 저녁 약속이 있어 간단하게 소주 두 잔을 마셨는데 이루 말할 수 없는 통증이 가슴을 억눌렀습니다. 엄마를 기다리던 아이는 처제 집에 머물렀고, 저는 혼자서 운전을 하는데 짜증이 치밀어 오르더군요. 별 생각이 다 들었습니다. 업무에 관한 짜증이 온몸으로 느껴지고 하다 못해 신호에 걸리는 것도 짜증이 났습니다. 몸에 이상이 오니 더욱 스트레스가 느껴지는 게 당연했습니다. 겨우 집으로 돌아와서 주차를 하면서부터는 걷지도 못할 만큼 가슴이 아팠습니다. 저녁 아홉 시쯤에 경비원 아저씨와 아이가 내려와서 부축을 했습니다. 덕분에 무사히 집으로 올라왔습니다.

연락을 받고 급하게 달려온 최 원장에게 진정제를 투여받고 임도선 선생님에게 전화를 했습니다. 선생님은 곧바로 병원으로 오라고 말씀하셨습니다. 하지만 진정제 때문에 상태가 좋아졌다고 믿었던 저는 올바르지 못한 선택을 하고 말았습니다. 별일 없을 것이라 생각하곤 잠자리에 들었습니다. 일이 생기려면 꼭 생긴다는 사실을 깨닫기도 전, 새벽에 다시 통증이 찾아왔습니다. 마침 이웃에 살던 임도선 선생님과 아내가 부른 119를 타고 안암병원으로 와서 응급수술을 하게 되었습니다.

시술 이후에는 몸 상태가 좋아지는 만큼 마음의 상태도 나아지더군요. 당연히 고집을 줄이고 주변의 이야기에 귀를 기울이고 있습니다. 스트레스는 줄고 긍정적인 생각을 많이 하게 되었습니다. 또 매사에 의욕적으로 변한 내 자신이 보였습니다. 혈관 질환에 대한 상식은 전무했지만 이렇게 일을 치르고 나니 기본적인 예방책은 항상 숙지를 하고 있습니다. 많은 운동량보다는 콜레스테롤을 조절하는 식단과 스트레스를 덜 받으려고 노력합니다. 물론 헬스나 골프를 적당히 즐기기도 합니다.

저의 바람대로 자기 할 일에 충실한 아이들이 지금처럼 기대를 저버리지 않았으면 하는 욕심도 크지만 스트레스를 받을 만큼 압박감을 받지 않았으면 좋겠다는 막연한 생각도 합니다. 그리고 언제나 저를 챙겨 주는 현명한 아내에게 느끼는 이 고마움을 때로는 표현하기도 해야겠습니다. 끝으로 최고의 의료진으로 구성된 심혈관센터는 'BEST!!'라고 응원합니다.

울보 아빠의 금연

✲ 함영수_47세

차라리 우는 것이 낫다 싶습니다. 여자들이 왜 그렇게 눈물이 많은지 이해가 되기도 합니다. 스트레스가 조금은 풀리는 듯도 합니다.

인테리어를 하는 내내 입에서 담배를 떼지 않았습니다. 사람들과 의견 마찰이 생길 때나 설계에 대해 고심할 때도 항상 담배를 물고 있었습니다. 하루에 두세 갑은 거뜬히 피웠습니다. 작년에는 일이 상당히 많아 그나마 일하는 재미 때문에 담배를 많이 피우는 것도 몰랐습니다. 그런데 경기가 안 좋아져서 요새는 일이 뜸합니다. 일은 줄었는데 담배는 줄지가 않더군요. 일이 없어서 집에 종일 있으면서 하릴없이 담배만 태웠습니다. 그때 새삼 알게 되었습니다. 나는 담배를 참 많이도 피우는구나 하고요. 담배를 피우고 있는 것은 난데, 마치 남 일처럼 생각했습니다. 당연히 건강에 대해서는 별 생각이 없었죠. 1개월 전에 군대에 간 아들을 생각하면서 또 담배를 물었습니다. 많이 좋아졌다고는 하지만 군대란 곳이 참 힘든 곳이라는 것을 잘 알고 있어서 더 걱정이었습니다. 나약하다고만 생각했던 아들이 나라의 부름을 받고서 군대에 가다니, TV에서 군 사고 뉴스를 접할 때면 가슴이 철렁해지는 건 것은 어쩔 수 없었습니다.

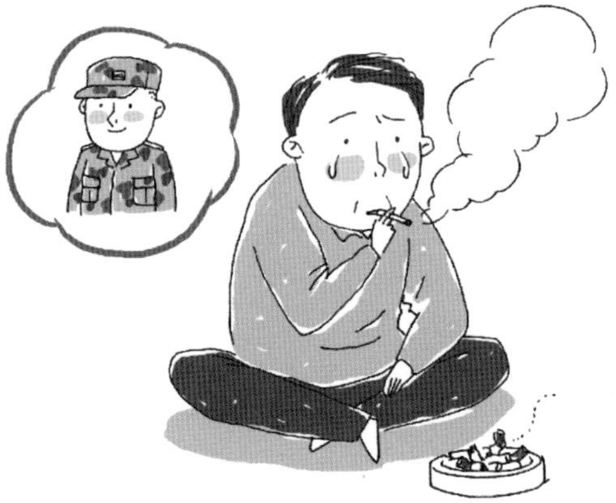

저도 모르게 생각이 많아지고 스트레스를 받았던 것 같습니다. 2008년 7월 9일 오전 5시 30분쯤 등이 아파서 참을 수가 없었습니다. 침이 마르고 어지럽고 가슴이 조이는가 하면 터질 것 같기도 했습니다. 속이 너무 더부룩해서 화장실로 달려가 일을 봤는데도 증상은 사라지지 않았습니다. 오히려 시간이 지날수록 통증이 심해져 119에 연락을 했습니다. 그리고 아파서 정신도 없는데 가까운 병원 두고서 굳이 안암동으로 가자고 했습니다. 제가 왜 그랬는지는 아직도 모르겠습니다.

병원에 도착해서 응급 처방을 받았지만 통증은 좀체 가시지 않았습니다. 그렇게 수술실에 누워 있는데 의사 선생님이 "사망할 수도 있습니다"라고 급박하게 소리치는 것을 들었습니다. 그때 대기실에서 초조하게 기다리던 아내의 울음소리가 들렸습니다.

그러자 아버님이 위암으로 세상을 버리셨던 날이 떠올랐습니다. 부모님이 돌아가시고 저희 네 식구가 조금은 쓸쓸하게 명절을 보냈던 모습이 뜬금없이 눈앞을 지나가기도 했습니다. 아내와 아이들에게 미안한 마음이 참 많이 들었습니다. 학교도 못 가고 병원에 와 있는 작은아들이 눈에 들어왔습니다.

저는 눈을 부릅뜨고 한 손은 침상 파이프를 부여잡고 다른 손은 의사 선생님의 손을 꼭 붙들었습니다. 이대로 요단강을 건널 수는 없다고 다짐하며 정신을 바짝 차렸습니다. 잠시 후 시술이 끝나고 의사 선생님은 "시술은 잘 됐으니 안심하세요"라고 말씀하셨습니다. 흐릿하게 눈앞에 아른거리던 요단강이 점점 멀어지는 기분이었죠.

핑계지만 어릴 때부터 부끄러움이 많던 저는 딱히 마음을 털어놓을 만한 친구가 없었습니다. 담배라도 한 대 피워 물지 않으면 군대 간 아들 녀석이 아직도 눈앞에서 아른아른할 것만 같다고 생각하지만 이번 일을 겪고 나서 담배는 완전히 끊었습니다. 담배를 끊으니 가족들이 좋아하고 집도 한결 더 청결해졌습니다. 혀와 입술이 쓰리고 아프던 증상도 사라졌습니다. 경제적인 면에서도 부담이 줄었습니다. 담뱃값이 사실 상당히 부담이 되는 것이더군요. 금연 장소에 대한 강박관념도 사라져서 많이 편안해졌습니다.

조금 부끄럽지만 담배를 피우든 안 피우든 군대 간 아들 녀석이 눈에 밟히는 것은 어쩔 수 없네요. 잘 다녀와야 하는데…. 먼 산을 바라보고 아들을 생각하고 있으면 집사람이 핀잔을 줍니다.

"여보, 그만 좀 울어요. 애가 죽으러 간 거 아니잖아요."

애가 보고 싶은 걸 어떡합니까. 눈물이 나는 걸 어떡합니까.

죽다가 살아난 한 주

✲ 홍정훈_33세

2009년 8월 31일 월요일 새벽, 가슴이 너무 답답하여 잠에서 깨어났습니다. 시계를 보니 두 시를 조금 넘어서고 있었습니다. 화장실로 들어갔습니다. 낯선 통증에 이상한 기분이 들어 마른세수를 하며 왜 그런지 생각해 보았습니다. 너무 찬 곳에서 자서 그런가 하는 생각에 거실로 나와 갈팡질팡했습니다. 그러는 사이에 다시 가슴이 아파왔습니다.

인터넷 검색을 해 보려고 컴퓨터를 켰다가 자판을 칠 힘도 없어 주저앉아 버렸습니다. 급히 어머니를 불렀고 상황이 심각하다는 것을 알아채신 어머니는 바로 119에 전화를 하고 집에서 가까운 안암병원 응급실로 가게 되었습니다. 힘들어서 걷기도 힘든데 119 아저씨가 하는 말이 "시트 고장 났으니, 걸어 내려와서 여기 휠체어에 앉으시죠"라고 하더군요. 통증 때문에 짜증 낼 틈도 없었습니다. 힘겹게 내려와 휠체어에 앉은 후 응급실로 향했습니다.

잠시 후에 주사 맞고 이것저것 물어보셔서 대답하다가 갑자기 눈앞이 너무 까매서 혼자 마음속으로 '뭐야! 이거' 하고 소리를 막 질러 대다가 '죽으면 안 돼!' 하며 공포감에 사로잡혔습니다. 그러던 중 눈이 서서히 떠지면서 난 누워 있고 여러 명의 의사 선생님과 다른 분들이 내 주위를 둘러싸고 있다는 것을 파악할 수 있었습니다.

산소마스크를 쓰고 있는 내가 어렴풋하게 느껴지는가 싶더니 갑자기 침대 우측 위에서 '삐이이이…' 하는 소리가 들리고 곧 다리가 떨리면서 눈앞이 또 까매졌습니다. 그러다 '퍽!' 전기충격기가 가슴에 충격을 주는 느낌이 들었습니다. 전 처음이었는데, 나중에 말씀 듣기로는 그것이 세 번째 전기충격이었다고 합니다.

원인은 급성 심근경색이었습니다. 제 나이 이제 만으로 서른셋입니다. 담배는 고등학교 때부터 피웠으니 나이에 비해 꽤 오래됐고, 술도 많이 마시는 편입니다. IT업체 마케팅, 영업 업무를 맡고 있는지라 술이나 담배, 스트레스를 멀리하기 힘들었습니다. 솔직히 건강에 자신이 있어서 운동도 하지 않았고 내 상황이 이렇게 심각한 것인지를 느끼지 못하고 살았습니다.

세 번째 전기충격 이후 바로 심혈관 조영 검사가 진행되고 스텐트 두 개를 박았습니다. 집도하셨던 안철민 교수님 왈, 심장관상동맥 3개 중 2개가 완전히 막혀 있었다면서 중환자실에 누워 있는 저에게 이렇게 말씀하셨습니다.

"죽은 사람 살린 거니까, 새로운 인생을 살아요. 무조건 담배 끊고 술도 끊고."

이전에도 병원에서 술, 담배 끊으란 말은 여러 번 들어 봤지만 이번에 들었을 땐 정말이지 눈물이 앞을 가렸습니다. 고등학교 시절부터 피우던 담배와 업무상 마시던 술, 스트레스가 쌓인다며 술과 담배에 거의 의존해서 살았던 시간이 주마등처럼 지나갔습니다. 이 모든 것이 악순환이었다는 게 지금의 생각입니다. 스트레스를 받아서 술을 마시고 술을 마시면서 담배도 피우고…, 결국 심장에 무리가 오는 가장 커다란 스트레스를 받을 수밖에 없었을 것이란 생각이 병상에 누워 있는 내내 머릿속에서 맴돌았습니다.

'후회라는 것이 이런 것이구나'를 계속 되새김질 했습니다.

이 글을 읽으시는 분들은, 아니 누구라도 절대 이런 경험은 해 보지도 느끼지도 마시길 바랍니다. 죽음으로 가는 문턱에서 살려 주신 의료진 및 모든 분들께 퇴원하면서 못 드린 인사를 이렇게 지면으로나마 드릴 수 있게 돼 다행입니다. 이젠 스님처럼 살아야 한다는 생각이 듭니다. 그래도 아쉽지 않은 이 결심! 오래갈 수 있도록 최선을 다해 건강관리를 하겠습니다.

괴물 협심증

✲ 김용주_49세

어느 날 갑자기 찾아온 가슴의 통증의 거대한 정체는 알고 보니 협심증이라는 무시무시한 괴물이었습니다. 평소 콜레스테롤 수치가 높아 관련된 약을 먹다 안 먹다를 반복하는 게 제 생활이었습니다. 제가 중 2때 아버지가 중풍으로 쓰러지시기도 했고, 형제 중 뇌졸중으로 돌아가신 분도 있어 늘 건강에 대한 걱정은 하였지만 협심증이 이렇게 빨리 찾아올 줄은 꿈에도 생각하지 못했습니다. 건강검진을 해보고 싶기도 했지만 철물점을 운영하며 아이들을 키우다 보니 경제적으로나 시간적으로나 여유가 없어 차일피일 미루기 일쑤였습니다. 협심증이 어떤 병인지 제대로 알지도 못하면서 그런 병은 나이 든 후에나 오는 걸로만 알고 있었습니다.

전기, 철물점을 운영하는 것을 생업으로 하고 있는데 공사현장에 자주 다니고 고객도 직접 상대하는 일이다 보니 이런저런 스트레스들이 많습니다. 게다가 얼마 전에는 가게가 있는 곳에 재개발 바람이 불어서 일거리가 부쩍 줄었습니다. 업무 자체의 피로와 경제적인 어려움으로 늘 마음이 조급해지고 스트레스를 많이 받게 돼 자연 술과 담배가 늘어만 갔습니다. 늦은 시간에는 되도록 먹지 않으려고 마음먹는데도 종일 힘쓰고 사람 상대하는 일을 하

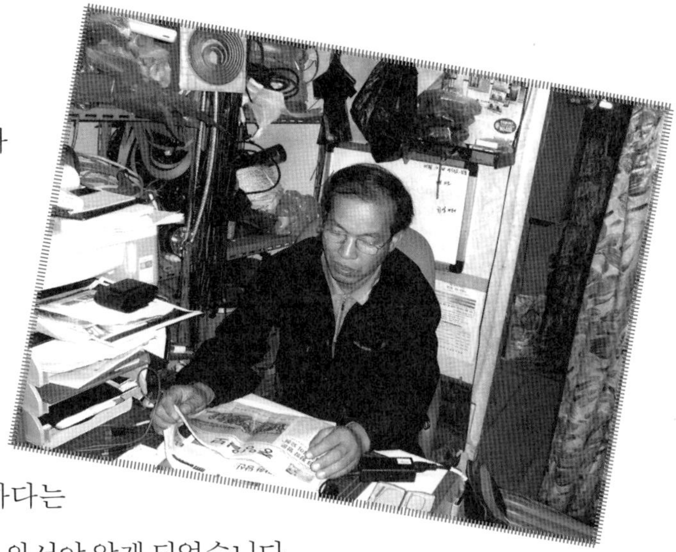

다가 밤 열 시가 되어 퇴근하면 허기가 느껴져서 배를 채우지 않고서는 잠을 못 이루는 게 습관이 돼 버렸습니다. 심혈관계 질환의 경우 균형 잡힌 식단과 함께 규칙적인 식습관이 매우 중요하다는 것을 알지 못했었는데 병원에 와서야 알게 되었습니다.

스텐트 시술을 받기 전 삼 년 정도 매주 등산을 하여 건강에 어느 정도 자신 있다고 생각했는데 모든 것이 오해에 불과했습니다.

맨 처음 통증을 느낀 것은 현장에서 페인트 공사를 하고 있는데 갑자기 가슴에 압박이 느껴지며 통증이 왔습니다. 페인트 냄새가 독하기 때문에 그런 줄 알고 가게에서 쉬었다가 그래도 혹시나 하는 마음에 동네 내과를 방문하여 진찰받았습니다. 병원에서는 일을 너무 많이 하여 생긴 병이라고 하였고, 처방받은 약을 먹었지만 며칠 후 다시 가슴에 통증이 왔습니다. 진통제를 복용한 뒤 쉬었는데 며칠 뒤 또다시 통증이 왔습니다. 건강한 줄 알았던 몸이 며칠을 간격으로 자꾸만 통증을 느끼니까 순간 무언가 잘못되고 있는 듯 불안하고 두려운 마음이 들었습니다. 동네 내과에 다시 가서 소견서를 써 달라고 하여 큰 병원을 찾았습니다. 불안해하며 증상을 얘기하는데 간호사 선생님들이 자세한 설명을 해 주셔서 믿음이 갔습니다. 검진 받은 결과는 협심증이었습니다. 바로 혈관확장 조영술을 받고 중환자실로 옮겨져 치료를 받았습니다.

"그렇게 일하다 쓰러져요. 욕심 내지 말고 살아요, 우리!"

그동안 식구들이 이렇게 당부해도 건강을 챙기지 못하고 살아왔습니다. 그리고 이렇게 지난날들을 후회하게 되었습니다.

아프고 난 이후로는 교회에 다니기 시작했습니다. 스트레스 받은 것을 술 담배와 먹을 것으로 해소하던 이전과 달리 신앙생활로 풀고 있습니다. 새벽에 교회에 가면 자신을 돌아보는 시간도 갖게 되고 말씀을 듣고 있으면 마음도 편해져서 좋습니다. 이 좋은 걸 왜 이제야 시작했나 싶습니다. 물론 술 담배의 유혹이 없는 것은 아니지만 많이 자제하고 있습니다. 의사 선생님과 간호사 선생님들께 진심으로 감사드리며 신의 축복이 가득 하시길 빕니다.

심혈관 환자 김필종

✻ 김필종_73세

시장에 건물을 하나 마련했습니다. 즐거운 마음으로 건물을 둘러보고 있었죠. 60대 중반에 건물을 하나 가지게 되니 얼마나 뿌듯한지 몰랐습니다. 담배를 피우며 느긋하게 뒷짐을 지고 걸었습니다. 목적지는 어디라도 상관없었죠. 어디를 봐도 건물만 보였으니까요. 그래도 집에는 가 봐야 했기에 발걸음을 돌렸습니다. 담배를 끄고 위풍당당하게 걸었죠.

가슴에 답답한 감이 왔습니다. 잠깐 걸음을 멈추고 있다가 진정되면 다시 움직였습니다. 뒤를 돌아보았죠. 건물이 보였습니다. 통증은 흔적도 없이 사라졌습니다.

이 년이 지나고 시장에 사 놓은 그 건물이 재건축 부지에 들게 되었습니다. 조합이 형성되고 임원을 선출했습니다. 저는 임원으로 뽑혔고 잦은 모임 덕분에 삼겹살에 소주 한 병 정도 마시는 일은 일상다반사가 됐죠.

육 개월 후 역시나 꾸준히 모임을 갖고 있었습니다. 그 날도 삼겹살에 소주를 마시고 집에 돌아와서 잠을 잤습니다. 새벽 네 시쯤 가슴에 약간 통증이 와서 깨어났습니다. 그럴 때면 숨을 가만히 참고 앉아 있으면 통증이 진정되었죠. 하지만 그 날은 진정되지 않고, 서너 시간 동안 통증이 지속되었습니다. 119를 타고 응급실에 도착했지만 의식이 점점 멀어졌습니다. '이제 죽는구나' 하고 생에 대한 미련을 접으려고 했습니다. 그런데 갑자기 가슴에서 풍선 터지는 소리가 났습니다.

눈을 떠 보니 집사람과 아이들이 있었습니다. 정말 심각한 상황이었다는 것을 알았지만 가슴에 통증이 없어서 퇴원을 하자고 말했습니다. 하지만 의료진은 검사를 받고 수술을 받아야 할 것이라고 하면서 만류했죠. 저는 비로소 정신이 들었고, 수술 말고 다른 방법은 없냐고 물었습니다. 나이 육십에 수술을 받으면 몸에 엄청난 무리가 올 것 같아서 지레 겁을 먹었던 것이죠. 다행히도 개흉수술이 아닌 동맥 조영술을 세 번 받고 1개월 후에 퇴원을 할 수가 있었습니다.

퇴원 후엔 건물을 보아도 전과 같은 기분이 들지는 않았습니다. 건강을 잃었다고 생각하니 한없이 우울해져서, 치료를 받은 후에도 담배를 피웠습니다. 담배를 피울 때마다 생각했습니다. '이 놈도 한몫했을 것인데.' 가슴이 답답해지기 시작했습니다. 그 담배를 끝으로 금연을 결심했습니다.

이상 심혈관 환자 김필종이었습니다.

국민질병

✲ 리명재_53세

제 고향은 중국 심양입니다. 2005년 7월 25일에 대한민국 국적을 취득했습니다. 중국에 살 때는 집에서 치과를 경영했습니다. 하지만 중국에서 갖고 있던 치과 기술을 한국에서는 써먹을 수가 없었습니다. 자격증도 새로 따야 하고, 성격상 마스크를 끼고는 일을 하지 못하는데 한국에서는 마스크를 필수적으로 착용해야 한다고 합니다. 그래도 먹고는 살아야겠기에 석계역에서 일용직을 전전했습니다.

중국에서는 문화대혁명의 거친 칼바람도 겪었던 사람입니다. 그런데 한국에 와서는 조선족이라는 이유로 생각지도 못했던 천대와 무시를 받고 억울한 일도 많이 겪었습니다. 양계장에서 일할 때에는 월급도 떼이고, 휴가도 못 받았습니다. 사장은 명절에 집에도 못 가게 했습니다. 완도 가두리 양식장에서도 한 달 일하고 돈을 떼였습니다. 원래 성격이 불 같았지만 법으로 보호받지 못하는 조선족이라는 이유로 속으로만 삭혔습니다. 불법체류자도 아닌데 마치 불법체류자처럼 취급받으면서 불만이 쌓여 갔습니다. 조선족은 동포가 아닌 못사는 나라에서 온 외국인일 따름이었습니다. 땅콩과 소주를 먹으면서 울기도 많이 울었습니다.

그러다가 찜질방에 화부로 취직이 됐습니다. 4년 넘게 일을 하면서 아들, 며느리, 손자, 딸까지 모두 대한민국 국적을 취득하게 되었습니다. 저와 가족 모두 엄연한 대한민국 국민이 된 것입니다. 기분 좋은 것도 잠시, 불 때는 일을 하다 보니 연기에 많이 노출이 되었습니다. 기침, 가래가 심했습니다. 술, 담배를 많이 하는 것이 이유였던 것 같기도 해서 병원을 찾았습니다. 2006년 초에 당뇨 진단을 받았습니다.

당뇨병은 운동으로 치료할 수 있다고 믿었습니다. 운동이 당 수치를 조절해 줄 것이라고 생각했습니다. 어릴 때는 육상, 스케이트 선수였기 때문에 운동을 좋아합니다. 처방된 약을 복용하면서 술, 담배를 즐기고 고기도 많이 먹었습니다. 그러다가 당 수치가 올라가면 며칠은 술, 담배, 고기를 일체 삼가면서 운동을 했습니다. 그렇게 2년의 시간을 보냈습니다. 당뇨병이 심근경색증으로 발전할 수 있다는 사실은 전혀 몰랐습니다.

2008년 6월 20일 저녁에 찜질방에 불을 때려고 막 안을 청소하는데 가슴이 답답하고 아파 왔습니다. 그리고 퇴근을 하고 전철에서 내린 후 계단을 오를 때도 같은 증상이 나타났습니다. 병원에 가 보니 식도염이라고 했습니다. 십사 일 동안 꾸준히 약을 먹었지만 증상은 나아질 기미가 없었습니다. 다른 개인병원 내과에서 다시 검사를 받아 보니 심장에 이상이 생겼다는 진단을 받았습니다.

2008년 7월 8일 큰 병원을 찾아 검사를 받아 보니 심근경색증이란 진단이 내려졌고, 다음 날 바로 시술을 받았습니다. 병원 침대에 누워서 주변을 둘러보았습니다. 저하고 같은 병명으로 누워 있는 환자들이 많았습니다. 당뇨병과 심근경색이 마치 국민질병처럼 느껴졌습니다. 나도 대한민국 국민들이 많이 걸리는 병에 걸렸구나 하고 생각하며 웃었습니다. 그리고 병실 천장을 올려다보면서 생각했습니다.

'이렇게 일만 하다가 죽는 건가.'

아내는 갈비집에서 죽어라 일하고 나는 찜질방에서 죽어라 일하고…, 매일 이렇게 고생만 해야 하는 것인가. 좋았던 일들을 한편으로 생각해 봤습니다. 친구들이 저희 집 냉장고에 있는 채소와 고기, 중국 소주를 보고 "우와 대지주처럼 먹고 산다"며 부러워했을 때는 어깨가 으쓱하기도 했습니다. 차라도 한 대 있으면 친구들이 엄청 부러워할 것입니다. 한국 사람들은 누구나 차 한 대는 있으니까 말입니다. 대한민국의 진정한 국민이 되기 위해서는 차가 있어야 한다는 사실을 알게 되었습니다.

찜질방 뜨거운 열기 속에서 오랫동안 일한 게 병을 도지게 만든 게 아닌가 싶어서 그 일은 그만두었습니다. 무슨 일을 해서 돈을 모을까 궁리하는 것보다 먼저 건강해져야겠다는 생각입니다. 좋아하는 음식이지만 독한 중국 술과 기름진 중국식 고기 요리는 멀리합니다. 몸에 무리가 가지 않는 일을 천천히 찾아볼 생각입니다. 잠시 쉬는 동안 운전면허 시험을 치르고 있습니다. 이제 도로주행만 합격하면 운전면허증이 나옵니다. 그리고 이제 곧 면허증이 나오고 진정한 대한민국 국민이 될 생각을 하니 다시 희망을 갖게 됩니다. 시술을 받고 몸이 좋아진 것을 생각하니 의료진에게 새삼 감사한 마음이 듭니다.

면허증 따면 가족들과 친구들을 다 태우고 경치 좋은 곳으로 드라이브를 갔다 와야겠습니다.

심장병을 만드는 식사 매뉴얼

✲ 이상길_48세

저는 결혼 전 미국에서 구 년 동안 유학생활을 했습니다. 그때 잘못된 식습관이 몸에 밴 것이 심혈관 질환의 가장 큰 원인으로 작용한 듯싶습니다. 한국에서 대학을 졸업하고 미국에 대학원 공부를 하러 갔을 때 기숙사에서 미국 친구들과 함께 생활하게 되었습니다. 미국 친구들과 친밀해지기 위해 미국식 식사에 익숙해지려고 노력했습니다. 한국에 있을 때도 그다지 음식을 가리지 않았던 터라 아무 음식이나 있는 대로 잘 먹을 수 있었습니다. 유학생들의 주머니 사정이라는 것은 빤한 것이라 점심에 커다란 와퍼 하나면 서너 시간은 배가 든든했기 때문에 패스트푸드점에서 자주 와퍼로 식사를 해결했습니다. 게다가 콜라를 좋아해서 햄버거는 반드시 라지 사이즈 콜라와 먹었습니다. 콜라를 많이 먹을 땐 큰 페트병 하나를 앉은 자리에서 다 먹은 적도 있었습니다. 그런 생활이 몇 년 동안 지속되다 보니 차츰 체중이 늘어 유학 전 70킬로그램 나가던 몸무게가 80킬로그램을 넘게 되었고, 귀국 시 공항에 도착했을 때 마중 나온 친동생이 제 얼굴을 몰라볼 정도였습니다.

한국에 돌아와 오랜만에 만난 사람들이 저를 보고 "보기 좋아 보인다, 하지만 살 좀 빼라"고만 했지, 살 많이 찐 것이 건강을 위협한다고 걱정한 사람은 없었습니다. 식습관 역시 그때 당시에는 크게 문제라고 생각하지 못했지만 지금 생각해 보니 매우 위험천만이었습니다. 햄버거를 좋아해 결혼 후에도 패스트푸드를 즐겨먹는 습관을 버리지 못했습니다. 햄버거뿐만 아니라 제가 즐겨 먹는 음식들은 기름기 많고 칼로리가 높은 음식들의 총집합체였습니다. 중국 음식, 피자, 삼겹살, 후라이드 치킨 등이 그것들입니다. 아이들도 저의 식성을 물려받은 것인지 육식을 좋아합니다. 요새는 걱정이 되어 주의를 자주 주고 함께 고치려고 노력하고 있습니다.

저녁 늦게 집에 돌아와 밥을 먹고 때로 소화가 안 되어 밤중에 힘들어 한 적이 한두 번이 아닙니다. 하지만 그때는 나쁜 식습관이 단지 위나 장에 부담이 되는 정도로 생각했지 혈관에 나쁜 영향을 주리라곤 생각지 못했습니다. 운동도 그다지 절실하게 여기지 못했기 때문에 운동할 시간이 없다는 핑계로 전혀 하지 못했습니다.

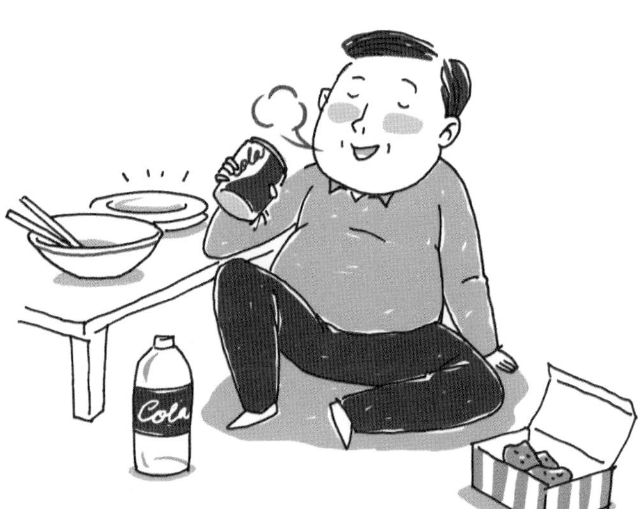

그렇게 방심의 나날을 보내던 어느 날 아침, 여느 때처럼 출근 준비를 하는 도중에 가슴이 답답하고 저며 오는 느낌이 들었습니다. 어제 먹은 음식이 체했나 보다하고 아내에게 손을 바늘로 따 달라고 부탁했습니다. 하지만 손을 따도 차도가 없고 오히려 식은땀이 나기 시작했습니다. 약간의 공포와도 같은 불안감이 밀려들었습니다. 집에 있는 우황청심환을 하나 먹었습니다(나중에 안 것인데 이런 때에는 우황청심환을 먹지 말고 병원으로 바로 가는 것이 좋다고 합니다). 하지만 계속 가슴이 조여 오는 느낌에 누워도 보고 일어서 봐도 차도가 없는 게 느낌이 안 좋아서 아내보고 병원에 가야겠다고 말했습니다. 몇 해 전에 제가 급성 위궤양으로 병원에 간 적이 있어서 아내는 이번에도 그런 줄 알고 함께 차에 올랐습니다. 집이 전농동이고 전에도 거리가 가까운 W병원으로 갔던 터라 그리로 이동하던 중 불현듯 머릿속에 문제가 생긴 곳이 위가 아니라 심장일지도 모른다는 생각이 스쳤습니다. 그리고 얼마 전 의사인 매제에게서 서울에서 심장센터로 제일 유명한 병원 이야기를 들었던 것이 생각났습니다. 그래서 운전 중이던 아내에게 급히 안암동으로 가자고 말했습니다. 응급실에 들어서자 간호사들이 급히 달려와 증상을 묻고 혈압과 심장박동을 재더니 곧바로 심혈관센터로 안내했습니다. 그곳에서 만난 교수님이 초음파 검사를 해 보시더니 동맥 하나가 70퍼센트 정도 막혔다며 빨리 시술을 해야 된다고 하셨습니다. 그리곤 곧바로 시술실로 옮겨서 시술을 받았습니다. 조금 더 늦었으면 큰일날 뻔했다고 하시더군요. 병원으로 가던 도중 심장에 문제가 있을지도 모른다는 생각을 할 수 있었다는 것이 지금도 참 신기합니다.

저는 평소 술 담배를 전혀 안 하기에 남들보다 건강하다고 여겼습니다. 가슴 통증을 느꼈던 날로부터 삼 개월 전에 받았던 건강검진에서도 모두 정상으로 나왔으니까요. 물론 심장 검사도 정상이었습니다. 하지만 제 생각엔 평소에 혈관이 어느 정도 막혀 있을 때는 모르고 살다가, 피로하거나 스트레스를 받거나 하면 더욱 좁아져서 갑자기 통증이 올 수 있는 것 같습니다. 그러니까 단순한 건강검진의 심장검사만 가지고 안심해선 안 되고, 심장 전문의에게 진단을 받는 것이 필요하다고 여겨집니다.

큰일을 겪고 난 뒤 저에게 있어 가장 큰 변화는 식습관입니다. 전에는 기름진 음식을 좋아해서 삼겹살, 닭튀김, 장어구이, 곱창 등 가리지 않고 먹었는데, 지금은 고기를 먹게 되더라도 비계는 절대로 먹지 않습니다. 밥도 잡곡으로 먹고, 생선과 야채를 많이 먹습니다. 식단과 관련해서는 아내가 많이 도와주고 있습니다. 운동도 꾸준히 하려고 노력합니다. 걷기와 자전거 타기 등 유산소 운동도 시작했습니다. 무엇보다도 처방받은 약은 하루도 거르지 말고 성실히 먹고, 정기적인 검진을 받으며 의사를 믿고 지시대로 따르는 게 제일 중요한 것 같습니다. 그동안 건강관리를 못한 저를 일깨워 주시고 새 건강을 주신 하나님께 감사드리며, 저를 치료해 주시고 도움을 주신 의사 선생님들과 간호사 선생님들께 깊이 감사를 드립니다.

한恨

✻ 최헌정_73세

징용 끌려갔던 아버지가 해방 때 돌아오셨어요. 몸이라도 성하게 오셨으면 좋았을 것을… 내내 앓으셨죠. 그래도 가족 먹이시겠다고 나무도시락에 보리밥, 고구마 싸 가지고 다니시면서 열심히 일하셨지요. 마침 외갓집에서 논 열 마지기에 밭도 두 마지기나 주셨거든요. 잘살았었요. 그런데 내내 앓으시던 아버님이 돌아가셨어요. 나 신여성 만든다고 초등학교도 보내 주셨는데, 그렇게 세상 버리시더라고요.

신여성이 뭔지, 천안에서 학교에 넣어 준다기에 큰집으로 갔어요. 그때가 아마 아홉 살이었을 거라, 근데 큰집에서 학교는 안 보내 주고 죽어라 일만 시키지 뭐예요. 동생이랑 아침에 나서서 이십 리 길을 도망 나왔죠. 그때부터 농사일에 방앗간 일에 참 바쁘게 살았어요.

늦게라도 공부를 하려고 열네 살에 초등학교에 재입학을 했지 뭐예요. 워낙에 나 같은 사람들이 많아서 쑥스럽지도 않았어요. 그런데 그때가 6.25사변으로 난리통이었죠. 전쟁 통에 공부는 무슨 공부… 방앗간하고 농사일만 해도 바빠 죽겠는데…, 전쟁이 났으니 얼마나 바빴겠어요. 국민학교는 중퇴하고 열일곱 살이 됐어요.

꽃다운 나이에… 지금은 세상 떠난 영감 만나서 혼인했죠. 상이용사였는데, 파편을 평생 머릿속에 넣고 사셨죠. 그러다가 구강암으로 돌아가셨는데…, 그 양반 참 좋은 사람이었어요. 시집 와서 평생 화장 한 번 안 하고 살았다고 푸념하니까 "나한테만 이뻐 보이면 되지"라고 말했더랬어요. 그 말이 그래 기분 좋더라고….

왜 이렇게 가슴에 남는 것들이 많은지, 잊어야 할 것들이 자꾸 떠올라 콧구멍에 바람도 집어넣을 겸 해서 2008년 1월에 강화도로 등산을 갔어요. 아, 그런데 하늘이 뱅뱅 도는 거예요. 하산하는 길에 친구가 구심을 줘서 먹었는데 그래도 가슴이 뻐근하고 아팠어요. 물 마시고 조금 쉬면 괜찮아져서 그런가 보다 했죠. 가끔 아프기는 해도 참을 만해서 그저 참으면 될 줄 알았어요.

내가 안암오거리에서 슈퍼를 해요. 그런데 하루는 도둑을 맞았어요. 놀라서 그랬는지 가슴이 쥐어짜는 것처럼 아프더라고요. 청심환 먹고 약간 가라앉았는데, 그 후로 더 아프기 시작했어요. 게다가 혈뇨까지 나왔어요. 이 병원 저 병원 다니면서 약 먹고 하니까 한 일주일은 괜찮았어요. 그런데 조금 괜찮은 것 같으면 재발을 하고 약 먹고 좀 지나면 괜찮다가 또 아프곤 했어요. 그래 검사를 했는데 이유를 모르겠대요. 나는 자꾸 아픈데 의사가 속 시원하게 얘길 못해 주니까 아이고, 이거 무슨 큰 병인가 싶더라고요. 기가 차서 발만 동동 굴렀죠. 의사가 큰 병원으로 가라고 소견서를 써 줬어요.

큰 병원은 무슨 큰 병원… 여기로 오는 건 죽어도 싫었어요. 근데, 결국에는 여기 오게 됐네요. 동생이 여기서 여덟 해 동안 투석하다가 세상 버렸거든요. 그래서 쳐다보기도 싫었는데….

작은아들이 병원에 데리고 와 줬어요. 나는 왜 가운을 입으라고 하나 싶었죠. "따끔합니다" 하고, 잠시 누워 있었더니 시술이 끝났어요. 중환자실에 있는데 큰아들이 와서 "엄마 너무 걱정하지 마. 내가 있잖아" 그러더군요. 그런데 문득 영감이 보고 싶은 거였어요. 시술은 잘 됐다고 그러는데, 가슴이 왜 그리 메었는지 모르겠어요.

아들아 미안해

✲ 윤인자_69세

건강, 운동, 식이요법 그 어느 것에도 신경 쓰지 않았습니다. 협심증 진단을 받아들고서도 그냥 그런가 보다 하며 대수롭지 않게 여겼습니다. 제가 혼신의 힘을 다해 처벅처벅 걸어온 수십 년의 세월은 이제 와 그런 것들에 신경 쓸 수 있도록 내버려두지 않았습니다.

온몸을 켜켜이 에워싸고 있는 온갖 통증들은 이제 약을 먹어도 쉬 가라앉지 않습니다. 잠드는 것도 수면제 없이는 안 될 정도입니다. 하루에 먹는 약의 양이 한 주먹이나 됩니다. 그래도 고통은 저를 놓아주지 않아 가까스로 버텨내는 하루의 시간이 십 년 백 년 같아요.

젊은 시절 12년 동안 원진 레이온에서 일했습니다. 원진 레이온 현장에서 일하는 노동자들은 대량으로 투입되는 이황화탄소 같은 화공약품들에 고스란히 노출되게 됩니다. 이황화탄소는 2차 세계대전 때 신경독가스의 원료로 사용된 치명적인 유해물질이라고 합니다. 일시에 많은 양을 흡입하면 질식사하게 되고 장기간 흡입하면 뇌신경이 마비됩니다. 거기에서 일할 때는 그런 사실을 잘 몰랐습니다. 그러나 이황화탄소의 위력은 아직도 생생히 기억합니다. 일하는 동안 이황화탄소에 그대로 노출되니까 공장 안에 들어가면

앞이 뿌옇고 눈이 시고 따가워 바로 옆에서 일하고 있는 동료조차 알아볼 수가 없었습니다. 지금도 저를 비롯하여 많은 분들이 후유증을 앓고 있을 정도입니다.

원진에서 일할 때 남편이 큰 교통사고를 당했습니다. 그때 아이들은 중학교에 다니고 있었습니다. 혼자서는 대소변을 가릴 수도, 식사를 할 수도 없는 환자를 집에 놔두고 공장에 출근했습니다. 마음이 너무 아프고 걱정되었지만 제가 아니면 생계를 유지할 방법이 없었기 때문에 이를 악물고 참았습니다. 작은 단칸방에서 아이들과 네 식구가 고생하며 살던 때라 어쩔 수가 없었습니다.

남편은 교통사고 후유증으로 사 년 후 세상을 떠났습니다. 원진 레이온에서의 근무는 살인적이었습니다. 아이들은 크고 있는데 제 몸도 건강한 편이 아니라 근심은 근심대로 질병은 질병대로 날로 커져만 갔습니다. 그때 받았던 스트레스와 우울증이 지금 앓고 있는 모든 병의 근원이 된 것 같습니다.

오 년 전부터 소화가 잘 안 되고 가슴이 답답했는데 그 때마다 청심환을 먹었습니다. 그러다 숨이 자주 차서 N병원에 다녔습니다. N병원은 원진에서 일하다 산재 판정을 받은 사람들을 위해 처음 만들어진 병원입니다. N병원에서 계속해서 대학병원으로 가 볼 것을 권했지만 워낙 아픈 곳이 많은 몸이라 그에 따른 증상인 줄 알았지 또 다른 큰 병은 아닐 거란 생각이 들어 갈 생각을 하지 않았습니다.

그러던 어느 날 아침에 물리치료를 받으려고 병원으로 나서는데 걷는 동안 가슴이 터질듯이 아파왔고 통증이 이삼 분 정도 지속되었습니다. 늘 아프니까 참는 데는 이력이 나 있었지만 가슴의 통증은 견딜 수 있는 종류가 아니었습니다. 결국 심혈관센터를 찾았습니다. 협심증 진단을 받고 스텐트 시술을 받았습니다.

사실 몸 이곳저곳 안 아픈 데가 없으니 즐거운 일이 하나도 없습니다. 협심증 진단까지 받고 나니, 결국 이런 병까지 걸리고 마는구나 하는 생각에 절망감을 느끼기도 했습니다. 때로는 이 고통을 어떻게 해서든 피하고 싶어 어떻게 하면 빨리 죽을까를 생각하기도 했습니다. 하지만 그런 생각이 더 길어지지 못하게 잘라 내는 게 있습니다. 몸이 안 좋으니까 아들이 더욱 효심을 발휘합니다. 멈추지 않는 고통에 별다른 방법 없이 진통제를 먹는 것이 전부인 저에게 아들은 제가 재미있어 할 만한 텔레비전 프로그램들을 알려 주거나 곁에서 자주 대화를 나누려고 애쓰는 것이 보입니다.

돈도 필요 없고 무조건 건강할 수만 있다면 좋겠습니다. 젊었을 때 함께 원진 레이온에서 일했던 친구들 중 몇몇과는 아직도 연락합니다. 아침을 먹고 녹색병원 근처 원진 복지관에 들러 고스톱 치는 것을 구경하는 것이 삶의 유일한 낙입니다.

이제 와서 뭐 별다르게 바라는 것은 없습니다. 제 병에 대해서도 그저 받아들이고 평생 조심하며 지내려고 합니다. 다만 아들과 손자들이 아픈 곳 없이 건강하면 그걸로 만족합니다. 물론 제 아들은 이런 저의 소망을 썩 마음에 들어 하지는 않겠지만 말이에요. 많은 분들께 건강할 때 건강을 조심하고 이상이 생겼을 때 참고 견디는 미련한 마음을 과감하게 버리시라고 말씀드립니다.

부자병

✻ 정옥경_57세

저는 당뇨가 있으니 합병증을 조심하라는 소리는 귀가 닳도록 들었습니다. 감기라도 걸리면 마치 지금 당장 죽을 것처럼 걱정하는 사람들도 있었죠. 예전에 당뇨는 사람들이 농담반 진담반 '부자병' 이라고 불렀습니다. 그 이유는 세 가지가 있습니다. 첫 번째로는 너무 잘살아서 고기 많이 먹어 걸리는 병이라 '부자병' 이라고 불렀고 두 번째로는 한번 걸려서 합병증을 유발하면 돈이 많이 들어서 그렇게 불렀다고 합니다. 하지만 요새는 의료보험도 잘 돼 있고 고기는 없어서 안 먹는 것이 아니라 건강 때문에 피할 정도이죠.

저는 병원에서 불안정협심증 진단을 받고 스텐트 2개를 시술받았습니다. 시술 후에는 생활하는 데 별 지장 없이 살고 있습니다.

아침에 일어나서 식사준비를 하고 북한산에 올라가서 배드민턴을 칩니다. 많이 걷고 가벼운 운동을 적당히 하려고 신경을 씁니다. 당뇨만 있을 때도 그렇게 살았기 때문에 익숙합니다. 집에 와서는 청소도 하고 빨래도 하고 쉬면서 여가 생활을 즐깁니다. 외출할 일이 있으면 나갔다가 장도 봐 옵니다. 시술받기 전에는 걷는 것이 고단했지만 시술 후에는 피곤이 덜합니다. 규칙적인 식단대로 장을 봐 오고 식단대로 요리를 합니다. 당뇨가 있을 때도 음식을 조심했기 때문에 익숙하게 조리를 합니다. 저녁식사가 끝나면 남편과 함께 공원에서 한두 시간 정도 산책도 하고 가벼운 운동을 합니다. 그리고 집으로 와서 아홉 시에서 열 시 사이에 잠을 잡니다. 규칙적인 식사, 운동, 충분한 취침을 하고 스트레스 받는 일은 가급적 피하고 긍정적으로 살려고 노력합니다.

이렇게 살다 보니 당뇨와 협심증이 서로 많이 닮아 있다는 것을 자연스레 알게 되었습니다. 제가 본보기가 돼서 남편은 꽤 건강한 편입니다. 그래도 방심하지 않으려고 종합검진도 받습니다. 어느 날인가 남편과 아이를 번갈아 보는데 상당히 많이 닮았다는 것을 새삼 느꼈습니다. 그리고 남편이 건강하다는 사실에 감사하게 됐습니다.

당뇨가 '부자병' 으로 불리는 세 번째 이유는 아버지가 당뇨에 걸리면 아들도 그 병에 걸리기 쉽기 때문입니다. 협심증도 뚜렷한 원인을 찾을 수 없을 때 잘 따져 보면 가족력을 들 수 있다고 합니다. 당뇨와 협심증은 둘 다 '부자병' 이라는 공통점이 있습니다.

심혈관 질환의 원인이 되는 병

심혈관 질환의 원인이 되는 대표적인 질환으로 당뇨와 고혈압, 이상지혈증이 있다.

당뇨 : 높아진 혈당은 혈관벽의 손상을 진행시키고, 혈관벽에 찌꺼기를 누적시켜 동맥경화증을 촉진시킨다. 이러한 찌꺼기들은 심장이나 뇌혈관, 신장 혈관 등으로의 혈액 흐름을 감소시키고 혈관 탄력성을 떨어뜨려 혈압을 증가시키게 된다. 또한 혈액의 점도가 증가하여 쉽게 혈전을 형성시켜 다양한 혈관 합병증을 유발하게 된다.

이상지혈증 : 나쁜 콜레스테롤인 저밀도 콜레스테롤의 증가와 좋은 콜레스테롤인 고밀도 콜레스테롤은 세포막과 호르몬을 합성하는 재료이지만 동맥경화를 촉진하여 심혈관 질환의 원인이 된다.

고혈압 : 고혈압의 대표적 합병증으로 좌심실 비대와 심부전, 죽상동맥경화 촉진 등 심장과 심장혈관에 치명적인 질환들이 유발될 수 있다.

어머니 날 낳으시고 아버지 날 살리시고

✻ 김철민(가명)_29세

개인적으로 담배를 가장 많이 피웠던 시절은 군대에서였습니다. 술을 워낙에 좋아했는데, 공교롭게 운전병으로 차출이 돼서 삼 개월에 한 번 있는 대대 회식자리에서도 술 한 모금 입에 대지 못했습니다. 술 좋아하는 사람들은 아시겠지만 진짜 주당들은 군것질도 안 합니다. 그리고 고기도 좋아하지 않습니다. 그저 소주랑 담배만 있으면 됩니다. 그럼 서너 병은 그 자리에서 바닥을 볼 수 있습니다. 군에 있을 때에도 PX를 간 것은 손에 꼽을 정도였습니다. 지급되던 연초가 떨어지면 어쩔 수 없이 담배를 사러 가는 정도였습니다. 술 대신 담배를 하니 하루 두 갑은 넘게 피웠습니다. 제대하고 딱히 할 일도 없어서 다시 대학에 들어갔습니다. 어쩌다 보니 대학 생활을 벌써 7년째 하고 있는 만학도 아닌 만학도입니다.

나이 서른도 안 넘었는데 '변이형협심증' 같은 걸 신경이나 썼겠습니까. 대학 생활 내내 술만 마셨죠. 졸업해 봐야 취업도 못 할 것 같고 아버님 사업 하시는 거 물려받기는 싫고. 이래저래 복잡한 심경에 하루에 담배 두 갑에 소주 세 병씩 꼬박 일 년을 마셨습니다. 속 모르는 후배들은 "선배님 간은 철로 만들었습니까?" 하고 농담을 던졌습니다. 그럼 이렇게 받아쳤죠. "폐는 고무로

만들었다. 인마!" 젊은 거 하나 믿고 정말 열심히 술 마시고 담배 피웠습니다. '사람 가는 건 한 순간이야' 어른들 말씀 틀린 것 하나도 없습니다.

제대하고 삼 개월 지났을 때 지하철을 타고 홍대에 갔습니다. 10번 출구 계단을 급하게 올라갔습니다. 패스트푸드점에서 햄버거를 먹고 있던 친구를 만났죠. 그런데 그 친구가 저를 보면서 왜 그렇게 숨을 몰아쉬냐고 물었습니다. 대수롭지 않게 여기고, 달려와서 그렇지라고 대답했습니다. 그때부터 술 마신 다음 날이면 가슴이 뻐근하고 아팠습니다. 수업 중에는 식은땀이 나고 숨이 차고 가슴이 두근두근거렸습니다. 그래도 술 마실 때는 괜찮아서 꾸준히 마셨습니다. 술 마시며 하루에 담배도 두 갑 이상씩 태웠습니다. 학교 앞에서 자취를 하니 밥 대신 인스턴트로 끼니를 때우기 일쑤였습니다. 몸은 점점 불어 가고 배는 나오고 참 가관이었습니다.

오랜만에 집에 갔습니다. 가족끼리 저녁밥을 먹는데 아버님이 반주를 권

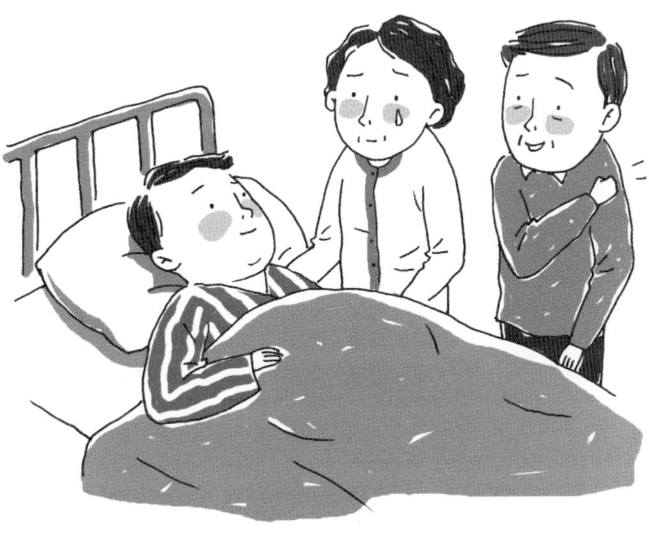

하셨습니다. 저는 공손히 두 손으로 술잔을 받으며 소주 한 병을 마셨습니다. 역시 집이 제일이라는 말이 맞습니다. 두 다리 쭉 뻗고 잠에 빠져 들었는데 새벽에 등이 아파서 깼습니다. 잠을 잘 못 잤나 싶었는데 통증이 등을 관통하고 가슴으로 몰려왔습니다. 다리에 힘이 풀려 그 자리에 주저앉고 말았습니다. 쿵 하는 소리가 아득하게 들려왔습니다.

눈을 떠 보니 병원이었습니다. 이미 시술은 끝난 상태였고, 상당히 위험한 상황이었다고 들었습니다. 제가 쓰러졌는데 어머님이 나와 보시고 놀라서 아버님을 불렀다고 합니다. 아버님은 해병대 출신이신데, 즉각 심폐소생술을 하셨답니다.

병원 침대에 누워 있는데 어머님이 눈시울을 붉히셨습니다. 죄송해서 죽을 것 같은데 아버님이 말씀하셨습니다. "너 살 좀 빼야겠다. 업고 달리는데 무거워서 혼났다." 어머님은 말없이 눈물만 흘리셨습니다.

천하를 다스리는 왕이 된 것처럼

✲ 김용진_55세

저는 십 년 넘게 당뇨병을 가지고 있는 사람입니다. 당뇨병을 가지고 있으면서도 음식, 흡연, 운동 등을 하지 않고 될 대로 되라는 식이었습니다. 처음 당뇨 진단을 받았을 때는 자가 진단으로 병원을 찾았었습니다. 어느 날부터인가 평소의 두 배 정도 되는 갈증을 느껴 물을 자주 많이씩 먹게 되었습니다. 그러다 보니 자연히 화장실을 자주 가게 되었고, 속이 허한 느낌이 자주 들어 먹어도 먹어도 금세 배가 고팠습니다. 갑자기 살도 찌기 시작해서 뭔가 건강상의 문제가 생겼구나 싶었습니다. 그래서 종합검진을 받아 보았는데 아니나 다를까 당뇨병 진단을 받은 것입니다. 처음에는 병원에서 일러 주시는 대로 지키기 위해 노력해 보았습니다. 하지만 지켜야 하는 것과 먹지 말아야 하는 것은 기억하기 어려울 만큼 너무나 많아 금세 지치고 말았습니다.

몸이 특별히 아픈 것도 아니라서 당뇨병이 갖고 있는 놀라운 파괴력에 대해서는 미처 인식하지 못했던 것 같습니다. 한 대 두 대 몰래 피는 마음으로 다시 피기 시작했던 담배가 어느 순간 당뇨병 진단을 받기 전에 하루 한 갑 피던 흡연량으로 돌아갔고, 운동도 하지 않으면서 입맛 가는 대로 식사를 했습니다. 본래 달고, 맵고, 짠 자극적인 음식들을 애호했었는데 먹지 못하게 하니 더욱 간절해지는 게 인지상정 아니겠습니까. 특별히 큰 고통을 느낄 수 없었기 때문에 병원에서 괜히 겁을 많이 준 것이다, 하고 속 편한 대로 생각했습니다. 잘 먹고 잘 자면 그것만큼 건강에 좋은 것도 없을 것 같은데 말입니다.

그런데 두세 달 전부터 약간 비스듬한 언덕을 올라가려면 숨이 심하게 차는 증상을 느끼기 시작하였습니다. 당뇨 때문에 가끔씩 고대 안암병원을 내원하던 참이었습니다. 병원에 간 김에 교수님께 증상을 말씀드렸습니다. 교수님께서는 협심증이 온 것 같으니 순환기내과에 가서 검사를 받아 볼 것을 권하셨습니다. 그리고 바로 순환기내과를 안내 받아 심전도, 러닝머신, 24시간 심전도 등을 검사하고 검사 결과를 기다렸습니다. 그리고 모든 것이 기우이길 바라며 검사 결과를 들으러 갔습니다. 뜻밖으로 상태가 몹시 좋지 않다는 교수님 말씀에 무척 당황했습니다. 저의 당뇨병에 합병증이 생긴 것입니다. 믿기가 어려웠습니다. 제가 느끼기엔 살이 쪄서 움직임이 둔해진 것처럼 가끔 숨이 찼을 뿐인데 당뇨 합병증이라니…. 정확한 병명은 심근경색이었습니다. 제가 그렇게도 잘 안다고 떠들어 대던 제 어머님의 심근경색 말입니다. 심혈관센터 최고 권위자라고 들었던 교수님께서 상태가 좋지 않다는 말씀을 하시니 모든 걸 체념하고 퇴원하기로 마음먹었습니다. 당뇨조차도 제대로 관리할 수 없었는데 심근경색이라니…. 도저히 저는 이겨낼 자신이 없었습니다. 그런저런 생각에 가방까지 다 챙겨 뒀는데 그 날 저녁 주치의 선생님이 다음 날 오전 수술 시간이 잡혔으니 크게 걱정 말라는 말씀을 들었습니다. 어렵사리 다시 용기를 내 시술을 받기로 했습니다.

교수님께서는 금연, 금주와 함께 규칙적인 식습관을 반드시 지키라고 신신당부하셨습니다. 시술 후 경과가 성공적이라는 말에 다시 한 번 제대로 용기를 내 당뇨와 심근경색을 함께 이겨내 보려고 합니다. 당뇨와 심장병의 닮은 점은 평생을 내 안에 두고 잘 다스려야 한다는 것입니다. 내 몸 안의 정치만 제대로 한다면 건강을 얻는 게 어려운 문제만도 아닐 거라고 혼자 다짐하고 있습니다. 마음을 굳게 먹어야 지난번과 같은 불상사가 없을 것이라 생각하며 이번이 어쩌면 마지막 기회일지도 모른다고 되뇌어 봅니다. 천하를 얻는 자가 미인을 얻는다? 그보다는, '자기 몸을 다스리는 자가 건강을 얻는다'로 바꿔 신조로 삼으려고 합니다. 건강을 얻지 못하고서 무슨 일을 이룰 수 있고 어떤 음식인들 입에 달겠습니까.

김태연 □ 흉통 코디네이터, 간호사

바둑 두던 아저씨

응급실과 심혈관 중환자실은 매일매일 사건, 사연이 다른 환자들로 북적입니다. 특히 주말을 지낸 아침에는 심혈관 시술실 스케줄 표는 여백이 전혀 없을 정도입니다.

심혈관 중환자실에서는 급성 심근경색으로 주말 동안 응급 혈관 성형술을 받았던 환자들이 회복되길 기다립니다. 저는 월요일 아침에 출근하자마자 심혈관 중환자실을 찾아서 그들의 혈압, 맥박, 심전도, 흉통 등을 체크합니다. 그리고 시술 부위의 혈종, 출혈을 호소하는 환자들의 컨디션을 파악하는 일로 하루를 시작합니다.

환자들 중에 장 씨가 있습니다. 그는 특이 병력이 전혀 없었습니다. 사고 당일에도 기원에서 바둑을 두다가 쓰러졌다고 합니다. 119가 도착하기 전까지 의식이 있었고, 가슴의 통증이 심해서 누울 수조차 없는 상황이었습니다. 흉통 10점 만점에 10점으로 응급실에 도착하였으며, 응급 피검사 중 심근 효소 이상, 심전도, 흉통 양상, 강도 등에서 이상 소견으로 급성 심근경색을 가진단받고 혈관 성형술을 받은 환자입니다. 혈관 조영술로 확인해 보니 우관상동맥이 다 막혀 있었습니다. 급히 응급 혈관 성형술을 시행했습니다. 이 환자의 상황을 특별히 기억하게 된 것은 심실세동이 계속 되어 제세동기를 36번이나 시행하였다는 특이점 때문입니다.

심실세동은 심장의 아래쪽 방인 심실의 근육섬유가 불규칙적으로 수축하는 질환으로 잘못되면 펌프로서의 심장 기능이 완전히 마비됩니다. 몸 전체에 산소를 공급하는 기능이 마비되어 인공적으로 혈액순환을 회복시켜 주지 않으면 곧바로 죽게 되는 무서운 징후이지요.

이 질환은 심장근육층이 죽는 심근경색, 전기 쇼크, 산소 결핍, 혈액 내의 심각한 화학적 불균형 등이 원인이 됩니다. 이 환자의 경우 바로 급성 심근경색이 원인이 되어 계속 심실세동이 나타나게 된 것입니다.

장 씨는 관상동맥 내에 스텐트를 넣는 혈관 성형술을 시술받았지만 이미 혈전이 많이 형성되어 있었습니다. 혈전들이 돌아다니다 혈관을 막아 버릴 가능성도 농후했고 부정맥 등을 유발할 수 있기 때문에 항혈전용해제, 항부정맥제도 다량 투여되었습니다.

긴박했던 응급 상황을 모두 잘 견뎌 낸 장 씨의 입원 생활이 거의 끝날 무렵이었습니다. 환자들 대부분은 심혈관 질환에 대한 지식이 거의 없습니다. 그래서 퇴원하기 전에 심혈관 질환에 대한 지식, 환자들이 알고 싶어 하는 것들과 질환에 대한 관리 방법을 알려줍니다. 그 날도 병실에 들러서 장 씨와 상담을 하던 도중에 제가 한마디 물었습니다.

"평소에 술, 담배를 어느 정도 하시는지요?"

그는 머쓱해하며 대답했습니다.

"담배는 하루에 한두 갑 정도 피구요. 술은 하루에 소주 두 병씩 마셨죠. 일주일 내내 마실 때도 있었어요."

특이 병력이 없었던 장 씨는 술과 담배를 즐기며, 건강하기 때문에 괜찮다고 생각했던 것입니다. 스트레스를 해소할 수 있는 유일한 길이 바둑과 술과 담배였다고 합니다. 장 씨는 사고가 있던 날도 무료한 하루를 달래기 위해서 기원에 들렀다고 합니다. 바둑을 두는 내내 담배를 물고 있었고요. 기원에서 보내는 일과가 하루의 반 이상이었기 때문에 흡연량은 일을 할 때보다 더 많았다고 합니다. 그 날은 내기 바둑을 두고 있었는데 대국이 잘 풀리지 않았고, 그래서 담배도 평소보다 많이 태웠으며 스트레스 역시 이만저만이 아니었습니다. 그런데 돌이켜 봐도 이상하리만치 게임이 잘 풀리지 않았다고 합니다. 그 때 가슴을 조금씩 조여 오던 통증이 이렇게 큰일을 겪게 할 줄은 몰랐다고 말했습니다.

장 씨는 상담을 하는 내내 술과 담배를 끊겠다는 다짐을 했습니다. 자신의 삶을 되돌아보고 싶다고 하며, 잘못된 식습관을 고쳐야겠다는 다짐도 잊지 않았습니다. 입원 기간 중 당화혈색소 9.8퍼센트의 높은 수치로 당뇨 확진까지 받게 되었습니다. 내분비내과에 진료를 의뢰하여 당뇨에 대해 전반적인 치료를 받아야 하는 상황에 놓였지요. 심장은 새 삶을 얻었지만 당뇨 때문에 생활을 더욱 조심해야겠다고 말하는 장 씨의 눈빛에 후회가 역력합니다.

스트레스를 풀려고 두었던 바둑은 아이러니컬하게도 더 큰 스트레스를 불렀던 것입니다. 술과 담배, 바둑이 세트플레이를 한 셈이니 스트레스 풀려다 목숨을 잃을 뻔했던 것입니다. 36번이나 제세동기 시행을 해서 생긴 화상의 흔적이 그의 마음속에 삶에 대한 의지로 깊이 각인되기를 기도해 봅니다.

안철민 ▫ 순환기내과 교수

담배 피는 것은 대한민국 남자의 한풀이?

급성 심근경색증으로 내원하는 환자의 대부분, 특히 남자의 경우 담배를 피지 않는 사람을 찾아보기란 매우 힘듭니다. 그 지긋지긋한 담배와의 싸움은 입원하면서부터 지속됩니다. 담배의 올가미로부터 환자를 언제 어떻게 떼어놓을지에 대한 방법을 고민하는 것은 심장 의사인 제게 큰 숙제입니다. 아무리 죄책감을 유발시키고 윽박지르거나 보호자를 동원해 동기를 유발시켜 보아도 금연은 잠시 뿐…, 담배를 이내 다시 물어 버리는 환자들의 회귀 속성은 마치 젖을 떼는 아이보다 훨씬 본능적이라고 할 만큼 무서울 때가 있습니다.

과거 흡연 경력이 있는 저로서는 그러한 중독성과 고도 습관성에 대한 담배의 속성을 무시할 수 없다는 것을 충분히 알고 있지만, 생명을 잃을지도 몰랐던 상황을 넘긴 심장 질환 환자들의 안하무인격의 행동들에 대해서는 강력한 제지 이상의 영혼의 충격이 필요하다고 늘 생각해 왔습니다. 인생의 고민들, 특히 한국의 여인들과는 또 다른 남자들의 '한'은 과연 어디에 중심을 두고 있고 또한 그 한풀이를 대신하고 있는 담배를 해결할 모티프는 무엇이 될지 말입니다.

우선은 '책임'으로 자극해 보기로 했습니다. 세대가 변하고 여러 가지 상황은 과거와 달라졌지만 아직 대한민국의 아버지로서의 책임감은 누구에게나 강력하기 때문입니다. 결혼한 환자인 경우에는 반드시 그 자녀의 상황을 묻습니다. "자녀분이 어떻게 되세요?" 많은 수의 60세 전후 환자들은 아직 결혼하지 않은 자녀 한두 명을 두고 있는 사회적 활동이 왕성한 때로 가까운 미래에 사위나 며느리를 고대하고 있습니다. "이렇게 계속 담배 피고 관리하지 않으시면…" 하고 넌지시 환자와 보호자를 보면서 말을 건넵니다. "따님 손잡고 결혼식장에 걸어 들어가기 어려우시겠네요. 휠체어 타고 들어가실 수는 없잖아요?"라고 이야기하면서 "자녀분을 도와주시지는 못해도 결혼 못 하도록 방해하시면 안 되죠. 집에서 꼼짝 못하고 중풍으로 누워 있는 시아버지 보고 흔쾌히 청혼 수락하는 며느리가 요즘 몇이나 될까요?" 등의 어쩔 수 없는 자극을 주게 됩니다. 그리곤 잠시 생각할 시간을 줍니다. 환자가 평소에 돌아보지 못했던 자기의 위치, 가장으로서의 노력과 열정, 가족을 향한 표현하지 않았던 깊은 '사랑'을 꺼내도록 하는 것이 다소 자극적인 '경고'의 목적이기 때문입니다.

심한 가슴 통증으로 급하게 입원하고 사망의 고비를 넘기며 시술을 받은 환자들이지만 그 통증이 사라지고 투약이 시작되면 다시 원래의 몸으로 회복되었다고 착각하는 것이 대부분입니다. 때문에 외래를 왔을 때 이러한 강력한 경고는 다시 한 번 가슴을 흔들어 다시 피게 된 담배의 미련을 떨쳐버리게 하는 결정적인 계기로 작용할 수 있습니다. "자식들한테까지 피해 주면 안 되죠. 끊겠습니다." 대한민국의 아버지는 아직 살아 있습니다. 그들의 책임감이 그들을 그토록 힘들게 달려오게 한 것입니다. 술과 담배의 쓴맛으로 아내도 알아주지 못하는 인생의 무게와 쓴맛을 견뎌 왔던 것입니다. 때문에 바로 그 책임감을 상기시키는 방법, 그것이 그들의 새로운 시작을 도울 수 있을 것 같습니다.

짧다면 짧고 길다면 긴 인생 여정에서 작은 비상구처럼 대면하여 동거한, 그러나 실체는 무시무시한 담배의 '악마적 유혹', 그것으로부터 해방시킬 방법은 선하고 영혼을 울릴 수 있는 또 다른 비상구임을 느낍니다. 잠시 책임감으로 흔들어 놓고 그 담배의 악한 속성에서 떼어 놓은 그 아이 같은 아버지들을 계속 지켜줄 수 있는 또 다른 대안이 무엇일지…, 이 물음을 늘 속으로 되새기면서 이 끝나지 않을 전쟁은 계속됩니다.

2

행복한 몸이 무너지는 시간

마음의 병

✲ 김외특_67세

다치면 병원을 찾습니다. 다치지 않으면 병원을 찾지 않습니다. 마음이 다치면 어디로 가야 할까요? 저는 61세가 될 때까지 한 번도 건강 걱정을 해 본 적이 없습니다. 마음을 다쳐본 적은 있지만 그것 때문에 병원을 찾아본 일도 없습니다. 솔직히 마음을 다쳤을 때부터 찾기 시작한 것이 있었습니다. 술을 마시면 마음이 편안해지고 술을 마시니 찾게 되는 것이 안주였습니다. 안주로는 뭐니 뭐니 해도 고기가 제격이죠. 소화도 잘 되고 맛도 좋으니 금상첨화 아닙니까.

일 년 전부터 잠자리에 들면 다리와 발등이 저리기 시작했습니다. 단순히 혈액순환이 원활하지 않다고 단정 지었습니다. 원인을 알아내 대처한다는 것은 생각지도 못했습니다. 목이 답답하기도 했습니다. 계절이 봄이라 황사가 심해 목이 칼칼한가 싶었습니다. 이상한 것이 평지를 걸으면 괜찮은데, 계단이나 경사진 길을 걸으면 목이 더 답답한 게 숨이 많이 찼습니다. 그래도 잠시 쉬면 괜찮아졌습니다. 공기가 나빠서 그런가 보다 하고 단순하게 생각했습니다. 그런데 날이 갈수록 뒷골이 뻐근하면서 좌우로 목이 잘 돌아가지 않았습니다. 몸에 무슨 이상이 왔나 싶어 동네 병원을 찾아갔습니다. 검사 결과 심장이 안 좋고 혈압이 높다는 것입니다. 설상가상 당뇨까지 있으니 장기 치료가 불가피하다고 했습니다. 처방전을 받아 약을 먹기 시작했고 몸이 조금씩 나아지는 것 같았습니다. 하지만 하루하루가 불안한 마음이었습니다. 없던 병도 생길 만큼 과민하게 되었습니다. 돌이켜보니 그 때부터 마음이 병들기 시작했지 싶습니다.

평소와 다름없이 신문을 펴고 소파에 앉아서 TV를 켰습니다. TV는 저 혼자 떠들고 저는 신문을 읽고 있었습니다. 그런데 그 날 우연히도 7시경 KBS에서 협심증에 대한 방송을 했습니다. 박사님들이 하는 말이 꼭 저를 두고 하는 말 같았습니다. 마음에 병이 들었으니 스트레스가 이만저만이 아니었죠. 저는 바로 대학병원에 예약을 했어요.

마음은 안절부절이었지만 회사는 꾸준히 다녔습니다. 보름쯤 지나고 병원에서 연락이 왔습니다. 입원해서 검사를 받았는데 아니나 다를까 협심증이었습니다. 곧바로 시술을 받았습니다. 이튿날 시술 부위의 반창고를 떼고 얼마나 기분이 좋았던지 지하 3층에서 지상 5층까지 비상계단을 걸었습니다. 아무렇지도 않았습니다. 단지 조금 걸었을 뿐인데 마음의 불안까지 말끔히 사라지는 것이었습니다. 스텐트 시술을 3번이나 받았지만 덕분에 몸의 병과 마음의 병을 동시에 고쳤습니다.

그 뒤로는 네 달에 한 번씩 정기검진과 심전도 검사를 받고 있습니다. 선생님께서 당뇨를 조심해야 한다기에 소식을 하고 술, 육식, 당뇨에 나쁘다는 것은 금하고, 매일 아침에 두 시간씩 산책을 하고 오후에도 두 시간씩 걷고 있습니다. 그러고 나니 저절로 체중이 7킬로그램이나 줄어 몸이 가벼워졌습니다. 아프고 난 후 오히려 건강에 자신이 생겼습니다. 지금의 건강을 지키면서 보다 열심히 살겠습니다.

건강한 몸, 힘찬 심장

✻ 남숙희_61세

2007년 10월부터 왼쪽 팔이 아프기 시작해서 오십견이 왔다고 생각했습니다. 동네 정형외과에 다니면서 치료를 받았습니다. 병원에서 치료도 열심히 받고 나름대로 신경도 많이 썼지만 별 차도가 없었습니다. 겨울부터는 왼쪽으로 돌아눕거나 똑바로 누워서는 잠을 잘 수 없을 정도였습니다.

동네 병원에서 치료를 받던 중 고혈압이 생겼다는 말을 들었습니다. 안 좋은 일은 항상 같이 다니는 게 맞는 모양입니다. 단백뇨가 나온다는 말을 듣고 소견서를 받아 고대병원 내분비내과에서 피검사 및 소변검사와 24시간 활동 심전도 검사를 받게 되었습니다.

몸이 무겁고 왼쪽 팔이 심하게 아파도 그게 그저 나이 먹는 과정이려니 하면서 참고 지냈습니다. 검사상 이상 수치를 보였던 신장 치료나 열심히 하자 마음먹고 생활 습관을 조절했습니다. 나름대로 건강을 유지하려고 물도 많이 마셨습니다.

2008년 5월 29일, 예약해 둔 동네 치과에 가려고 준비를 하고 있었습니다. 현관에서 신발을 신는데 가슴이 답답하고 꽉 막히는 느낌이 들어서 체한 줄로만 알았습니다. 병원으로 가는 동안 트림이 계속 나오고 명치가 아파 왔습니다. 그 상태로 전철에 몸을 실었다 내리려는데 식은땀이 나고 오른쪽 어깨와 목이 아파 왔습니다. 트림이 계속 나서 치과 치료를 받기 힘들 지경이었습니다. 그래서 동네 내과로 자리를 옮겨 심전도 검사를 했습니다. 검사를 마친 의사 선생님은 급히 소견서를 써 주시며 큰 병원으로 가야 한다고 말했습니다. 며느리와 함께 병원 응급실로 달려간 저는 심근경색이라는 병명을 들었고 바로 시술을 받게 되었습니다.

시술을 받고 중환자실에서 몸을 추스르고 있는데, 시술이 잘 되었다는 소식을 들었습니다. 곧 일반 병실로 옮겨졌고 기력을 많이 회복해서 시술한 지 일주일 만에 퇴원을 하게 되었습니다.

병원에서 퇴원하고 일주일 동안은 괜찮았습니다. 그런데 몸 상태가 다시 안 좋아지기 시작했습니다. 조금만 움직이면 가슴이 답답하고 움직임이 많을수록 진땀이 나며 힘이 들었습니다. 하지만 이제는 많이 좋아져서 전보다는 움직임도 수월하고 몸도 많이 좋아졌습니다. 앞으로 좀더 몸을 관리하여 건강한 몸, 힘찬 심장을 갖도록 노력할 겁니다.

급박하게 시간을 다툰 생사의 기로에서 좋은 병원과 훌륭한 의료진을 만나 새 삶을 찾게 되었습니다. 앞으로 덤으로 찾은 생명인 줄 알고 더 열심히, 건강하게, 주위에 덕을 끼치는 좋은 사람으로 살겠습니다.

고혈압과 당뇨

✲ 송동근_65세

당뇨로 인해 내분비내과 진료를 받기 시작한 것은 2004년 10월 18일이고 순환기내과에서 심혈관 시술을 받은 날짜는 2005년 6월 14일부터입니다.

처음에 엄지발가락에 물집 하나 생긴 것이 낫지 않고 말썽을 부려 내과, 외과를 한 달이나 다녔으나 여전히 낫지 않아 병원 성형외과에서 치료를 받게 되었고, 그 과정에서 이렇게 회복이 더딘 원인 또한 당뇨병 때문이라는 걸 알게 되었습니다.

사실은 팔 년 전, 직장 종합검진에서 당뇨라는 판정을 받았으나 약을 복용하는 둥 마는 둥 전혀 신경 쓰지 않았고, 운동 또한 몸 관리 차원이 아니라 그저 취미 삼아 수영, 골프, 등산을 하고 있었습니다. 심혈관 시술을 받은 후에는 워낙 소심하고 겁이 많은 터라 수영은 중단하였고(왼팔을 들어 올리지 않으려고), 대신 현재는 체육관에서 매일 러닝머신을 이용한 걷기와 달리기에 한 시간씩 할애하고 있으며, 저녁 식사 후에는 집 주변을 빠른 걸음으로 사십 분씩 걷고 있습니다.

고혈압과 당뇨가 있다는 것은 물론 알고 있었으나 전혀 개의치 않았고, 학교 다닐 때 핸드볼과 조정漕艇 선수였다는 알량한 밑천 하나에 의지해 술과 담배로 몸을 너무 혹사했습니다. 저의 의학 상식은 남들로부터 귀동냥하였거나 혹은 TV 등을 통해 듣고 본 짧은 것들이어서, 관상동맥 등의 용어는 들어보았으나 심장을 움직이는 데 필요한 혈관이 있다는 사실은 처음 알게 되었습니다.

딱히 언제부터라고 집어 말할 수는 없으나(오 년 전쯤으로 추정), 주말에 친구들과 부인들을 포함해 한 이삼십 명이서 등산을 하게 되면 저는 매번 꼴찌에서 1, 2등으로 정상에 올라섭니다. 저와 꼴찌를 번갈아 해 주는 고마운 친구는 100킬로그램에 달하는 체중에 매일 폭음이라는 핸디캡이 있어 그나마 남들에게 인정이나 받지만, 겉으로 멀쩡해 보이는 저는 숨을 헐떡이며 쉴 때마다 추월하는 일행들 앞에 고개를 들 수가 없었습니다.

산행 시 제 증상을 자세히 나열하자면, 오르막이 시작되고 500미터 정도부터 목구멍이 칼칼해지기 시작해서 마치 목감기 초기 증세와 유사한 느낌이

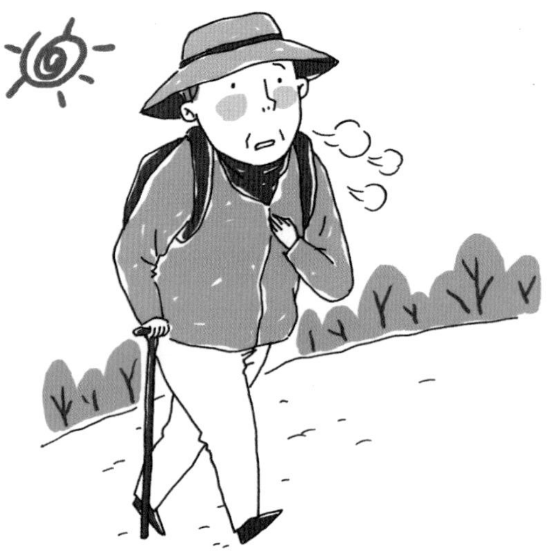

었습니다. 1킬로미터쯤부터는 따가워졌습니다. 이렇게 목구멍의 증세가 심하면 통증의 위치가 식도인지 기도인지 분간이 안 가게 됩니다. 지금도 인체 해부학상 식도와 기도의 정확한 위치는 알지 못하는 것이 사실입니다.

남들이 저를 앞서 올라가는 것을 볼 때면 진지하게 나는 왜 더 이상 앞으로 나아가지 못하는가를 걱정해 보기도 했습니다. 따가운 것은 참을 수 있겠으나 숨이 더 이상 쉬어지지를 않으니, 멈추지 않고는 배길 수 없게 되는 것입니다. 매번 초반 약 1킬로미터의 거리가 가장 힘든 것인지, 한 번 쉬고 나면 따가운 통증이 가슴 한가운데의 양쪽 폐 사이로 내려갑니다. 이후로는 걷고 쉬는데 따라서 쓰라렸다가 말았다가를 반복하게 됩니다. 이런 상황은 오르막에서 반복되다가, 내려갈 때는 숨쉬기가 우선 편해지므로 가슴의 쓰라림도 약해지기는 하나 쉽사리 사라지지는 않았습니다. 예전에 수영을 할 때는 주로 단거리였던 탓인지 숨은 가쁜데도 불구하고 통증은 느껴지질 않았습니다.

고등학교 시절 엑스레이를 찍었을 당시 의사 선생님의 설명에 의하면 폐활량은 매우 발달해 있는데 반해 심장은 작은 편인 것 같다고 했던 기억에서 연관성을 짐작해 보기도 하였고, 또 여덟 살 때 육 개월 정도 앓았던 적이 있다는 '폐문 임파선'의 후유증은 아닌가 하는 생각을 해 보기도 하였으나, 막상 진료를 받으러 가기에는 게으름과 검사 결과에 대한 두려움이 앞서는 관계로 실행이 어려웠습니다.

치료를 받은 후, 처음에는 몸이 움직이는 모든 행동이 저절로 방어적이 되고 조심성이 따르게 되어 운동(수영은 왼팔을 들어 올리지 않으려는 이유에서 중단)도 중단하였고, 걸음 역시 빠르게 걷는 것은 삼가다가 약 두 달 후부터 러닝머신을 이용하여 가볍게 달리기 시작하였습니다. 육 개월 후, 심혈관 시술 검사를 마친 후부터는 본격적으로 운동을 했습니다. 이후 숨쉬기와 가슴의 따가운 통증은 현저히 나아져서 그 후로는 등산을 가도 다리가 먼저 아프기 시작하는 형태로 바뀌게 되었습니다.

저는 당뇨병으로부터 합병증이 오기 시작해서 우선 혈당을 관리하는 데 주안점을 두면서 심장 혈관의 중요성 또한 잘 인식하고 있습니다. 금연을 한 지는 8년이 되었고, 순환기내과에서 교육받은 식이요법과 운동은 당뇨센터에서의 지침 내용과 합치하므로 마찰은 없습니다.

당뇨와 심장병은 관리가 우선한다는 것을 뼈저리게 느끼고 있습니다. 비록 불편한 것이 없지 않지만 새로운 인생을 살아가는 기분으로 일상에 충실하고 있습니다.

믿을 수 없는 말

✲ 송민기_49세

저는 수련회, 해양 캠프, 스키 캠프 등을 기획하고 행사 진행을 관리, 감독하는 일을 하는 프리랜서입니다. 담배를 피우기는 하지만 평소 적당한 운동을 하며 과음하는 습관도 없었습니다. 일 때문에 받는 스트레스야 어디 저뿐이겠습니까. 매우 건강한 사람으로 살아왔다고 자부합니다. 자연 심장혈관 질환에 대해서는 염려하지 않는 삶이었습니다.

그러던 어느 날부터인가 가슴이 조이듯 아팠는데 난생 처음 느껴보는 통증이었습니다. 한번 흉통이 느껴지면 약 십 분 정도 지속되었습니다. 고통의 최고 강도를 십으로 놓았을 때 칠팔 정도로 느껴지는 통증과 가슴을 세게 조여 오는 느낌이 한꺼번에 왔습니다. 불규칙한 시간에 통증이 찾아왔고 나흘 정도 증상이 계속되었습니다.

처음에 통증을 느낀 것은 늦은 술자리를 끝내고 새벽에 집에 들어왔을 때였는데 술을 급히 많이 마셔서 그런가 보다 하고 무심히 지나쳤습니다. 평소 즐겨하는 테니스를 칠 때 이따금씩 가슴이 답답한 기분은 있었지만 통증이 동반되었던 것은 아니었기 때문에 이 정도로 아플 줄은 몰랐습니다. 통증이 간헐적으로 계속되는 것이 아무래도 이상하다는 생각에 인근 병원을 찾았는데 심전도 검사 결과, 상태가 좋지 않다며 종합병원으로 갈 것을 권해 곧바로 큰 병원을 찾았습니다.

급성 심근경색이라는 진단과 함께 심혈관 조영술을 바로 받아야 한다는 말을 들었습니다. 처음 그 말을 들었을 때 저는 굉장히 화가 났습니다. 가슴에 통증이 있긴 했지만 생활에 불편함을 느낄 정도는 아니었고 무엇보다도 저는 굉장히 건강한 사람이라고 생각했기 때문입니다. 심혈관 조영술을 받을 만큼 제 몸의 상태가 좋지 않다는 말을 도저히 믿을 수가 없었습니다. 평소 누군가 "밥 먹을래, 운동할래?" 하고 물어온다면 운동을 선택할 정도였습니다. 화가 나다가 나중에는 저 자신에게 실망감마저 들었습니다.

언제나 안 좋은 일은 겹으로 오는 것 같습니다. 황달로 입원하셨던 아버님께서 혈관이 늘어났다고 해서 심혈관센터로 옮기신 참이었습니다. 아버님이 심혈관센터에 다니실 때도 제가 같은 병으로 입원할 거라고는 생각도 못했습니다. 아버님은 여든둘로 연세가 많으셔서 담낭 제거 수술만 하고 스텐트 시술은 거부하셔서 하지 않았습니다. 많이 속상했습니다. 연세가 많으신 아버님께서 편찮으신 것도, 저의 혈관 역시 좋지 않다는 검사 결과도.

병원 자체를 싫어하는 사람인데다 어느 날 갑자기 급성 심근경색이라는 청천벽력 같은 검사 결과를 받아들고 나니 늘 신경이 날카로운 상태가 되었습니다. 그러다 보니 아내가 식탁 밑에 식단표를 넣어 두고 이것저것 챙기며 걱정하는 말들을 하는 것도 잔소리로 느껴져 싫었습니다. 체격 좋은 아들이 아내의 걱정을 거들며 감시하는 것도 불편했습니다. 병원에서 정확한 진단을 받아 들고도 그 사실을 받아들이는 것이 힘들었던 것입니다. 마음 상태가 그러하니 시술을 받는 것도 고통스럽게 느껴지기만 했습니다. 하지만 중요한 치료를 받고 난 뒤 몸의 상태는 몰라보게 좋아졌습니다. 시술 뒤 빠른 시간에 회복이 되어 놀라웠습니다. 의사 선생님께서 담배를 계속 피우면 백 퍼센트 재발된다며 절대 담배를 하지 말라고 말씀해 주셨지만 솔직히 아직도 담배를 완전히 끊지 못하였습니다. 아직도 제가 그런 병을 앓았다는 것을 받아들이지 못하는 것일까 싶은 생각도 듭니다. 앞으로는 담배도 확실히 끊을 생각입니다.

혈관은 매우 중요한 부분입니다. 시술 전 두려워해 병을 악화시키는 것보다 큰 아픔 없이 빠른 시간에 시술과 회복이 가능하니 처음 이상이 생겼을 때 가볍게 넘길 것이 아니라 바로 병원을 찾아 필요한 치료를 받을 것을 권합니다.

심장의 경고를 들어라

✲ 손선표_72세

저는 등산을 하며 취미로 사진을 찍는 아마추어 사진가입니다. 젊은 시절 작은 가게를 운영했는데 열심히 일하다 보니 규모가 꽤 커져 고용인도 늘어났습니다. 혼자 감당하기 어려워 동생을 불러 함께 일하다가 과감히 동생에게 주인 자리를 넘겼습니다. 그렇게 해서 생긴 자유로운 시간을 어떻게 보낼까 생각하던 중에 건강에도 좋고 경제적이기도 한 등산을 시작했습니다. 요즘은 등산 용품이 기성복들처럼 온갖 가지가 나와 처음 등산을 하는 사람들도 전문가처럼 세련된 복장을 갖추지만, 제가 처음 등산을 할 당시에는 군대에서 신던 군화와 수통을 사용하고 축 늘어진 배낭을 메는 것이 최선이었습니다. 그러고도 전국 방방곡곡 안 다니는 곳이 없을 정도로 이 산 저 산을 날아다녔습니다.

그러던 중 1968년 한국산악회를 알게 되었습니다. 좋은 어른들과 1971년 2월에 세종알파인클럽이라는 산악 클럽을 탄생시켰습니다. 세종로의 유성빌딩에 사무실을 두었고 자가용 리무진 버스도 있었습니다. 자랑을 좀더 하자면 회가도 있었는데 라운영이 작곡하고, 박목월이 작사한 노래를 김자경 오페라단이 불러 CD로 제작하기까지 했습니다.

이런 세월이 꿈처럼 잠깐 사이에 지나간 것 같습니다. 초창기 선배 몇 분은 고인이 되기도 하셨지요. 세종알파인클럽은 지속되고 있습니다만 저는 어느새 한국산악회 종신회원, 원로회원이라는 직함을 갖게 되었고 인생도 스산한 가을 날씨처럼 변한 듯한 기분이 듭니다.

2005년 8월 초, 일행과 떨어져 등산 코스를 개척하겠노라고 일찍 도봉산을 올랐습니다. 날씨도 더웠고, 혼자였으므로 발걸음이 빨라졌습니다. 5부 능선쯤 오르는데 너무 잰 걸음이라 무리하는 것 같아 속도를 줄였으나 몹시 힘이 들었습니다. 하지만 일단 일행과 합류하는 것이 좋겠다는 판단에 무리를 해서 목적지에 도착했습니다. 점심 식사를 마친 후 하산하는 도중에는 신체적으로 아무런 증세도 느끼지 못했습니다. 그 날 소주도 약간 마시고 점심도 즐겁게 먹고 귀가했습니다.

다음 날, 충무로에서 후배와 점심 약속이 있어 청량리에서 1호선을 타고 시청역에 하차해 소공동을 거쳐 명동까지 걸었습니다. 약속 시간에 늦어 걸음을 재촉했는데 햇빛이 비치는 더운 곳을 지날 때면, 에어컨 바람이 새어 나오는 곳이나 그늘진 곳에서와는 달리 숨 쉬기가 힘들었습니다. 죽을힘을 다해 걸었던 것 같습니다. 후배를 만나자마자, “야! 가슴이 터지는 줄 알았다”라고 말했던 것을 지금도 생생히 기억합니다. 그런 말을 하고서도 병원에 가야겠다는 생각을 하지 못했습니다. 평소에 약도 병원도 모르고 살아온데다 이가 좋지 않아 치과에 지겹게 다닌 탓에 거부감도 있었기 때문이지요.

며칠 후 일요일에 다시 산행을 했습니다. 그랬더니 지난주와 똑같은 증세가 나타났습니다. 점심을 먹는 자리에서 지난주와 비슷한 호흡곤란 증세가 일어난다고 일행에게 말했더니, 그중 친구 하나가 병원에 빨리 가 보라고 충고했습니다.

동네 병원의 소견서를 가지고 고대병원을 찾아갔습니다. 고대병원은 생전 처음 가 본 곳이었지만 깨끗하고 친숙한 느낌이 들었습니다. 처음 검사 결과에서는 별 이상이 발견되지 않았지만, 추가로 한 검사에서 당장 시술해야 한다는 결정이 났습니다. 허벅지에 약을 넣고 모니터로 검사하는 과정이라고 했습니다. 다른 스케줄이 있었지만 한시가 급한 상황이라 바로 시술을 받았습니다. 옆자리에 계신 어떤 선생님의 목소리가 들려왔습니다.

"어르신은 정말 운이 좋습니다. 최고의 선생님이 네 분이나 계신 자리에서 시술을 받는 것이니까요."

시술을 하는 동안은 아무런 고통이 없었습니다. 스텐트 세 개 중 마지막 것이 들어갈 때 어깨가 약간 뻐근했을 뿐입니다. 조그맣게 신음 소리를 냈더니, 시술하시던 선생님이 "그동안은 이것보다 더 아프지 않았습니까?"라고 물었습니다. 시술을 마친 의사 선생님은 또 이렇게 말씀하셨습니다.

"환자분은 아직 할 일이 많이 남아 있어서 하나님께서 기회를 주신 것 같습니다. 병원에 오셔서 수술받기를 잘하셨습니다."

조금만 늦었으면…. 그렇게 생각하면 지금도 아찔합니다. 나이가 있으니 몸에 조금이라도 이상이 있으면 빨리 병원을 찾겠다고 다짐했습니다. 시술 후 3일 만에 퇴원하고, 일주일째 되는 날 중국에 다녀올 정도로 몸 상태가 호전되었습니다. 겨울에는 덕유산에 두 번 갔고, 봄에는 하늘과 가장 가까운 곳이라는 티베트의 라사, 남초 호수 등 해발 5,200미터를 넘는 곳도 여행했으나 잘 버텼습니다. 그러나 2008년 2월에 태백산을 오른 것이 무리가 되었는지 왼쪽 어깨가 아파왔습니다. 파스도 바르고, 침도 맞았으나 여전히 통증이 심하던 차에 심혈관 프로그램에서 심장에 문제가 있으면 왼쪽 어깨가 아플 수 있다는 정보를 들었던 게 기억났습니다. 급히 병원을 방문해 담당 교수님을 뵙고 나니 불안했던 마음이 한결 누그러들었습니다.

자동차도 정기적으로 손질해야 안전하게 탈 수 있는 것처럼 사람도 자신의 몸 상태를 자주 돌보는 습관을 들여야 합니다. 저는 빨리 걷거나 오르막길을 걸을 때를 제외하고는 시술을 받는 순간까지도 통증을 느끼지 못했습니다. 만약 그것을 대수롭지 않게 넘겼다면 돌이킬 수 없는 결과를 낳을 뻔했습니다. 모든 질환이 그렇지만, 심혈관 질환은 특히 예방과 관리가 가장 중요하다는 생각을 굳히게 한 경험이었습니다.

소 잃기 전에 미리 고친 외양간

✼ 이흥배_53세

주말이면 조기 축구회 또는 직장 축구 동우회 활동에 열심히 참여할 만큼 체력적으로 아무 문제없는 나날을 보냈습니다. 시간이 나면 등산도 자주 했습니다. 부지런한 생활 패턴을 갖고 있던 제가 협심증 진단을 받기 전까지는 나름대로 건강 하나는 자신 있다고 자부했습니다. 해서 평소 심장혈관 질환은 관심 밖이었고 문외한이었습니다.

주변 사람들을 둘러봐도 거의 다 비슷한 것 같습니다. 협심증이나 심근경색, 심장마비 등 혈관 관련 질환들에 대해 다들 병명은 한두 번씩 들어봤지만 정확한 원인이나 자가 진단 방법 등에 대해서는 무지하다시피 한 듯합니다. 어느 날 갑자기 누군가 돌연사했다는 소식을 들을 때도 심근경색이었구나, 심장마비였구나 하며 그저 놀라워하기만 했습니다. 병명 자체에서 오는 압도적인 느낌 때문에 아예 덮어놓고 남의 일이란 생각부터 했던 것입니다. 그런데 막상 병원에서 협심증 진단을 받고 병에 대해 좀 알고부터는 생각보다 더 무서운 병이라 느꼈습니다.

병원에서 진단을 받기 전에는 전혀 증상을 느끼지 못했습니다. 축구나 등산을 하는 것에도 전혀 무리가 없었습니다. 건강진단 결과 심혈관 질환이 의심된다는 의사 선생님의 소견을 들을 수 있었고 바로 시술을 받게 되었습니다. 지금 생각해도 가슴의 통증과 같은 증상이 있기 전에 건강검진을 통해 미리 발견할 수 있었던 것이 아주 잘된 일이었다고 생각합니다.

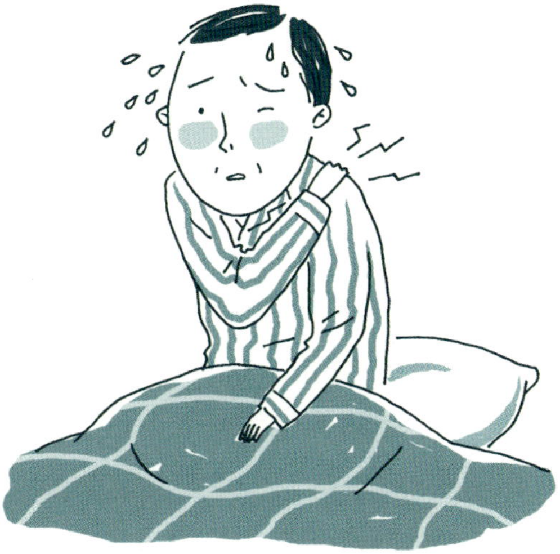

치료받은 후에나 알게 된 사실입니다만 가끔씩 식은땀이 많이 흐르고 어깨 결림 증상이 있던 것이 협심증의 전조 증상이었습니다. 생각해 보면 운동을 마친 직후가 아니라 잠잘 때도 베개가 땀에 폭 젖을 정도였는데 저는 그게 단순히 그날 운동을 심하게 해서 그런가 보다 했습니다. 제가 둔한 탓인지 건강상의 문제라고는 예상하지 못했습니다. 협심증에 그 같은 증상이 동반된다는 것을 병원을 찾고 나서야 알았습니다. 시술 후 그 같은 증상은 말끔히 없어졌습니다. 지금은 식은땀을 흘리는 일 없이 전보다 숨쉬는 것도 훨씬 편안해진 것을 느낍니다. 지금은 아주 건강하다고 말할 수 있습니다. 어깨 결림 현상도 사라졌습니다. 아직 심한 운동은 안하고 있습니다만 가벼운 조깅이나 체조를 하면 전보다 몸이 가뿐함을 느낍니다.

처음에는 검사 결과와 시술을 권하는 의료진에 대한 의심을 버리지 못하고 이거 사기당하는 게 아닌가 하는 생각도 있었습니다. 몸에 아무런 고통이나 이상 증상을 못 느꼈는데 건강검진 결과 갑자기 심혈관 질환이 의심된다고 빨리 스텐트 시술을 받아야 한다는 말이 바로 믿기질 않았습니다. 그럴 일이 있을리 없음을 알면서도 병원에서 저에게 거짓말을 하고 있는 것 같았습니다. 솔직히 반신반의하며 시술을 받았습니다. 병에 대해 아무것도 모르는 무식의 소치였죠.

지금은 미리 건강검진을 받았던 것과 건강검진 후 스텐트 시술을 받기로 결정한 것이 얼마나 잘한 일인지 안도합니다. 미리미리 병원을 찾아 몸의 상태를 체크한다는 것은 상당히 중요한 일입니다. 만약 건강검진을 받지 않았다면, 속는다는 기분에 시술을 거부했더라면, 정말이지 생각하고 싶지도 않습니다. 건강검진의 중요성을 뼛속 깊숙이 알게 된 계기였습니다. 지금도 가족들과 주변 사람들에게 정기적으로 건강을 체크해 보라고 자주 이야기합니다.

협심증 진단을 바로 받아들이지 못하고 결과를 반신반의하는 저를 위해 차근차근 협심증이라는 병과 그 증상에 대해 설명해 주시고 최선을 다해 치료해 주신 의료진 분들께 감사드립니다.

작은 일에 미소 짓는 용기

✲ 임윤기_56세

TV를 보면 심심치 않게 심혈관계 질환이니 심근경색이니 하는 질병들이 등장하곤 합니다. 하지만 평소 건강에 대한 염려가 전혀 없던 저로서는 그 병이 내 몸에 찾아오리라고는 생각해 본 적도 없었습니다. 그렇기에 유심히 귀 기울여 본 적도 없었고, 그러한 병들에 대한 어떠한 정보도 전혀 없었습니다.

병원에 가기 며칠 전부터 소화가 안 되고 속이 더부룩하여 약국에서 쉽게 구할 수 있는 위장약을 사다 먹었습니다. 크게 아프지 않았기에 불편한 속을 가라앉히기만 하면 괜찮아질 것이라고 으레 짐작한 것입니다. 하지만 영 나아질 기미가 보이지 않았습니다. 그러던 중 어느 날 새벽 네 시경 잠에서 깨어 화장실에 갔는데 평소 같지 않게 갑자기 속이 쓰려 이상하다는 생각이 들었지만 조금 참아 보니 통증이 잦아드는 것 같아 위장약을 꺼내 먹고 다시 잠자리에 들었습니다. 하지만 아침 7시경에 이르러 오른쪽 어깨와 팔에 마비가 오기 시작했고 동시에 가슴의 통증이 말할 수 없이 엄청났는데 고춧가루를 한 움큼 가슴 안에 집어넣고 쇠 수세미로 쥐어짜는 느낌이었습니다. 난생 처음 느끼는 고통에 뭔가 잘못되어 가고 있다고 생각할쯤 구토가 시작되었습니다. 의아한 것은 전날 먹은 음식물을 토하는 것이 아니라 많은 양의 맑은 물만 연거푸 쏟아냈습니다. 그런 상황에서도 처음에는 괜찮겠지, 금방 또 괜찮아지겠지, 하면서 참았습니다. 그렇게 서너 시간이 경과한 후에는 더 이상 견딜 수가 없어 그때서야 응급실을 찾았습니다.

응급실에서 혀 밑에 니트로글리세린을 넣으니까 점점 좋아졌습니다. 하지만 응급실에서 만난 레지던트가 나가면 죽는다, 위험하다, 나갈 경우 책임질 수 없다는 식의 태도에서 심리적으로 반감을 느낄 수밖에 없었습니다. 당장 상태가 호전되었다고 해서 바로 집으로 돌아간다면 발생할 위험한 상황이 걱정되어 그런 것이겠지만 겁을 먹은 환자에게는 안정과 증상에 대한 최소한의 설명이 더욱 필요하다고 생각합니다. 물론 그 후 병원에서의 신속한 검사와 치료 덕분에 심혈관 조영술을 받고 나서는 정상인과 다름없이 일상생활에 전혀 지장을 받지 않고 생활할 수 있게 되었습니다. 응급실로 향하던 날의 고통을 떠올리면 아직도 아찔합니다.

몸에 이상 조짐이 있어도 쉽게 넘겼던 것은 평소 러닝머신과 걷기가 생활화되어 있을 정도로 건강을 유지하고 있었고 더욱이 마른 체질이었기에 혈관계 질환에 문제가 생기리라고는 상상도 못했기 때문이었습니다. 하지만 돌이켜 생각해 보면 병이 꽤 오랜 시간 진행되었던 것 같습니다. 오래전부터 이따금씩 팔다리가 저리거나 소화가 잘 안 되는 등 전조 증상이 있었으나 단순히 담이 들렸다고 생각하며 자가 진단을 해 왔던 것입니다. 몸이 본격적으로 안 좋아지기 시작하면서는 오히려 담배가 더 맛있어져 하루 한 갑 피던 것이 세 갑 정도로 늘었고 치아 상태 역시 좋지 않았는데 모든 것이 심근경색에 의한 증상들이었습니다.

그리고 가장 중요한 것은 평소 성격이 급한 편인 데다 남들보다 예민해서 스트레스를 쉽게 받는 편이었습니다. 남들이 보기에는 화낼 상황이 아닌데도 욱하는 성격에 금방 큰소리를 내곤 했습니다. 주변에 같은 질환을 앓고 있는 환자들을 봐도 유사한 성격을 금방 찾을 수 있는 것을 보면 평소 성격이 병을 키운다는 것도 틀린 소리 같지는 않습니다. 스트레스 강도에 따른 신체의 변화를 쥐를 통해 실험한 것을 봐도 알 수 있습니다. 쥐 실험 결과 스트레스를 받으면 혈관이 팽창된다는 것이 확인되었다고 합니다. 저는 오히려 큰일은 침착하게 수습하는 데 열중하는 편인데, 사소한 일들에 곧잘 화를 내곤 했던 평소의 태도가 가장 큰 문제가 아니었나 하는 생각이 들지 않을 수 없습니다. 누구와 싸워야 상황에서는 용기백배인데 주사 맞고 병원 치료를 받는 것에는 무서워했습니다. 하지만 다시 생각해 보면 남들 앞에서 큰소리치는 것보다도, 주사를 맞고 치료를 위한 시술을 받는 것보다도 가장 큰 용기는 일상다반사로 벌어지는 사소한 짜증스러운 일들과 주변 사람들의 작은 실수와 잘못에 너그러이 웃을 수 있는 여유인 것 같습니다.

스텐트 시술 후에는 느긋하게 마음을 먹으며 욱하는 성격을 버리려고 많이 노력하고 있습니다. 시술 후 현재는 보토 사람과 다름없는 생활을 유지하고 있지만 매일 아침 약을 먹을 때마다 건강에 대해 자만하지 않고 스스로가 환자라는 자각을 합니다. 오후에 잠시 다짐이 약해져 사소한 일에 욱하게 되는 일이 생기더라도 전보다는 많이 참게 되며 긍정적인 자세를 가지려고 애씁니다. 발병 전에는 무조건 잘 먹고 잘 자는 것이 건강의 전부라고 생각했었지만 퇴원한 뒤로는 병원에서 받은 식단의 도움을 많이 받고 있습니다. 전에 즐겨 먹던 삼겹살 등 기름기 있는 음식을 줄이고 야채와 생선 위주의 식단으로 하루 세 끼 규칙적인 식사를 거르지 않고 있습니다. 시술 후에도 여전히 러닝머신을 하고 있으며, 항상 부지런히 생활하고, 마음은 젊게 하며 살려고 합니다. 이제 일상생활 시 불편함은 없고 몸과 마음이 평화로운 상태입니다. 다만 시술 후 복용하는 약으로 인해 피가 묽어져서 상처가 나면 쉽게 아물지 않아 그 부분을 조심하고 있습니다.

저는 그 좋아하던 담배도 피우지 않고 있습니다. 건강은 건강할 때 지켜야 한다는 오래된 말은 토씨 하나 버릴 것이 없습니다. 시술 후 건강할 때보다 생활하며 조심하는 탓인지 몸이 많이 좋아진 것 같습니다. 그리고 정기적으로 검진을 하고 있으니 더욱 마음이 든든합니다.

지피지기 백전백승

✲ 정영환_54세

하루 평균 사십 분씩 걸어서 출퇴근을 합니다. 그리고 일 년에 오륙십 회 정도는 산에 올라갑니다. 건강관리는 식습관 조절보다는 운동으로 해 왔습니다. 저는 정말 운동을 좋아하는 사람 중의 한 사람입니다. 시간이 없다고 생각돼도 짬을 내서 가볍게 걷거나 야트막한 산을 산보하는 기분으로 다녔습니다. 그래서 건강이라면 걱정이 없었습니다. 운동을 많이 하고 그만큼 관리를 하니 건강은 자신이 있었습니다.

뜬금없는 소리 같지만 등산을 할 때면 같은 산을 또 가는 경우가 있습니다. 한번 올랐던 산을 다시 오르게 되면 등산이 훨씬 수월해집니다. 처음 갔을 때와는 달리 풍경도 눈에 들어오고 산이 가지고 있는 많은 소리에도 귀를 기울이게 됩니다. 작은 새가 나뭇가지를 사이를 경쾌하게 오르는 모습과 소리가 한눈에 들어오기도 합니다. 그렇게 여유롭게 산행을 할 수 있는 이유는 내가 그 산을 알고 내 상태도 알기 때문입니다.

4월 중순에 강원도 홍천에 있는 소리산으로 등산을 갔습니다. 오랜만의 산행이라 설레기도 하고 즐거운 마음으로 걷기 시작했습니다. 배낭을 다잡고 지팡이로 바닥을 짚으면서 한 걸음씩 옮겼습니다. 역시 서울 공기와는 차

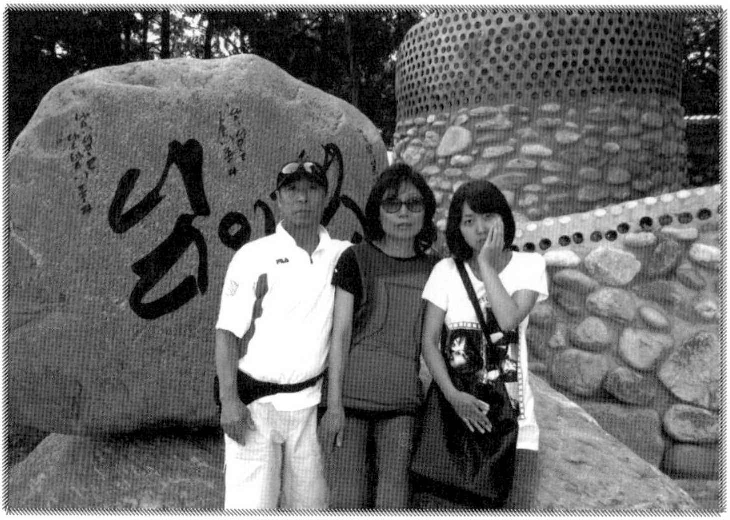

원이 다른 맑은 공기를 실컷 들이켜면서 한참을 걸었습니다. 한 시간 정도 지났을 때 숨도 차고 가슴이 답답한 것이 평소와는 다른 몸 상태에 놀라 삼십 분 정도 쉬었습니다. 처음 겪는 일이라 당황스러웠습니다. 그래서 조심스럽게 하산했습니다. 그 뒤로도 여러 산을 다녔습니다. 산행을 시작할 때 숨이 차고 가슴이 답답하면 천천히 제 페이스로 산행을 했습니다. 페이스 조절만 잘 하면 무사히 산행을 마칠 수 있었기 때문에 몸에 큰 이상이 있을 것이라고는 생각지 않았습니다.

6월 초쯤에 공원에서 저녁 운동을 하고 있었습니다. 가벼운 조깅으로 몸을 풀고 계단 뛰어오르기를 하는데 숨이 차고 가슴에 통증이 왔습니다. 아무래도 이상하다 싶어서 다음 날 제가 다니던 내과를 방문했습니다. 심전도 검사를 하고 엑스레이를 찍었는데 결과는 정상으로 나왔습니다. 안심하고 평소와 다름없이 지냈지만 증상은 계속 나타났습니다.

몸이 점점 무거워지고 가슴이 답답했습니다. 성격이 약간 거칠어지는 느낌이 들 정도로 생활을 하는데 짜증이 나기도 했습니다. 속으로는 '이상하다. 이상하다' 생각했습니다. 그래서 해결책을 강구했습니다.

지인이 소개하는 대학병원을 찾았습니다. 검사를 마치고 심혈관 조형술 시술을 받았습니다. 지금은 통증도 없어 정상적인 생활을 하는 데 불편함이 없습니다. 평소 건강하다고 자부하는 사람들은 자기 몸에 이상이 생겨도 그 사실을 부인하고 외면하려 합니다. 이상이 생겼다는 것을 받아들이면 그 병에게 처음부터 지고 들어간다고 생각해서 그러는 것은 아닐까요? 적을 알고 나를 알면 백전백승이라는 말이 있습니다. 그런데 평소 건강했던 사람일수록, 병을 알고 나를 알면 충분히 병을 이길 수 있다는 것을 잘 모릅니다. 몸에 이상이 생기면 그것을 인정하고 바로 병원을 찾으시라고 감히 조언합니다.

'떡' 하나에 죽고 살고?

✲ 정정수_56세

삼사십 대까지는 일주일에 1회 정도는 테니스, 등산, 낚시 등으로 꾸준히 레저 활동을 하였으나 사십 대 후반부터는 정기적인 운동을 거의 못 하고 특히 외식문화에 의존하여 살았습니다. 잘못된 식생활 습관 때문에 체중이 불기 시작했습니다. 식생활 환경 변화에 의해 체중이 불어나고, 바쁘게 사회 활동을 하다 보니 정기검진과 같은 체계적인 관리를 할 겨를이 없었습니다. 그렇지만 제 자신은 언제나 '건강하다'라고 자부하면서 생활을 했습니다. 그 근거 없는 자신감을 꺾어 버린 것은 우리가 흔히들 맛있게 먹는 '떡' 하나 때문이었습니다.

당시 밤 열두 시경에 떡을 하나 먹고 한 시 정도에 잠이 들었는데 새벽 2시경에 가슴이 답답해 잠을 깼습니다. 잠들기 전에 먹은 떡이 체했나 싶어 화장실에서 변을 보았으나 여전히 가슴이 답답하여 아내를 깨워 체했으니 손을 따 달라고 해 피까지 뽑았으나 답답함은 누그러들지 않았습니다. 약 한 시간 후에는 온몸에 힘이 빠지고 가슴이 꽉 막힌 것처럼 답답했습니다. 시간이 지날수록 양쪽 가슴이 뜨거워지고 온몸의 힘이 쭉 빠지고 기력이 약 삼사십 퍼센트로 떨어졌다는 것을 느낄 수가 있었습니다. 뭔가 크게 잘못되고 있다는 생각이 들었습니다. 가족들에게 병원에 가야겠다고 말했고, 삼십 분이 채 안 돼 응급실에 도착해 응급처치를 받았습니다. 당연히 빨리 병원으로 가서 살 수 있었다고 생각합니다.

처음 증상을 느낀 후에 취했던 조치는 우리가 많이들 사용하는 민간요법이었습니다. 민간요법을 불신하는 것은 아니지만 만약에 그렇게 더 시간을 지체했다면 다시는 별 볼 일은 없었겠죠. 행인지 불행인지 '떡' 먹고 체한 것이 아니라 심장에 고장이 났다는 결과를 받은 것은 참으로 실소가 나오는 상황이 아닐 수 없었습니다. 참 아찔한 순간이었습니다.

오 일 만에 퇴원해서 그 날부터 창고에서 하루 종일 땀을 흘리며 일을 했습니다. 다행히 큰 문제는 없었지만 기력이 예전 같지는 않다고 느꼈습니다. 수술 전보다 기력이 약 삼십 퍼센트 정도는 약해져 있었습니다. 그래서 기력도 회복하고 생활도 개선하기 위해서 수술 후에는 걷는 운동을 위주로 주 두세 차례 한 시간 정도씩 하고 있습니다. 식단도 채식 위주로 하고 있으며 1년 전에는 담배도 완전히 끊었습니다. 30년간 피워 온 담배를 끊는다는 게 여간 어렵지 않았습니다. 그래도 살려면 당연히 끊어야 된다는 생각으로 참고 있습니다. 그런데 나약한 게 사람인지라 이삼 년 정도 지나자 운동도 게을러지고 식생활 습관도 예전으로 돌아가는 것 같습니다. 하지만 병원에서 처방해 준 약을 복용하는 일은 하루도 잊지 않고 있습니다. 치료 후부터 '나는 환자다'라는 생각을 머릿속에서 지운 적이 없습니다. 어느 때라도 재입원 상황이 발생할 수 있다고 마음으로 대비를 하고 있습니다.

게을러진 운동과 식생활을 다시 개선해야겠다는 생각이 요새 다시 들기 시작했습니다. 무거운 물건을 들 때마다 기력은 점점 떨어지고 맥이 빠지기도 합니다. 수술 후부터는 조심성과 위험성, 기력 때문에 부부금슬이 예전만

못 하게 된 것도 사실이기에 아내에게 미안하기도 합니다. 안타까운 일이지만 평생 환자로 지내야 하지 않을까라는 생각입니다.

사소한 '떡' 하나에 이렇게까지 많은 일들이 생길 줄은 꿈에도 몰랐습니다. 그리고 식습관과 운동, 생활습관이 이렇게 사람의 앞일을 바꿀 줄은 상상도 못했습니다. 그래도 다시 건강한 생활을 가능하게 해 주신 담당 교수님과 병원 의료진께 진심으로 감사합니다. 죽을 고비를 넘기게 해 주신 하나님께 진정 감사를 올립니다. 남은 여정을 하나님 사랑을 실천하는 사람으로 지낼 수 있기를 기도합니다.

저와 비슷한 환자분들이 많을 것입니다. 올바른 운동과 식생활이 최선의 예방책이라 생각합니다. 수술 후에는 약 복용을 절대 빼먹지 말아야 한다는 당연한 사실을 다시 상기시켜 드리고 싶습니다. 다 같은 고생을 하고 있는데, 어렵게 이겨낸 것들이 수포로 돌아가지 않았으면 하는 바람입니다.

흡연이 심장에 치명적인 이유

담배 연기에는 니코틴, 일산화탄소 등 유해 물질이 들어 있으며 담배 한 개비를 피우면 니코틴 0.1-0.3mg(치사량 50mg)이 체내에 흡수되며 흡연 5분 후에 혈압은 10/5mmHg가 상승한다고 하며, 심장박동수가 증가하고 부정맥이 출현하고 협심증 발작을 일으키기도 한다고 알려져 있다.

담배 연기의 일산화탄소 농도는 1-5%에 이르고, 흡연을 하는 사람의 헤모글로빈은 2-8%가 일산화탄소와 결합하게 되어 심장은 2-8%의 산소 운반 능력이 없는 혈액을 축출하는 헛 펌프질을 하는 셈이 된다.

따라서 혈압을 상승시키는 흡연은 고혈압 환자에게 합병증을 일으키는 주요한 원인이 된다. 또한 혈관을 막히게 하는 동맥경화증을 일으키는가 하면 고혈압 치료제의 효과를 떨어뜨린다. 특히 음주 중에 흡연량이 증가하는 것이 일반적이므로 니코틴은 혈압을 높이고 알코올은 동맥경화를 촉진하는 악조건의 상승효과를 일으켜 고혈압 환자에게 치명적일 수 있다.

투정

✲ 지원거_56세

건강에는 자신이 있었으나 무역 및 영업 업무상 잦은 술자리를 피할 수 없어 사오 년 전부터는 건강검진이 필요하다고 생각했습니다. 하지만 생각은 생각으로 끝날 뿐이었습니다. 종합검진을 받기도 전에 급성 심근경색이 발병한 것입니다.

전날 접대 술자리를 끝내고 호텔로 돌아와 잠이 들었습니다. 다음 날 아침 일곱 시쯤 기상하여 서울 올라갈 채비를 마쳤는데 너무 이른 것 같아 다시 침대에 누워 삼십 분 내지 한 시간 정도 휴식을 취하기로 마음먹었습니다. 그런데 오전 8시 30분쯤부터 가슴이 갑자기 조여 오면서 식은땀이 나고 통증 때문에 움직이는 것도 불가능하게 되었습니다. 그렇게 삼십 분 정도 지나자 통증이 완화되어 호텔에서 나왔습니다. 대전을 출발해 서울까지 운전해서 오는 내내 가슴에 통증이 계속되었습니다. 그래서 서울로 올라오자마자 응급실로 직행했습니다.

기억을 되짚어 보니, 첫 증상은 이삼 년 전쯤 자동차 운전을 하던 중 가슴이 좀 답답하여 심호흡을 하는데 가슴 안쪽에서 약간의 통증이 있었습니다. 칼에 베인 속살을 얼음에 갖다 댄 것처럼 기분 나쁘게 싸한 느낌과 비슷했습니다. 그러나 이런 증상을 잦은 음주와 운동 부족으로 인한 컨디션 저조 현상 정도로 생각하고 가볍게 넘겼습니다. 그 후에 발생 빈도가 잦아지게 되었습니다. 이삼 일에 한 번 정도 증상이 있었고 특히 샤워할 때 자주 느꼈습니다.

치료 전에는 항상 몸이 무겁고 피로했습니다. 약간의 경사로를 오를 때도 숨이 차고 가슴에 통증이 왔습니다. 어지러워서 휴식을 취하지 않으면 경사로를 올라가기가 버거웠습니다. 또한 책상 밑에 떨어진 물건을 주울 때면 온몸의 피가 밑으로 쏠리는 느낌이 들어서 깜짝 놀라기 일쑤였습니다. 치료 후에는 일단 몸이 가벼워졌고 가슴 통증이 사라졌습니다. 피가 쏠리거나 하는 증상도 사라졌습니다.

발병일인 2007년 2월 27일부터 지금까지 술은 한 잔도 입에 대지 않고 있습니다. 돌이켜 생각해 보면 지나친 음주, 빈번한 육류 섭취, 가족력 등이 발병 원인이었다고 확신합니다. 현재는 생선, 야채, 과일 등을 위주로 식생활 패턴을 변화시켰습니다. 그리고 무리한 운동은 삼가고 속보나 산책 정도로 꾸준히 건강관리를 하고 있습니다. 더불어 취미로 여행을 하고 있고 낚시도 자주 다니고 있습니다.

모르는 것이 약? 이제 옛말!

✲ 최홍식_48세

직장에서든 어디에서든 긍정적인 사고로 매사에 즐겁게 일합니다. 주중에는 운동을 하지 않지만 주말과 휴일에는 오전, 오후 네 시간 이상씩 인라인 스케이트를 즐깁니다. 가까운 거리는 걸어서 다니려고 애쓰고 자가용 대신 대중교통을 이용합니다. 식사는 늘 감사하는 마음으로 적당량을 섭취합니다. 식탁에 앉으면 마음이 즐겁고 행복합니다. 내가 먹는 음식 하나하나에 자연의 기운과 농부의 정성이 가득하고 음식을 만드는 손길에 건강함이 가득 넘치는 걸 매끼마다 느낍니다.

평소 술좌석에선 유쾌한 기분으로 즐기려고 노력합니다. 술을 과음한 다음 날엔 간 기능이 약해져서 숙취로 괴롭기도 하지만 45세 이후에는 스스로 양을 조절하여 조심합니다. 평소 저의 건강 상태는 양호하다 여겼습니다. 체질적으로 강골은 아니기에 직장에서 체육대회를 하는 날에 격하게 운동을 하면 며칠 동안은 걷는 게 힘들었지만 적당한 운동은 잘 소화하는 편이었습니다.

심혈관 질환을 겪어 보지 않았고 주변 사람들 중에도 특별히 앓은 사람이 없어서 그 원인과 증상에 대해 무지한 상태였죠. 그러니까 2008년 5월 하순,

20년간 근무해 오고 있는 직장(여고)에서 1교시 수업을 하는 도중 심한 가슴 통증을 느껴 잠시 호흡을 가다듬고 계속 수업을 하는데 다시 통증이 왔습니다. 간신히 수업을 끝내고 복도에 나와서도 식은땀을 흘리며 바닥에 털썩 주저앉게 되었습니다. 급히 보건실에 가서 보건 선생님께 증세를 말씀드리니, 빨리 병원에 가야 한다고 해서 학교 인근 병원에서 진찰을 받았습니다. 서대문 D병원이었는데 증세를 말씀드리니 위 관련 문제인 것 같다는 소견을 적으시고 처방하시기에 보건 선생님께서 의아해 하셨습니다.

최초 흉통을 느낀 후부터 부정기적으로 통증이 주로 새벽이나 오전 일곱 시 찬바람을 맞으며 교내 순찰을 돌고 난 후에 자주 발생했습니다. 통증 지속 시간은 수 십초 정도였고 안정을 취하면 진정되는 증상이었습니다. 하지만 발생 빈도가 빈번해서 보건 선생님의 조언대로 심혈관센터에 진료 요청을 하게 되었습니다.

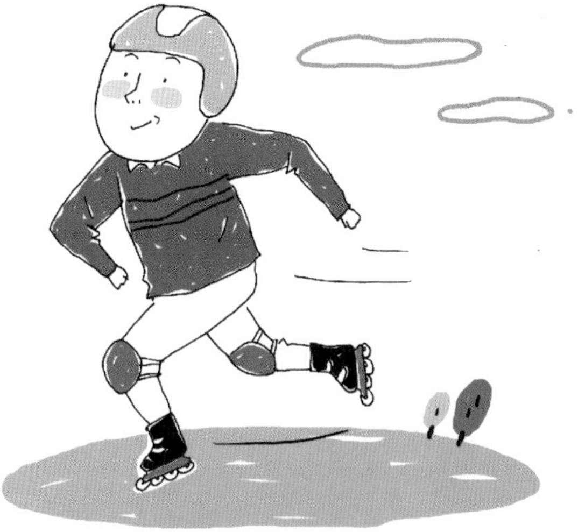

처음 증상을 느꼈을 때 병원을 찾았지만 응급실서 링거만 맞고 돌아왔습니다. 심혈관센터의 담당 선생님께 진료를 받으면서 저의 증상에 대한 원인과 유의할 생활 습관을 자세하게 들을 수 있었습니다.

7월 1일 운동부하 검사를 하는데 가슴이 먹먹하고 답답해서 덜컥 겁이 났습니다. 지난 토, 일요일에도 월드컵공원 평화의 광장에서 종일 인라인을 탔을 정도로 운동을 즐겨했습니다. 일상생활을 하는 데 불편함이 없었지만 7월 3일 오전 담당 선생님으로부터 심혈관 조영술을 받고 제 심장을 둘러싼 동맥의 상태를 생생하게 눈으로 확인할 수 있었습니다.

'믿음과 확신이 나의 의식과 육체를 강하게 한다'라는 소신을 가지고 있었지만 막상 심혈관 조형술을 받아야 한다는 이야기를 들었을 땐 약간 겁도 났고 꼭 해야만 하는 것인가 하고 갈등을 했습니다. 가능하다면 피하고 싶었습니다. 그런데 선생님은 시술 준비를 하는 내내 따뜻하게 환자를 안심시켰습니다. 간단하고 신속하게 심장 혈관의 상태를 정확히 진단할 수 있다니 놀라웠습니다.

힘든 시기일수록 낮보다 밤에 더욱 고통이 큽니다. 어둠은 무지이고 무지는 나쁜 상상력을 발휘합니다. 우리의 병도 정확한 원인을 찾고 원인을 치료하는 것이 최상이라 생각합니다. 심혈관 조형술을 접하고 나니, 이 시술은 심혈관 질환으로 고통받는 환자들에게 꼭 권하고 싶은 시술이라고 확신합니다. 그리고 무엇보다도 시술을 받기 전이나 받은 후나 긍정적인 마음가짐으로 매사에 임하는 것이 무엇보다 중요하다는 사실을 깨달았습니다.

반갑지 않은 단골

✻ 황규철_69세

매일 아침 일찍 출근해 오후 4시까지 계속 걸으면서 비질을 합니다. 청소 일이란 게 워낙 많이 걷고 움직임이 많은 일이라서 그게 운동이라고 생각했습니다. 사람들은 일과 운동은 다르다고 말들 하지만 저는 즐겁게 일하려고 일도 운동이라고 생각했습니다. 그런데 그게 사실은 운동을 하지 않으려는 게으름에서 나온 변명이었다는 걸 깨달았습니다.

평소 그다지 건강과 친한 편은 아니지만 G병원에서 받아 온 위장약을 먹고 있으니 괜찮을 것이라고 좋아질 것이라고 위안하면서 시간을 흘려보냈습니다. TV에서 심혈관 질환을 다루는 화면을 심심치 않게 접했지만 '나는 아닐 거야'라는 생각을 굳히며 채널을 돌리곤 했습니다. 그날 저녁도 TV를 보며 저녁을 먹고 있는데 심혈관 질환에 관한 프로그램이 진행 중이었습니다. 마침 좋아하던 삼겹살을 맛나게 먹는 중이었는데 그 프로그램에서는 돼지고기를 많이 먹으면 안 된다는 말을 하고 있었습니다. 그만 입맛이 떨어져서 채널을 획 돌렸습니다. 몸이 피곤한 날이면 돼지고기, 소고기, 닭고기 등을 보약인 양 많이도 먹었습니다. 그러는 한편 아로나민을 꾸준히 복용해 왔으니 심장 질환 같은 건 걸릴 일 없다는 안이한 생각에 확신을 가지고 있었습니다.

후회는 아무리 빨라도 늦는 것이지만, '나는 아닐 거야'라는 자위만큼 병을 키우는 원인이 없다고 말하고 싶습니다. 그리고 잘못된 처방 역시 한몫 하는 것 같습니다. 예전에 TV에서 나왔던 심혈관 질환 이야기에 관심을 가졌더라면 고생을 크게 덜었을 텐데 말입니다.

어느 날 속이 더부룩하고 메스꺼운 것이 소화가 참 안 된다고 여기면서 G병원 소화기내과를 찾았습니다. 내시경을 포함한 종합검진을 받고 만성 위염이라는 진단을 받았습니다. 위장약을 먹으면서 청소 일을 했습니다. 그런데 어느 날 비질을 하는데 목이 뻐근하다 못해 곧 끊어질 것 같았습니다. 그리고 숨이 너무 차 겨우 몰아쉴 수밖에 없었습니다. 한번 아프기 시작하면 삼사 분 정도 지속되었습니다. 초기에는 이따끔 그러더니 시간이 갈수록 증상이 빈번해졌습니다. 어떤 때는 아프기 전에 기분이 상당히 나빠지기도 했습니다. 기분이 나빠지면 어김없이 통증이 찾아왔습니다. 그러면 진정제가 들어간 위장약을 먹고 잠을 청하며 고통을 견뎠습니다.

너무 아파서 수술을 받고 싶었지만 병원에서는 불가능하다는 대답만 돌아올 뿐이었습니다. 목이 아파 개인 병원에 가면 감기약을 처방해 주고, 이비인후과에 갔더니 심전도를 찍어 보라고 권했습니다. 그래서 심전도를 찍으려고 했는데 통증이 너무 심해져 안암병원 응급실로 실려 오게 됐습니다. 치료를 받고 나니 통증도 없고 이제는 더 열심히 일할 수 있겠다는 생각이 듭니다. 하지만 아직은 조금 더 요양을 해야 할 것 같습니다.

무슨 인연인지 저는 이 병원 단골입니다. 예전 제 전립선 수술은 물론 아내도 이곳에서 혈압 약과 당뇨 약을 처방받아 먹고 있습니다. 참 반갑지 않은 단골이 되어 버렸지만 그래도 이왕 단골이 되었으니 치료도 잘 받고 약도 잘 먹고 다시는 이곳을 찾아오지 않아도 되는 단골로 기억되고 싶습니다.

오해의 연속

✲ 김원배_53세

저는 안 좋은 일이 있더라도 긍정적인 마음으로 즐겁게 생활하는 편입니다. 평소에 즐거운 마음으로 사람들과 대화를 많이 나누다 보니 주변에 좋은 사람들이 많았습니다. 보통 대인관계라고 하면 술자리를 많이 떠올리지만 저는 술은 거의 마시지 않습니다. 스트레스 관리 방법이랄 것까지는 없지만 여러 가지 일들이 생길 때는 급한 것을 먼저 처리하는 식으로 조급함을 덜기 위해 나름대로 노력했습니다. 식사는 규칙적으로 하루 세 끼 채식 위주로 먹었습니다. 응급실에 오기 전까지 건강 하나만은 자신 있다고 생각했습니다. 담배를 많이 피우니 혹시 폐 질환이 오지 않을까 하고 걱정은 했지만 심장 쪽에 문제가 있을 거라고는 생각지 못했습니다. 태어나서 병원에 한 번도 가 본 적이 없기에 그랬는지도 모르겠습니다. 심장혈관 질환에 대해서는 평상시 기름기 많은 음식과 육식을 즐겨 먹으면 동맥경화에 걸리기 쉽다고 알고 있는 정도였습니다.

일요일 오후 3시경 지방에서 서울로 올라오느라 운전을 하고 있을 때였습니다. 갑자기 식은땀이 흐르고 목이 잠기는 듯 했습니다. 가슴이 답답한 느낌이 단순히 점심 먹은 것이 체했나 보다 하고는 가까운 약국에 갔습니다. 약사

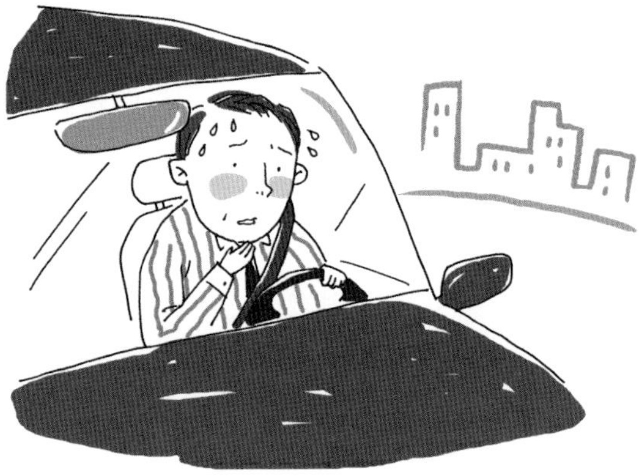

에게 증상을 이야기하니 약사 역시도 비슷한 판단을 했는지 활명수와 청심환을 1병씩 줘서 즉시 먹었습니다. 잠시 차에서 내린 김에 스트레칭을 하고 다시 차에 올랐는데 오는 내내 가슴이 계속 답답하다는 기분이 가시지 않았습니다. 목이 자꾸 조이고 귓바퀴가 귓구멍 속으로 빨려 들어가는 기분이 들었습니다.

집에 돌아와 휴식을 취하면 상태가 호전될 거라 생각했지만 전혀 그렇지 않았습니다. 온몸이 까실까실한 게 이태리타월로 피부를 세게 문지르며 압박하는 듯했습니다. 몸에 물체가 닿으면 불편하게도 찌릿찌릿한 기분이 들어 누가 와서 건들면 짜증이 났습니다.

이튿날인 월요일 아침 출근을 했는데 통증과 기분이 영 가라앉지 않아 인근 병원을 찾아 진찰을 받았습니다. 그곳 의사 선생님께서는 감기몸살이라고 진단했습니다. 혈액 검사를 한 뒤 결과는 다음 날 보기로 하고 돌아왔습니다. 감기인 줄만 알고 몸살 약을 먹고 잔 다음 날 혈액 검사 결과 확인차 병원에 갔는데 뜻밖에도 의사 선생님께서 소견서를 써 줄 테니 대학병원에 가 보라고 하셨습니다. 회사를 오래 비울 수가 없어 그 다음 날 아침이 돼서야 병원 일반내과로 가서 검사를 받을 수 있었습니다. 일반내과에서 긴급히 응급실로 갔다가 심혈관센터로 옮겨 시술을 받게 되었습니다.

갑작스런 심혈관계 질환이라는 진단에 건강이라는 기둥이 무너지는 것만 같았습니다. 한 번 무너진 기둥은 다시 일으킬 수 없을 것 같았습니다. 하지만 시술을 받고 나니 가슴이 뻐근하고 답답하며 머리가 맑지 않았던 이전의 증상들이 모두 사라졌습니다. 완전히 건강해졌다고 말할 순 없지만 지금의 현상유지가 무엇보다 중요할 것 같습니다.

운동도 규칙적으로 하고 담배도 줄여 볼 것입니다. 평소 병원과는 거리가 멀어서 대학병원이라면 왠지 딱딱할 것 같았는데 직접 경험하고 보니 생각했던 것보다 훨씬 친절하고 편안하다는 것을 알았습니다. 아파서 와 보니 내 형제도 그렇게 간호해 주지 못할 거라는 생각이 들 만큼 정성껏 잘 해 주셔서 정서적으로도 안정이 많이 되었습니다.

서울 서대문구 홍은동에서

✻ 김현기_64세

저는 그저 평범하게 직장생활을 마치고 조그만 사업을 하는 예순넷의 남성입니다. 젊은 시절에는 젊음만 믿고 생활했는데 마흔다섯 살 때 직장에서 건강검진을 받고 간의 상태가 좋지 않다는 것을 알게 되었습니다. 지방간 진단 때문에 휴직을 권고 받고서 비로소 건강에 관심을 갖게 되었습니다.

당시 동료들로부터 운동(테니스, 골프, 등산)을 권유받았습니다. 등산을 자주하게 되었으며 주 한두 차례 정도 가까운 산을 다니면서 다소 부족하게나마 운동을 시작하게 되었습니다. 그러나 운동과 마찬가지로 중요한 것은 생활습관이었습니다. 특히 담배는 고등학교 졸업 이후 하루 한두 갑을 피우는 애연가였는데, 마치 담배를 끊으면 삶에 대한 재미가 다 사라질 것처럼 애용해 왔습니다. 그래도 쉰 살 이후부터는 나름대로 운동도 하고 식습관도 개선하였습니다. 하지만 담배에 대한 미련만은 버리지 못했습니다.

더욱이 심혈관에 대해서는 다른 부분보다 상식이 부족했습니다. 소화기계통, 호흡기 계통, 비뇨기 계통 등은 더러 검사도 하고 치료도 하였으나, 그간 혈액 검사를 통해 특이한 사항이 없어 혈액이 좋으면 심혈관도 좋을 것이라 추측하고 관심을 갖지 않았습니다.

일 개월 전 저녁 퇴근 후 집(홍은동) 주변을 산보하는데 가끔 가슴이 뻐근하였으나 운동을 소홀히 한 탓이라고 생각하고 주의하지 않았습니다.

그러던 중 지난 5월 24일 사무실 동료들과 지리산 등반(계획된 등반)을 하게 되었습니다. 산청에서 천왕봉으로 하여 하산하는 과정이었는데, 산행 도중에 가슴이 뻐근하여 자주 쉬게 되었습니다.

일 년 전 설악산 대청봉도 별 부담 없이 등반했었는데 지리산 등반에서는 크게 어려움을 느꼈습니다. 당시는 호흡기 쪽에 문제가 있다고 생각하고 호흡기내과에 외래 예약을 해 놓고 친구들과 함께 남도 여행을 하였습니다. 남도 여행 중 전라남도 두륜산에 위치한 대흥사를 들를 때였습니다. 주차장에서 대흥사까지 평지를 걷는 데도 여러 번 쉬어야 했습니다. 심각하게 염려가 되었습니다. 전남 순천 낙양읍성의 평지를 걷는 중에도 가슴에 통증이 와서 더 이상 여행을 할 수 없을 정도였습니다. 마침 일행 중 한 명이 그 증상을 보

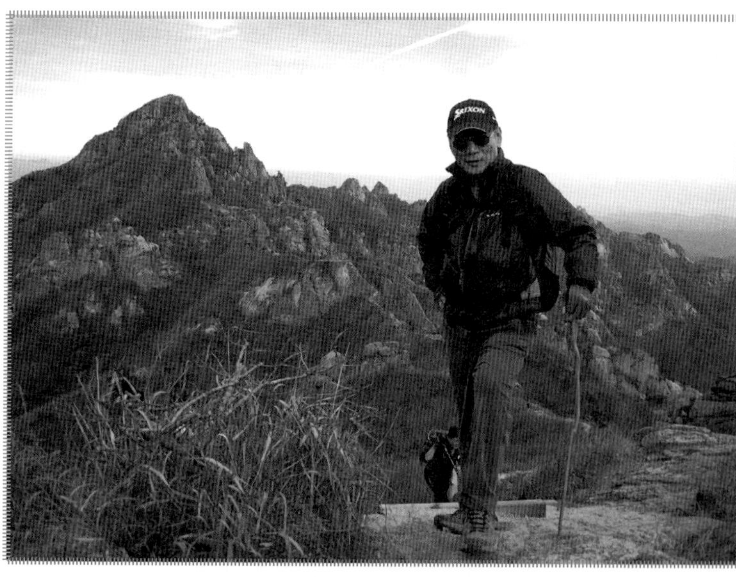

더니 순환기 계통의 질병이라고 일러주었습니다. 새로운 사실을 알게 된 것이었습니다. 여행 후 집으로 돌아와 주변 사람들에게 증상을 알리고 의견을 들어본 결과 심장에 문제가 있다는 확증을 얻게 되었고, 지인의 소개로 심혈관센터를 찾아 검사와 진료가 시작되었습니다.

검사 결과 저의 혈관이 세 군데(좌측과 우측 관상동맥, 좌측 관상동맥 뒤쪽 혈관)가 막혀 있다는 진단을 받았습니다. 이제까지 사고가 없었던 것을 천행으로 여기라는 말도 들었습니다. 청천벽력 같은 진단 결과를 앞에 두고 저는 물론 가족 전체가 공포에 휩싸이게 되었습니다.

다행히도 담당 교수님의 침착하고 냉철한 대처 덕분에 저는 새로운 인생을 살게 되었습니다. 가슴을 절개해야 하는 상황이었고, 세 시간에 걸쳐 1차 시술(좌측 관상동맥)을 성공적으로 마치고, 2차 시술(우측 관상동맥) 또한 성공적으로 마칠 수 있었습니다.

이번 시술로 제가 느낀 것은 의술이 인술이구나 하는 깨달음입니다. 새로운 생명을 탄생시키는 심혈관센터의 발전을 기원하며 존경받는 진료센터가 되기를 바랍니다.

새 생명으로 다시 태어난 저는 앞으로의 인생을 새로이 설계하여 더욱 의미 있고 뜻 깊은 삶을 살아가려 합니다.

과유불급

✲ 황인웅_66세

미국에 사는 작은딸 집에서 돌아와 큰딸 집에 머물게 됐습니다. 돌아오자마자 사위가 건강진단을 권유했습니다. 이미 병원 예약을 해 놓았던 터라 종합검진을 했고, 결과가 썩 좋지만은 않았습니다. 전부터 당뇨병이 있었고 미국에서 생활을 하는 내내 차로 이동했기 때문에 운동 부족으로 인해 성인병 수치와 간 수치가 높았습니다. 그런대로 당 수치를 조절했다고 생각했지만 관리가 잘 되지 못했던 것입니다. 운동 부족은 운동으로 다스려야 한다, 운동 시간표를 짜고 생활습관을 바꾸기로 결심했습니다. 시간표는 다음과 같았습니다.

＊아침에 6000보, 점심 먹고 근육운동, 저녁에 5000보, 일주일에 4-5회.

＊체중 줄이기.

＊식사 1800cal로 줄이고, 아침에 식빵 반쪽, 치즈반쪽, 양배추, 양상추, 토마토와 약간의 과일(사과, 키위, 은행 등), 점심은 어느 정도 먹고, 저녁은 6시에 좀 가볍게, 간간이 간식 약간.

이렇게 생활 습관을 바꾸고 아내와 같이 운동도 하니 즐거웠습니다.

주말에는 가끔 북한산도 가고 주중에는 고려대 뒤에 있는 개운산을 걸으며 건강관리를 했습니다. 시간이 흐를수록 몸도 가벼워졌고 체형도 좋아졌습니다. 더구나 아내와 같이 하면서 아내의 몸도 좋아졌습니다. 모르긴 해도 아파트 단지 내에서는 잘 걷는 부부로 알려졌을 겁니다.

헌데 이렇게 몸이 좋아지면서 건강에 과신을 했나 봅니다. 걷는 속도도 빨라졌고 근육운동을 하면서 무게도 늘려 나갔습니다. 집에서 재 보면 당 수치도 좋고 혈압도 130/80이었습니다. 정상에 가까워지자 건강에 자신이 생겼던 것입니다.

병원에 오기 약 한 달 전, 운동을 마치고 사우나에서 샤워를 하려는데 가슴이 뻐근했습니다. 이거 심근경색인가 해서 기분이 나빴습니다. 하지만 가슴 운동을 많이 해서 그러려니 하고 하루 이틀 지내 보자고 생각했습니다. 그 다음에는 아무 이상이 없어서 병원에 가지 않았습니다.

특별한 증상이 없어서 가슴 운동으로 근육이 땅기는 것이라고 생각하고 잊어버렸습니다. 허나 최근에 와서 운동량이 좀 많아졌습니다. 쉬어야지 하면서도 건강에 대한 과신 때문에 사건이 일어난 날도 웨이트 트레이닝을 많이 했고 땀도 많이 흘렸습니다. 샤워를 가볍게 하고 미지근한 온탕에 발을 담그고 있을 때였습니다. 약 오 분 후에 일어서는데 가슴에 가볍게 통증이 왔습니다. '왜 또 이러지?'라고 생각하며, 지난달에 가슴 아팠던 것이 생각이 나 '아! 심근경색' 하고 겁이 덜컥 났습니다. 찬물 한 바가지를 머리에 붓고 의자에 앉으려는데 통증이 더 심해졌습니다.

'안정하자!' 하고 마음을 달래면서 미국에서 있었던 일을 떠올렸습니다. 지인이 심근경색 때문에 죽을 고비를 당했던 일입니다. 2시간 내에 병원에 가지 않았다면 그는 죽었을 것인데 다행히 시간 내에 가서 수술을 받고 목숨을 건진 일이 머릿속을 스쳤습니다.

통증은 더 심해져 가슴뿐만 아니라 등, 어깨와 팔까지 뻗쳐 왔습니다. 숨도 제대로 쉴 수 없었고 앉아 있을 수도 없었습니다. 목욕탕 바닥에 손을 대고 주저앉았습니다. 주저앉은 상태마저 버틸 수 없을 정도로 고통이 극심했습니다. '내가 참을성이 있는 사람인데 침착하게 누워 보자, 사람들이 내가 몸이 아프다는 것을 알아보게 통로에 눕자' 하고 생각하고 통로에 누워 신음하는데도 알아보는 사람이 없었습니다. 다시 기다시피 일어나 평소 눈에 익은 사람에게 있는 힘을 다 짜내 손을 뻗쳤습니다.

"도와줘요. 119 좀 불러주세요."

저는 있는 힘껏 소리를 질렀는데 목소리가 나오지 않았습니다. 다시 드러누워 시간이 약간 지나자 고통이 좀 덜해졌습니다. 걸어서 탕 밖으로 나가려고 일어나 보려 했으나 고통은 다시 심해지고 눈앞이 어지러웠습니다. 다시 주저앉아 도움을 청했습니다. 주위를 둘러보았지만 아무도 저에게 관심이 없었습니다.

죽을힘을 다해 일어서면서 때밀이 아저씨를 보았습니다. 손짓을 해서 도와 달라 신호를 보내자 다행히도 그가 알아보았습니다. 그에게 부축을 받고 탕에서 나와 탈의실 의자에 누웠습니다. 그제서야 사람들이 모여들어 시끄러워졌습니다. 의식은 어느 정도 있었고 고통은 아까보다는 덜했지만 여전히 견디기 힘들게 아팠습니다. 사람들이 수건으로 몸을 덮어주고 물기를 닦아 주고 머리에 베개를 만들어 주었습니다. 잠시 후 119가 도착해 옷을 입히고 이것저것 물어보았습니다.

* 혈당이 있다.

* 이런 경우는 처음이다.

* 심장 질환은 없었다.

* 1개월 전에 가볍게 아팠다… 등을 차 안에서 대답했던 것 같습니다.

119 대원이 물었습니다.

"어느 병원으로 가시겠습니까?"

나는 지체 없이 대답했습니다.

"안암병원이오."

병원에 도착하자 선생님들이 모여들었습니다. 아픈 것은 그제야 참을 만할 정도로 덜해졌습니다.

"10점 중에 몇 점이죠?"

"7, 8점이오."

똑같은 질문에 같은 대답을 여러 번 한 것 같은데, 말을 안 시키고 엑스레이 같은 것을 안 찍으면 좀 편할 것 같은데 선생님들은 내가 아픈 것은 생각지도 않고 바삐 움직였습니다. 어디론가 실려 가고 있었습니다.

보호자들도 이제는 보이지 않았습니다. 주기도문을 외웠습니다. 마음이 편안해졌습니다. 죽음에 대한 두려움도 없이 그저 편안했습니다. 두 시간 이내에 병원에 왔으니 괜찮아질 거라는 생각에서 그랬을까요? 하느님이 돌보고 계신다는 생각에서 그랬을까요?

수술실에 도착했고 넓적다리 쪽에 몽혼(마취)이 시작된다고 했습니다. 아! 동맥을 통해서 심장으로 무엇을 집어넣는구나 하는 생각이 들었습니다. 10점 중 2, 3점으로 통증도 가라앉았습니다. 수술하시는 집도 선생님이 마음 편안하게 수술을 잘 하게 해 주십사 기도했습니다. 무사히 수술이 끝났고 중환자실로 왔습니다.

죽었다 다시 살아난 제2의 생명이 편안하게 침상에 누워 지난 일을 생각했습니다. '건강에 대한 과신이 이렇게 만들었다. 모든 것에 중용이 필요한 것인데, 자주 검진을 받고 병원을 가까이 해야 하는 것인데, 채우다 채우다 결국에는 넘쳐 버렸다.' 교만했던 자신을 돌아보면서 하느님께 감사기도와 회개기도를 할 수 있게 해 주셔서 또 감사하다고 기도 드렸습니다.

친절한 순자 씨의 특별한 하루

✲ 박순자_67세

손자들 책도 읽어 주고 집안일도 돌보고 있어요. 아들은 안경점을 운영하고 며느리는 간호사라서 애들 볼 시간이 없어요. 딱히 놀러 다니는 것도 안 좋아하고, 텃밭에 나가서 상추, 고추 키워서 먹는 재미나 볼 줄 알지요. 가만히 있거나 어디 놀러가기라도 하면 좀이 쑤셔서 가만히 있지를 못하겠어요.

그 날도 손자 녀석이 새벽부터 일어나서 "할머니, 책 읽어 주세요!" 하도 난리를 치는 바람에 아침부터 혼이 쏙 빠졌어요. 영감이 가끔 애들을 보기는 했는데, 할아버지랑 놀면 재미가 없다고 하네요. 영감이 은근히 뿔이 나 있으면 그거 놀려먹는 재미도 쏠쏠해요. 손자 책도 다 읽어 주고 청소도 하고 집안일이 대충 정리가 됐어요.

그래서 영감하고 둘이 지하철 타고 마을버스로 갈아타고 텃밭으로 갔어요. 손자 손녀 입속으로 내 손으로 키운 강낭콩이랑 고추가 들어가면 그렇게 힘이 솟을 수가 없어요. 다른 집 할망구들은 극성이라고 눈을 흘겨요. 사람이 일할 힘 있을 때 일해서 사랑하는 자식들 먹인다는데, 할망구들 말 참 많죠. 그래도 인정이 있어야 살맛이 나는 법이에요. 상추랑 고추랑 강낭콩이랑 넉넉히 따다가 망할 놈의 할망구들 조금씩 나눠주면 입이 귀에 걸린답니다. 그런데 그런 걸 나눠줘도 문제예요. 누구는 많이 줬네. 누구는 적게 줬네. 어떨 때 보면 손자 손녀보다 더 속이 없는 것 같아요.

집 앞에서 한바탕 소란이 나면 영감은 슬며시 사라져요. 어딜 그렇게 잘 빠져나가는지, 분명 시계방 김영감이랑 바둑이나 한판 두고 오겠죠. 들어오면 잔소리나 해야지 생각하면서 집에 들어가면, 아들 녀석이 소파에 던져 둔 와이셔츠부터 챙겨요. 혹시라도 셔츠 칼라가 때에 찌들어 버릴까 봐. 옥시크린 푼 물에 담가 두죠. 하나부터 열까지 제 손이 가지 않으면 집안일이 돌아가지를 않아요. 혹시라도 나 죽으면 이 집안 누가 챙길까 걱정이죠. 하지만 방바닥이라도 닦고 나면 그런 걱정도 싹 사라진답니다. 그렇게 집안일이 마무리가 되면 가족들이 모여서 저녁식사를 하죠. 아까 따온 고추를 된장에 찍어서 먹고 상추쌈도 크게 싸서 먹어요. 손자가 콩밥이 싫다고 투정을 부려요. 편식하면 안 된다고 살살 타이르면 이내 숟가락을 들죠. 손자 손녀가 참 순해서 애들 보는 재미가 사는 낙이지요.

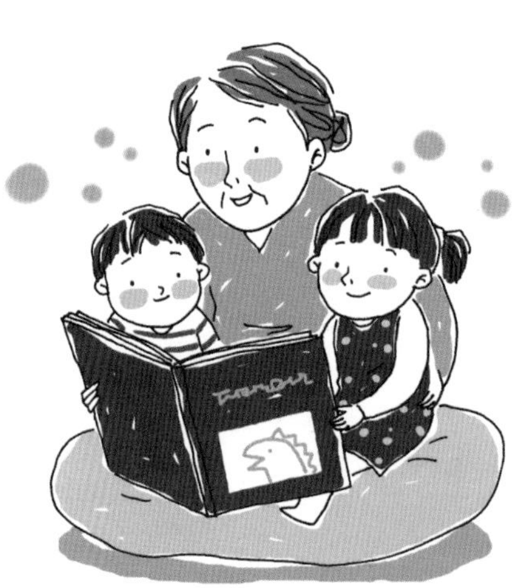

영감이랑 나란히 앉아서 손자 손녀를 무릎에 앉히고 TV를 볼 때면 세상 시름이 다 사라지고 평화로워요. 연속극이 시작되네요. 친정 엄마가 아기가 죽었다고 하네요. 친정 엄마가 애기는 살아 있는데 죽었다고 딸내미를 속이네요. 참 나쁜 할머니예요. 딸은 정작 지 자식은 죽은 줄 알고 남의 자식을 키워 주네요.

"아이구! 아이구!" 안타까워 소리를 지르니

손자가 깜짝 놀라네요. 미안해서 꼭 안아 주죠.

"아이구, 저런! 지 자식 살아 있는 줄도 모르고." 눈물이 나네요.

"할아버지, 할머니 왜 울어?"

영감 무릎에 앉아 있던 손자가 이렇게 물어보더니, 할머니 울지 마, 눈물을 닦아 주네요.

연속극이 끝나고 식구들이 하나둘씩 잠자리에 들면 저는 제일 마지막으로 불을 끈답니다. 그리고 잠을 청해요. 우리 영감님이 잠꼬대를 해요.

"김영감! 한 수만 물러 줘."

영감은 또 바둑에서 졌나 보네요. 그러니까 내가 그 영감탱이랑 그렇게 놀지 말라고 그래도 말을 안 듣네요. 남자들은 나이 들어도 철이 안 든다는 어른들 말씀이 다 맞아요.

새벽 세 시쯤에 가슴이 조금 아파서 잠에서 깼어요. 아까 지하철 계단에서도 비슷한 통증이 있었죠. 아주 아픈 건 아닌데 이상했어요. 아들 녀석이 아프면 빨리 병원 가라고 재촉을 하네요. 그래서 다음 날 병원 응급실에 갔어요.

검사를 해 보더니, 빨리 수술을 해야 한다고 하네요.

"의사 선생님, 아들 내외가 맞벌이라서 제가 애들을 봐야 돼요. 저 수술 안 할래요. 그리고 저 멀쩡해요."

검사할 때까지만 해도 얌전하고 차분하게 말씀하시던 선생님이 버럭 화를 내셨어요.

"시술 안 하면 죽는데, 죽으면 애 볼 수 있어요?"

뭐 이런 사람이 있나 싶었지만 깜짝 놀라서 시술을 받았죠. 스텐트를 3개나 넣었대요. 진짜 죽을 고비 넘긴 거라고 하시더라고요.

아내의 등

✻ 안철재_77세

본인은 1932년생이며 지방 공무원으로 있다가 1993년 정년퇴직을 했습니다. 이전까지는 병으로 결근한 일이 한 번도 없었습니다. 퇴직 후에도 2005년까지 산악회를 통해서나 개인적으로 매달 두세 차례씩 등산을 했습니다. 400평 정도 규모의 밭에서 약간의 농사를 소일로 해서 따로 건강관리는 하지 않았습니다. 그러던 중 교통사고를 당해 뇌 수술을 하게 되었습니다.

몸이 너무 쇠약해져 있었습니다. 병원에서 재활치료를 시작했습니다. 운동을 할 때마다 수시로 우측 가슴에 답답한 증상이 있었습니다. 집 근처 내과의원에서 진단을 받아 보니 심장질환일 수도 있을 것이라고 했습니다. 그래서 약을 먹기 시작했습니다. 그 후에 대구 소재 병원에서 각종 검사를 받았는데 별다른 증상이 없다는 진단이 나왔습니다. 그래도 약은 계속 복용하라고 해서 그리 했습니다. 그렇게 2008년 11월까지 잘 지냈습니다.

교통사고 후 가벼운 운동으로 매일 몸 관리를 해 왔습니다. 거의 매일 5시 반에 집에서 출발하여 인근 산으로 아침 운동을 갔다가 일곱 시 십 분쯤에 귀가를 합니다. 도보로 5킬로미터 정도의 거리입니다. 그런데 그 날은 경사도 45도 정도에 길이 1킬로미터 정도 되는 계단 100개를 올라간 후 가슴에 심한 통증이 찾아왔습니다. 가슴을 손으로 누르고 제자리에 서 있었지만 통증은 멈추지 않았습니다. 가슴을 손으로 누른 채 평지에서 100미터 정도 더 가니 통증이 멈췄습니다. 상황이 심각하다는 사실을 알았습니다. 그래서 마을 내과의원을 다시 찾았습니다. 병원에서는 전에 먹던 약보다 조금 더 약효가 강한 약을 처방해 주었습니다. 기존에 먹던 약과 같이 먹으라는 처방이었습니다. 하지만 약을 먹어도 증상은 호전되지 않았고, 통증은 지속적으로 더 길게 찾아왔습니다.

딸하고 사위가 걱정이 되었는지 대학병원으로 가 보자고 권유했습니다. 검사를 받아 보니 협심증이라고 했습니다. 시술을 받은 후 안정된 생활을 하고 있습니다. 교통사고 후 하루하루를 마음 졸이며 살던 아내에게 미안했습니다. 그 큰 사고 이후에 또 협심증이라니, 정말 아내에게 미안했습니다.

지금도 식단대로 저녁상을 차리는 아내의 등이 보입니다. 저 작은 등에 짊어진 짐들을 덜어 주고 싶었지만 제 자신이 가장 큰 짐이 되었습니다.

건강 자신감 지수를 낮춰요

✻ 이종복_59세

건강에 대해서는 자신하고 있었습니다. 어릴 때부터 역도 등의 운동을 열심히 해왔기에 그랬습니다. 역도는 순발력을 기르는 데 도움이 많이 되고 달리기보다 지구력이 더 필요한 운동입니다.

가끔씩 걸을 때 가슴에 통증이 나타나는 정도는 있었지만 대체로 저는 건강하다는 생각을 했습니다. TV나 기타 매체를 통해 협심증이나 심근경색에 대해서는 여러 번 들어본 적이 있었습니다. 돌연사나 심장마비, 혈관 확장술 같은 이름을 통해 병이 갖고 있는 위험성에 대해서도 알고 있었습니다. 그러나 대개의 사람들이 그렇듯이 그 중대한 질환이 내 것이 될 거라는 생각은 하지 못했습니다.

협심증이 있다는 진단은 2007년 5월에 받았습니다. S병원에 치질 수술을 받으러 갔다가 고혈압과 함께 심전도 이상이 있다는 이야기를 들었습니다. 그래서 운동부하 검사와 CT 촬영을 하여 심혈관 수축이 있으나 심하지 않으므로 혈압약과 아스피린을 처방해 주어 복용했습니다.

그동안 통증이나 어떠한 이상 증상도 전혀 없다고 생각했습니다. 그러나 가끔 걸을 때 가슴에 통증이 왔던 것이 그 증상이 아니었을까 하고 뒤늦게야 되짚어 생각하게 됩니다. 가슴의 통증은 어느 한 부분에 일정하게 나타나는 것이 아니라 갈비뼈 밑에 나타나기도 하고 위쪽에 나타나기도 했습니다. 2008년 5월 S병원을 다시 방문하여 확인 차 CT 촬영을 다시 한 결과 차도가 없어 안암병원으로 오게 되었습니다. 그리고 놀랄 새도 없이 곧바로 스텐트 1개를 시술받았습니다.

큰 통증이 생겨 병원을 찾은 것은 아니었습니다. 그래서 치료 전과 후의 차이를 크게 느끼지는 못하고 있습니다. 조기에 진단하고 약도 처방받아 먹고 했던 터라 큰 통증이나 촌각을 다투는 위험한 상황이 오지 않았다는 걸 천만다행이라 여기고 있습니다.

건강에는 여전히 자신감이 있으나 시술을 받은 후 오히려 예전보다 운동량을 줄여야 하나 하는 걱정과 이미 길들여진 식습관을 바꿔야 한다는 게 걱정입니다. 술은 어쩌다 한 번 맥주 한 캔을 마시는 정도이고 담배는 끊은 지 8년째 접어들어 거기에 대한 걱정이 없는 것도 다행입니다.

아픈 뒤로는 아내가 식단에 신경을 많이 쓰고 있어 육식은 거의 안 하고 있습니다. 생활 패턴을 바꾼다는 것은 어려운 약속을 지키는 것처럼 쉽지가 않습니다. 매일같이 적당한 운동과 규칙적이고 알맞은 식사를 유지해야 하는 환자라는 사실을 상기해야겠습니다. 또 건강 자신감 지수를 낮춰야겠다고 생각하고 있습니다. 그동안 너무 자만해 왔던 만큼 건강 자신감 지수가 내려간 것이 오히려 좋은 일이 될 것 같기도 합니다.

혈관과 심장이 모두 건강하던 시절로 원상복귀되는 것은 어려우니까 내 병이 더 이상 악화되지 않고 이 상태를 유지할 수 있으면 좋겠습니다. 아흔이 다가오는 연세의 어머님이 생존해 계시는데, 어머님 앞에서 아픈 것이 죄스러워서 병 이야기는 꺼내지 못했었습니다. 하지만 어떻게 아셨는지 병원에 다녀온 것을 물어보셨습니다. 걱정을 끼쳐 드린 것이 한없이 죄송해 말을 아꼈습니다. 앞으로는 어머님을 위해서라도 건강을 유지해 든든하게 곁을 지켜드리고 싶습니다. 딸애가 "건강 챙기셔야 해요, 아빠"라고 하며 옆에서 챙길 때마다 마음이 뭉클해집니다. 무엇보다도 고령이신 어머님과 가족들의 건강이 가장 큰 소망입니다.

그 애비에 그 자식

✻ 장규례_78세

21년 전에 사별한 영감이 입에 달고 살던 소리가 있어요. "형제간 우애 있게 살고 어머니 공경해야 한다." 영감이 나를 그렇게 챙겼어요.

우리 집 며느리 같은 며느리들이 없어요. 아들 넷에 딸 하나 키웠는데, 며느리 넷이 우애가 돈독해서 자주 모여요. 내가 딸이 하나였는데 지금은 딸이 다섯이나 돼요. 아들도 넷이나 있는데 이놈들이 하나같이 효자예요. 형제지간이 등 돌리면 남보다 못한 경우를 많이 봤어요. 행여나 내 자식들이 그러지 않을까 하고 불안할 새도 없이 얼마나 잘들 하는지… 딸이 하나 있다고 했잖아요. 그래서 아들도 다섯으로 늘어났죠. 나는 사위하고 며느리가 없는 것 같아요. 그렇게 자식들하고 토끼 같은 손자 손녀 데리고 강원도로 휴가를 갔어요. 어찌나 즐거웠는지 몰라요.

그런데 사람들이 왜 혼자서 사냐고 물어요. 자식들이 거의 지하철, 버스 한 정거장 거리에 살아요. 자꾸 같이 살자고 난리예요. 나야 같이 살면 손자들 데리고 놀고 덜 적적하겠지만 요즘 젊은 사람들은 뭐가 좋겠어요. 밥상에 숟가락 하나 덜 놓는 걸로 자식들 짐 하나 덜어 주고 싶어요. 애들이 장도 봐다가 주는데, 그만큼이면 된 거예요. 서로 편하게 살면서 돈독한 것이 좋아요.

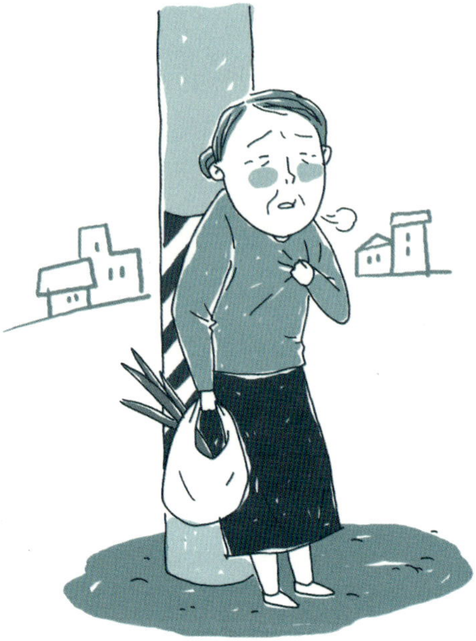

일이 생기려면 꼭 사람이 안 하던 짓을 하죠. 내가 그날 산보 겸 해서 장을 보러 갔어요. 오랜만에 시장에 나오니까 시끌시끌하니 사람 사는 것 같더라고요. 고등어 조림이나 해야지 하고 채소랑 생선을 사 가지고 집으로 돌아오는 길이었죠. 가슴이 탁 막히는 기분이 들었어요. 까만 봉지를 꼭 쥐고 길가에 서 있는 전신주에 기댔지요. 그렇게 사오 분 지나니까 통증이 조금 가라앉더군요. 어렵게 걸음을 떼고 집으로 올 수 있었어요. 나이가 들어서 으레 그런 것이려니 하면서 집에서 고등어 조림을 하는데 또 가슴이 아팠어요. 시장에서보다 더 답답하더라고요.

다음 날 집 근처 내과병원에 갔는데 협심증 같으니 큰 병원으로 가라고 의사 선생님이 그러시는 거예요. 안암병원으로 가 보라고 하시더군요. 그래서 가서 진찰을 받았죠. 아니나 다를까 협심증이라고 했어요. 바로 시술을 받았는데 그 길로 숨도 안 차고 가슴에 통증도 없어요.

지금은 수영장에 다녀요. 처음에 수영복 입을 때는 부끄러워서 혼났어요. 그런데 아쿠아로빅이란 게 참 신나는 운동이에요. 이제는 수영장에서 내가 제일 열심히 하는 것 같아요. 노래도 신나고 강사님도 재밌어요. 내가 밝게 사니까 자식들도 기분이 좋아 보여요.

"이번에 휴가 가면 나도 물놀이를 좀 해야겠다."

두런두런 모여 앉아서 다 같이 저녁식사를 하는데 작은아들이 "난 엄마가 아프지 말고 자다가 돌아가셨으면 좋겠다" 그러는 거예요. 그런데 어쩐 일로 큰아들 녀석이 버럭 화를 냈어요. "둘째 너 말이면 단 줄 알아!" 큰아들이 가끔 지 애비처럼 구는데 그럴 때면 영락없이 지 애비예요. 그 양반이 참 날 아꼈죠.

"새끼들 고생 안 시키고 딱 하루만 아프고 니들 얼굴 다 보고 갈 것이야. 나도 니들 애비 얼굴 봐야 할 것 아니냐. 큰애야. 앉아서 밥 먹자."

마음 약한 둘째애기가 울었어요. 나도 참 늙어서 괜한 소리 했다 싶었죠. 둘째가 한 말을 큰애가 모르겠어요? 여하튼 지 애비랑 똑같다니까요.

잠들지 못하는 밤

✲ 왕영균_46세

삼십 대 후반까지는 잔병이 없었고 나름대로는 건강한 체질이었다고 생각합니다. 그런데 사십 대 초반에는 몸무게가 82킬로그램까지 나가도록 방치했습니다. 건강관리를 못 했고 건강에 대해 전혀 관심도 없었으며 남의 일로 생각했습니다. 지금도 악몽에서 깨어나면 가슴에 통증이 없는 것을 확인하고 편하게 잠이 든다.

처음 통증은 왼쪽 팔이 무척 아팠던 기억이 납니다. 2년 전, 일을 할 때 팔목과 어깨는 하루 종일 바늘로 찌르는 것 같았습니다. 가슴 통증은 하루 두세 번 이십 분 정도 송곳으로 찌르는 것 같았습니다. 낮에는 바쁘게 일을 하면서 통증을 잠시 잊기도 했지만 밤은 달랐습니다.

제게 밤은 휴식이 아니라 고통의 시작을 의미했습니다. 그때는 숙면을 취했던 기억이 없습니다. 악몽을 꾸다가 깨기도 했고 아무 이유 없이 눈이 떠지기도 했습니다. 어쩌다 통증이 없는 밤이면 짐짓 불안감을 느끼며 잠에서 깰 정도였습니다. 냉수라도 한 잔 마시면 괜찮을까 했지만 밤은 공포로 꽉 찬 거대한 냉장고처럼 차가웠습니다. 통증도 통증이지만 잠을 못 자는 밤이 냉수 한 잔으로 해결될 리가 없었습니다.

결국에는 병원을 찾아 검사를 하고 시술을 받았습니다.

죽고 싶은 마음이 들 정도로 나를 괴롭히던 통증이 지금은 말끔히 사라졌습니다. 살 만하다는 말보다 잘 만하다는 말이 더 듣기 좋습니다. 시술을 받은 지금은 정말 잘 만한 세상에서 살고 있는 기분입니다. 잃어버렸던 이렇게 잘 만한 세상을 찾아 주신 흉통클리닉 의료진 여러분 진심으로 감사합니다. 좋은 꿈들 꾸십시오.

별일이야 있겠어

✻ 장지희_53세

저는 간혹 산행을 하는 것으로서 건강을 지키고 있다고 생각하며 건강에는 별 의심 없이 자신에게 소홀히 하며 살았습니다. 그러던 저에게 2008년 4월 초경 심근경색이란 반갑지 않은 손님이 찾아왔습니다. 그 때의 일은 다시 생각하고 싶지 않지만 저의 경험을 다른 분들이 알게 된다면 작은 도움이라도 되지 않을까 하는 생각으로 이 글을 쓰게 되었습니다.

그러니까 2008년 4월 초 목요일 오후 대여섯 시경에 처음 찾아온 통증은 가슴이 답답한 정도의 가벼운 통증이었습니다. 평소에 건강하다고 생각하며 건강에는 별 관심 없이 살았기에 대수롭지 않게 생각하며 다음 날 금요일 동네 의원을 찾아갔습니다.

의사 선생님의 체기가 있다는 말씀에 별 의심 없이 집으로 돌아와 처방받은 약을 먹었으나 별다른 변화가 없었습니다. 조금 있으면 가라앉겠지 하는 막연한 기대로 잠을 청했습니다. 하지만 좀처럼 가라앉지 않던 미약했던 통증이 자정이 넘은 시간부터는 가슴을 후벼 파는 공포스러운 통증으로 바뀌어 갔습니다. 체한 것 치고는 몹시 이상하다는 생각에 다음 날 의원보다는 좀 더 큰 병원을 찾아갔습니다. 그곳에 계시는 의사 선생님이 협심증이 의심스러우니 대학병원을 찾아가라고 하셨습니다. 하지만 그 날은 토요일이라 그냥 집으로 돌아올 수밖에 없었습니다.

그 때까지만 해도 협심증이라는 것은 상상도 안 하고 아니, 못하고 있었습니다. 의사 선생님께서 다른 사람에게 하시는 말씀처럼 실감이 나지 않았습니다. 토요일에 병원을 다녀온 뒤에도 다른 사람에게 일어난 일인 양 대수롭지 않게 생각하며 조금 아픈 느낌을 안고 집안 살림을 하며 하루를 보내고 일요일을 맞이했습니다.

그 날 일요일도 평소와 똑같은 일과로 하루를 보내고 잠자리에 든 지 얼마 안 되어서 진짜 무서운 고통이 찾아왔습니다. 그 날의 그 고통을 떠올리면 지금도 몸서리가 날 정도입니다. 그 때의 그 고통이 아이를 낳는 고통과 비슷했다고 표현하면 아이를 낳아 본 경험이 있는 여자들은 짐작이 될 것입니다. 아이를 낳는 고통이야 생명을 탄생시킨다는 생각에 출산 후의 기쁨을 기다리며 참을 수 있다지만 그 때 저에게 찾아왔던 고통은 이 고통 너머에 죽음이 찾아오는 것이 아닐까 하는 두려움이 엄습해 고통은 배가 되었습니다. 더군다나 식당 파출부로 일하면서 하루하루를 살아가던 제가 의지할 사람이라고는 유일한 가족이자 보호자인 열세 살배기 아들뿐었습니다. 어린 아들은 고통으로 몸부림치는 저의 모습을 지켜보며 같이 아파하며 어쩔 줄을 몰라할 뿐이었습니다. 아들은 지금 이 순간에도 제가 의지할 수 있는 유일한 가족입니다. 울 듯이 발을 동동 구르는 아이 앞에서 마음 놓고 아파할 수 있는 처지가 아니었습니다. 하지만 그 날의 그 고통은 어찌나 끔찍하던지 주변을 살필 겨를도 없었습니다. 그런 저의 처지를 하늘도 알았는지 참으로 고마운 지인을 만나게 되어 고대병원에 입원을 하게 되었습니다.

저에게도 신의 은총이 내렸습니다.

어렵게 입원하게 된 고대병원에서 고마운 분들을 만나 치료를 받게 된 일은 지금 생각해도 얼마나 고맙고 감사한지 모릅니다. 저는 그 때 신이 계시다는 것을 믿게 되었습니다.

저의 글을 읽게 되시는 분들은 차후라도 저와 같은 실수는 하시지 않으리라 생각하며 많은 분들이 신의 은총을 받아 건강하시길 두 손 모아 빌겠습니다.

동전의 양면

✲ 이영의_54세

잘 안다고 생각했던 문제에 대해 사실은 전혀 모르고 있었음을 깨닫게 되는 경우가 종종 있습니다. 저의 경우에는 심혈관 질환이 그러했습니다. 어머님께서 예전에 심근경색으로 시술을 받으신 적이 있었습니다. 어머님의 투병생활을 가까이서 지켜보았기 때문에 나름대로 심혈관 질환에 대해 알고 있다고 생각했습니다. 어머님은 체격이 뚱뚱한 편이었기 때문에 비만이 심혈관 질환의 주요한 특징이라고만 생각했습니다. 혈관에 지방이 축적될 경우 질병을 초래한다고 생각한 것입니다. 틀린 말은 아니지만 정답도 아니었습니다. 하지만 지독히 단순하게도 저의 몸은 비만하지 않고 마른 편이었기 때문에 다른 것은 몰라도 심혈관 질환에 관해서는 특별히 신경 쓸 필요는 없다고 은연중에 판단을 내렸던 것 같습니다. 하지만 심혈관 질환의 경우 비만도 물론 발병의 주 원인으로 작용할 수 있지만 그 밖에 다른 다양한 원인들도 존재한다는 사실은 간과한 것이었습니다.

심혈관 질환의 수많은 원인들로는 가족력, 당뇨, 흡연, 스트레스, 기름진 음식, 불규칙한 식습관 등 실로 엄청났습니다. 제가 도저히 피할 수 없는 원인들이 있었는데도 불구하고 단지 비만이 아니라는 단 한 가지의 이유로 심혈관 질환은 나와 상관이 없다고 생각했던 것입니다. 병에 대해 전혀 모르고 있던 것이나 마찬가지였습니다.

평소에는 물론 건강한 몸이라고 생각했습니다. 담배를 하지 않았고, 술은 일주일에 한 번 정도 마시는 편이었습니다. 매일 출근 전 가벼운 달리기나 자전거 타기로 운동도 규칙적으로 하고 있었기에 나름대로 건강관리를 하고 있다고 자만했던 것입니다.

첫 번째 통증이 찾아왔을 때는 가슴이 답답하고 숨이 차는 게 마치 100미터 달리기를 전력 질주한 듯했고 갈증이 많이 났습니다. 증상은 십 분쯤 지속되었는데 기분이 매우 나빴습니다. 그러고 시간이 좀 흐른 뒤에 두 번째 통증이 찾아왔을 때는 식사 도중 가볍게 술을 한 잔 하고 있을 때였습니다. 계속 식사를 이어갈 수 없었고, 첫 번째 찾아왔던 증상과 비슷한 통증이라 불현듯

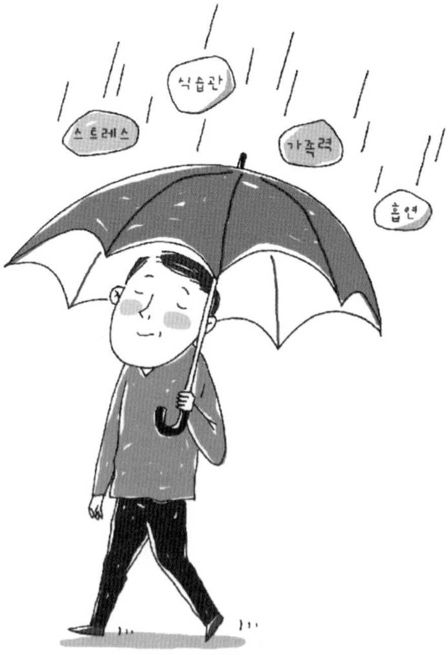

잊고 있던 첫 번째 통증을 회상할 수 있었습니다. 그리고 세 번째부터는 통증이 주기적으로 찾아왔습니다. 갑자기 온몸의 기운이 빠져나가는 느낌뿐 아니라 등에 식은땀이 비 오듯 흘렀습니다. 견딜 수 없다는 생각이 머릿속을 뱅뱅 돌았습니다. 처음엔 그런 증상이 위경련 같은 거라고 예상했습니다. 그러면서 병원으로 갔습니다. 병원에 가면서도 위경련일 거라 생각했지 심근경색일 줄은 생각지도 못했습니다. 그때 병원에 갔던 이유도 학술대회 일정 때문에 서둘렀던 것이었습니다. 주사를 한 대 맞고 학회에 참석할 수 있을 것이라고 자가진단했던 것입니다. 하지만 병원에 도착했을 때는 응급환자로 분류되었고 급히 검진을 마친 뒤 바로 시술에 들어갔습니다.

이미 심근경색을 안고 있으면서도 그런 병은 나와는 상관없다고 생각했던 오만함에 한없이 부끄러웠습니다. 시술 후에는 이전에 겪던 통증들이 말끔하게 사라졌습니다. 주변 사람들에게서도 안색이 부쩍 좋아졌다는 말을 많이 듣습니다. 건강해진 것이 스스로도 가뿐해진 몸으로 확인이 되니 한동안 잃어버렸던 삶의 활력을 되찾은 것 같습니다. 앓고 나니 비로소 몸을 생각하는 것이 어떤 일인지 알 것 같습니다. 아, 아직 알 것 같다고 하면 안 되는 걸까요. 건강에 대해서는 언제나 조심하며 겸손해야 할 것 같습니다.

끝으로 위경련인 줄 알고 내과를 찾았던 저를 급히 심혈관센터로 옮겨 주시고 치료가 바로바로 진행될 수 있도록 애써 주신 선생님들께 감사드리고 싶습니다.

심장에게 말 걸기

✻ 은성자_57세

심장혈관 질환에 대해 평소 어느 정도 조심하며 살았습니다. 주변에 관련 환자가 있었던 것은 아니었지만 TV 등 다양한 매체를 통해 병이 갖고 있는 심각성을 들었던 터라 경각심을 갖고 있었습니다. 어느 날 갑자기 가슴을 부여잡고 쓰러지거나 심장마비로 비명횡사하는 장면들은 굉장한 충격이었습니다. 그것은 인생을 단번에 집어 삼키는 재앙처럼 느껴졌습니다.

어느 날 갑자기 아무런 준비도 인사도 없이 사랑하는 가족과 작별하는 일은 없었으면 좋겠습니다. 그래서 평소에 운동도 열심히 하고 식이요법도 실천하면서 규칙적인 생활습관을 유지하려고 노력했습니다. 그러다 심혈관 질환 수술을 하게 되었습니다. 많이 놀라고 몸과 마음이 무척 괴로웠지만 마음을 굳게 다잡았습니다. 사랑하는 가족들을 생각해서라도 여기서 무너지면 안 된다고 생각했습니다. 그 이후로는 건강관리에 더욱 최선을 다했습니다.

첫 번째 심혈관 질환 수술 이후 몇 년이 흘렀을까요. 여름이 막바지 더위로 기승을 부릴 무렵이었습니다. 아침에 식사를 마치고 산책을 나서려던 참에 갑자기 가슴을 쥐어뜯는 통증이 한여름의 예고 없는 태풍처럼 들이닥쳤습니다. 그대로 주저앉아 숨을 몰아쉬려고 하는데 제대로 호흡이 되지 않았습니다. 뒤통수를 얻어맞은 듯 눈앞이 핑 돌아서 제대로 앉아 있을 수도 없었습니다. 누워 있는지 앉아 있는지 분간이 되지 않았어요. 그렇게 한 십 분 정도 옴짝달싹 못한 채 고통을 고스란히 견뎠습니다. 가슴이 너무 아파서 다른 증상은 전혀 느낄 수 없었습니다.

고통이 잦아들자 숨을 좀 편하게 쉴 수 있었습니다. 다시 통증이 시작될까 봐 두려웠습니다. 상비약을 모아 둔 상자를 찾아 파스를 꺼내 가슴팍에 붙였습니다. 어디에 통증이 올지 알 수 없었기 때문에 쇄골뼈부터 명치 아래까지 덕지덕지 파스를 붙였습니다. 알싸한 느낌이 드는 가슴을 우는 아이 달래듯 몇 번이고 쓸어내렸습니다. 재발한 것일까? 안방 한쪽 귀퉁이에 덩그러니 주저앉아 있자 걱정과 공포가 순식간에 온몸을 휩쓸었습니다. 진정시키고자 몰아쉰 큰 숨 끝에 눈물이 달려 나왔습니다. 마당으로 나와 바깥바람을 쐬면서 한동안 계속 제자리를 맴돌았습니다. 파스를 잔뜩 붙여둔 가슴을 몇 번이고 쓸어내렸습니다. 제발 아프지 말라고 마음속으로 계속 말했습니다.

두려운 마음에 바로 병원을 찾지 못하다 응급실로 가서 진단을 받았습니다. 심장 혈관에 다시 문제가 생겼다는 것을 알 수 있었습니다. 바로 시술을 받았습니다. 시술 경과가 좋다는 이야길 의사 선생님을 통해 들었음에도 마음이 금방 편해지지 않았습니다.

지금도 근심과 걱정이 한가득입니다. 치료 후 심하게 아픈 곳은 없습니다만 가슴이 아직 약간 묵직한 느낌입니다. 불안함 탓일 거라 생각하며 마음을 편하게 먹고 싶지만 쉽지가 않습니다. 언젠가 다시, 더 큰 통증이 찾아올까 봐 걱정됩니다. 처음이자 마지막일 줄 알았던 첫 번째 수술 이후 다시 한 번 같은 일이 반복되고 나니 더욱 그런 것 같습니다. 어떤 날은 온몸이 아픈 것 같기도 합니다. 하지만 이렇게 또 한 번 살아남았으니 빨리 괴로움에서 벗어나 편안해지고 싶습니다. 아주 간절하게요.

오늘도 가슴을 쓸어내리며 심장에게 말을 겁니다. 이제 다시는 아프지 말자고. 포기하지 않고 노력할 테니 너도 최선을 다 해 건강해 달라고.

심혈관 응급처치 방법

30분 이상 이어지는 가슴통증 조심

심근경색증은 일반적으로 앞가슴을 짓누르면서 조이는 듯한 통증이 생긴다. 호흡 곤란, 불안감, 식은땀, 오심, 구토, 의식 소실 등의 증상도 보인다.

여기서 가장 중요시해야 할 증상은 조이거나 누르는(또는 터질) 듯한 가슴 통증이다. 가슴 통증은 심장근육의 감각이 얼마나 예민한가에 달려 있을 뿐 증상과 직접 관련이 없다.

하지만 통증이 30분 이상 이어지면 급성 심근경색 가능성이 높으므로 곧바로 응급실을 찾아야 한다. 특히 당뇨병 환자나 나이가 많은 환자는 특별한 통증이 없어 그냥 무시하게 된다. 또 가슴 통증이 아닌 명치 부근의 통증, 소화불량 등을 호소해 소화기 질환으로 잘못 알 수 있어 각별한 주의가 필요하다.

빠른 대처가 생존율 높이는 길

심근경색은 얼마나 빨리 대처하느냐에 따라 결과를 달리한다. 최소 6시간 안에 시술이 이뤄져야 좋은 효과를 볼 수 있다. 시술 해도 시간이 늦을수록 불리하다. 1시간 늦을 때마다 사망률이 0.5-1.0% 높아진다. 증상이 나타난 뒤 1시간 안에 시술하면 사망률을 50% 이상 낮출 수 있다. 또 발병 초기엔 여러 합병증이 생길 소지가 크므로 최소한 24-48시간은 중환자실에서 집중 관찰해야 한다.

심근경색이 왔을 땐 될 수 있는 대로 빨리 의사 도움을 받아야 한다. 하지만 병원에 가기 전에 갑자기 심장마비가 와서 심장과 호흡이 멎었을 땐 구강 대 구강 인공호흡법과 심장 마사지 같은 심폐소생술의 생명 구조법으로 응급 처치해야 한다.

심장일까? 폐일까?

✻ 조남진_72세

하루에 두 시간 정도는 걸어요. 그리고 밥은 소식하는 편이지요. 그래서 적은 양을 서너 번 나눠서 먹어요. 채식주의자라서 남들에게 먹는 게 까다롭다는 소리를 자주 들어요. 당연한 거라고 생각해요. 채식주의자를 이해하지 못하는 사람들이 많잖아요. 사실 성격이 섬세한 편이고 주장이 확고하지요. 그래도 사람을 좋아하는 편이라서 친구들과 대화하면 행복하고 즐겁다고 느껴요. 그리고 많이 웃는 편이에요. '낙엽만 굴러가도 웃는다'는 소리가 있죠. 정말 사소한 것에도 잘 웃어요.

친구 집에서 친구들과 연속극 얘기를 하고 있었지요. 과일도 먹고 차도 마시면서 다들 기분 좋게 수다를 떨었어요. 영감들 뒷얘기도 하고 우리들 처녀 때 이야기도 하다가, 해가 서산에 걸린 걸 보고 밖으로 나섰지요. 그 때가 아마 4월 중순쯤 이었을 거예요. 아파트 현관에 도착해서 계단을 오르는데 오른쪽 가슴을 누가 꽉 누르는 것 같았어요. 익숙한 계단을 세 번이나 쉬면서 올라갔지요. 거실에 앉아서 뭔가 이상하다고 생각했어요. 그 뒤로 몇 번이나 같은 증상이 있었지만 참았어요. 앉아서 가슴을 꾹 누르고 있으면 통증이 사르르 멎었거든요. 치료는 받지도 않고 어디가 아픈 걸까 하고 궁금하게만 여겼어요. 심장일까? 폐일까? 지금 생각해 보면 그게 왜 궁금했는지 참 한심스럽게 생각되네요.

병원에 입원하던 날엔 자주 모이던 친구들과 동네 뒷산으로 산보를 갔는데 평소보다 심하게 가슴이 아팠어요. 감당하기 힘들 정도로 진땀이 나고 팔다리에 힘도 없어 자리에 주저앉았죠. 놀란 친구들이 급히 119를 불러 바로 응급실로 가 검사를 받고 시술을 받았어요.

병원 한 번 찾지 않고 이 오랜 세월 살다가 이렇게 실려 왔지요. 시술 후에는 새삼 병원이 옛날과 많이 달라졌구나 하면서 우리나라 의료 발달에 감탄했어요. 기계들도 좋아지고 사람들도 친절하고 참 좋더라고요. 그 때는 경황이 없어서 바로 감사하다는 말을 못했어요. 따뜻했던 의사 선생님과 친절하고 상냥한 간호사 선생님들 제2의 생명을 주셔서 정말 감사합니다. 그리고 가슴이 아프신 분들! 심장일까? 폐일까? 고민하지 마시고 바로 병원을 찾으세요. 고민할 건 따로 있는 거지요.

말과 행동 사이의 먼 길

✲ 송우경_54세

병원은 아픈 사람들만 가는 곳이라는 생각이 있어서 평생 친하게 지내지 않았습니다. 나는 건강한 사람이니 그런 곳에 갈 일도, 갈 필요도 없다는 생각이 뿌리 깊이 박혀 있던 것입니다. 병원의 역할에 대한 큰 오해를 안고 산 것이지요. 병원은 단순히 치료만 하는 곳이 아니라 병이 나기 전 미리미리 체크하는 일도 하고, 미리 발견된 병이 더 이상 진행되지 못하도록 지연시키는 일도 하고, 이미 회복된 환자의 병이 재발하지 않도록 돕는 일도 한다는 걸 생각하지 못했습니다. 특히나 병이 나기 전에 건강한 몸을 진찰받는다는 것은 쉽게 생각할 수 없었습니다. 여유 있는 사람들이나 하는 일인 줄 알았죠.

저는 직업 특성상 밤에 근무를 하고 낮에 자는 밤낮이 바뀐 생활을 하고 있습니다. 때문에 운동이라곤 일주일에 한 번 하는 산행이 전부였습니다. 그마저도 몸이 고단하니 빼먹는 날도 있었구요. 늘 운동을 해야지, 해야지 하면서도 행동으로는 실천이 되지 않았습니다. 말과 마음으로는 이미 전국체전에 출전하고도 남았을 겁니다. 하지만 생계에 바쁘다 보면 역시 운동뿐만이 아니라 규칙적으로 밥을 먹는 것도, 가족들과 제대로 된 대화를 하는 것도 어렵습니다. 생활이 늘 고만고만하게 반복되는 재미없는 나날이었습니다. 가끔

씩은 내가 일을 하기 위해 살고 있는 것인가, 하는 생각도 들었습니다.

그러던 어느 주말, 친구들과 저녁 모임을 갖고 귀가하던 중이었습니다. 차에서 내려 걸어가던 중 갑자기 가슴에 통증과 함께 세게 압박해 오는 느낌이 있었습니다. 더 이상 걸을 수가 없어 멈춰 섰습니다. 왜 이럴까 하는 물음표만이 머릿속에 커다랗게 들어찼습니다. 가슴을 움켜쥐고 심호흡을 하였습니다. 이럴 때 무엇을 어떻게 해야 하는지는 생각할 겨를도 없었습니다. 한 이삼 분쯤 지나자 괜찮아지는 듯했습니다. 집에 도착해 물을 마시고 나니 한결 가라앉는 듯했습니다. 그 날은 왜 이럴까 하면서 잠자리에 들었습니다. 그 다음 날 일어나니 어제의 통증은 깨끗이 사라져 있었고 평소와 다름없이 똑같은 일상을 이어갔습니다.

그러던 어느 날 갑자기 그 때 왜 그런 증상이 일어났을까 혼자 곰곰이 생각을 하게 되었습니다. 그랬더니 그 이전에 산행을 하면서 처음 삼십 분에서 사십 분까지는 가슴이 늘 답답했던 게 떠올랐습니다. 당시에는 대수롭지 않게 여겼던 일이었습니다. 혼자 생각에 단순히 담배를 피워서 그런 거겠지 했었습니다. 지금 생각해 보니 벌써 그 때부터 문제가 있었던 듯 싶습니다.

불행 중 다행히도 병원 갈 일이 있어 그 날 일을 선생님께 이야기하니 빨리 순환기내과에 가서 상담하라고 하면서 예약을 해 주시더군요. 하마터면 더 큰 불행이 있었을지 몰랐는데 그 선생님을 만나 무사히 시술을 받고 완쾌 후 퇴원해서 예전처럼 건강하게 생활하고 있습니다.

그 날 이후로 한 번도 담배를 태우지 않았습니다. 이대로는 정말 안 되겠구나 하는 생각이 들자 예전에 그렇게 행동으로 옮겨지지 않던 것들이 실천되더군요. 지금처럼 금연을 계속 지키고 규칙적인 식습관과 함께 병원 치료를 충실히 한다면 어쩌면 전보다 더 건강해지겠다, 하는 생각도 듭니다.

발병 신호등

✲ 권기은_57세

아무리 바빠도 짬을 내 걷기와 골프를 규칙적으로 꾸준히 합니다. 음식물 섭취는 채식을 위주로 하며 육식을 섭취하는 경우에는 기름기를 제거하여 삶는 방식의 요리를 선호하고 생선을 자주 섭취합니다. 식음료는 시중에서 파는 것은 먹지 않는 대신 팥, 칡, 상황버섯, 양파 등을 삶아서 평소 물 대신 섭취하고 있습니다. 이것들은 대부분 시술을 받고 난 뒤에 온 큰 변화입니다. 전에는 혀에 좋은 음식들도 많이 먹었습니다. 몸에 안 좋은 것들은 대개 맛이 좋습니다. 평생 길들여져 있던 식습관을 한번에 바꾸는 것은 결코 쉬운 일이 아니지만 절제하고 사는 것의 미덕도 알고 보면 즐거움이 크다는 것을 깨닫게 되었습니다. 뭐든 과하지 않게 적당한 선을 유지하려고 노력하는 것이 스트레스를 가져올 것이라 예상하기 쉽지만 실은 그렇지 않습니다. 몸에 좋은 음식들을 먹다 보면 오히려 마음이 많이 여유로워져 너그러운 상태를 가져옵니다. 몸과 마음의 녹색 신호등이 켜지는 순간입니다.

발병 전까지 건강에는 자신 있는 편이었고 심장혈관 질환에 대한 정보는 없었습니다.

2004년 10월 초에 새벽 운동을 하고 있을 때였습니다. 처음으로 가슴 통증이 수반된 호흡곤란을 느꼈습니다. 첫 번째 전조 증상이기도 했는데 통증 자체가 난생 처음 겪는 종류의 것이었습니다. 약 십 분 정도 심한 통증이 지속되다가 십 분 뒤에는 가슴이 뻐근한 느낌이 같이 왔습니다. 식은땀을 굉장히 많이 흘렸으며 가슴의 통증은 차마 말로 표현할 수 없을 정도였습니다. 그 때의 통증이 심근경색에서 발현된 것인 줄은 생각지도 못했습니다. 그래서 병원에 갈 생각은 하지 않았습니다. 그냥 쉬고 나면 괜찮아질 거라 생각하고 계속해서 안정을 취하려고 노력했습니다.

그러던 중 얼마 지나지 않아 같은 증상이 또 나타났습니다. 쉰다고 해결될 문제가 아니라는 게 자각되자 정신이 번쩍 들었습니다. 서둘러 고대 안암병원으로 가서 응급처치를 받고 검진을 받았습니다. 검진 결과는 급성 심근경색이었습니다. 바로 시술을 받았습니다. 응급실에 도착해서 시술을 받기까

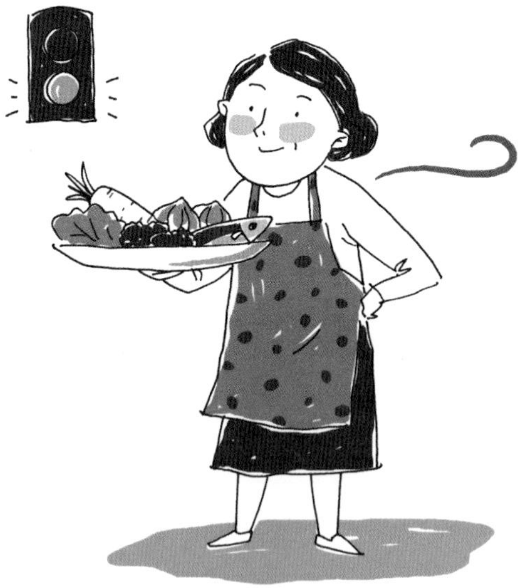

지 모든 것이 일사천리로 진행되었습니다. 병명보다는 그렇게 긴급하게 모든 일들이 진행되고 있다는 것에서 제 몸의 상태가 얼마나 긴급했는지를 체감할 수 있었습니다. 건강한 줄 알고 살아오다가 순식간에 응급환자가 되어 수술실 침대 위에 누워 있는데 만감이 교차했습니다.

발병 전에는 아무것도 예상하지도, 알지도 못했던 상태였기 때문에 무턱대고 건강에 자신 있다고 생각했었지만 심근경색을 앓고 나니 모든 문제들에 대해 속단하지 않고 조심하게 됩니다. 시술도 성공적으로 마치고 일상생활에서 불편함이 없다고 몸으로 느낍니다. 하지만 혈관 나이가 보통의 건강한 사람에 비했을 때 20년은 늙어 있다는 생각을 하면 전에는 가볍게 여겨 쉽게 지나쳤던 증상도 다시 한 번 생각하게 됩니다. 건강은 역시 건강할 때 지키는 것이 가장 중요한 것 같습니다.

진료 기간 중 한동안 담당 주치의 선생님께서 외유관계로 다른 선생님께 진료를 받은 적이 있는데 웬일인지 조금 불안한 심정이 되었습니다. 크게 아프고 나니 작은 부분까지 심적으로 예민해지는 것 같습니다. 다행히도 주치의 선생님께서 금방 돌아오셔서 불편한 마음 없이 편안하게 진료를 받고 있습니다. 건강할 때는 왜 큰 증상에도 예민하지 못하고 몸이 말하는 것에 둔하게 굴었는지 작은 후회도 해 봅니다.

심장이 하는 말

✻ 황재학_54세

심혈관 조형술을 받았다고 하여도 다른 사람들처럼 생활을 하는 데 무리는 없습니다. 시술을 받기 전에는 담배를 하루에 세 갑씩 피고 소주도 두 병씩 먹곤 하였습니다. 하지만 시술 후에는 금연을 시작했습니다. 식사도 규칙적으로 식단에 맞춰 하고 있으며 가벼운 산행도 시작했습니다. 술은 아예 끊지는 못했지만 하루 반 병 정도로 줄였습니다. 차차 더 줄여 가야겠다고 생각하고 있습니다. 단번에 끊으면 참 좋을 텐데…. 의사 선생님께서 당부의 말씀과 함께 금주하고 있는지 물어오실 때마다 부끄러운 마음이 듭니다.

심근경색이 있기 전 평소 건강 상태는 양호한 편이었으나 당뇨 환자였습니다. 당뇨약 복용한 지가 십 년 이상되었으나 별 탈 없이 생활하였습니다. 하지만 계단을 3층 정도 올라가면 숨이 막혀 잠깐씩 쉬어야 했습니다. 어느 날 갑자기 위장 장애처럼 속이 쓰리기 시작했습니다. 또한 음식을 많이 먹으면 더욱 답답하고 통증을 느꼈습니다. 스스로 생각하기에 위산과다라는 생각이 들어 소화제, 위장약 등을 사다 먹었지만 별다른 차도가 없었습니다. 그러던 어느 날 새벽 두 시쯤 가슴에 통증이 생겨 잠에서 깼습니다. 자리에서 일어나 가슴을 주물렀습니다. 다음 날 아침 일찍 가까운 동네 병원에 갔습니다.

진찰 결과 위장 장애가 아니라 심장 질환이라는 이야길 들을 수 있었습니다. 그때서야 체하거나 위산과다인 것처럼 속이 쓰리고 아픈 게 전조 증상으로, 약 일 년 정도 계속되어 온 것 같다는 생각을 할 수 있었습니다. 일 년, 이미 너무 늦은 걸까? 왜 평소에 몸에 안 좋은 술과 담배를 절제하지 못했을까? 심장에 문제가 있다는 말에 덜컥 겁이나 급하게 고대 안암병원 응급실로 갔습니다. 좀더 정밀한 진단 결과 심근경색이었습니다. 머리가 멍했습니다. 심근경색이라는 병명을 확인 받고 나니까 당황스럽고 두려운 마음에 가슴이 급하게 뛰었습니다. 이미 많이 진행된 급한 상황이라고 하여 바로 시술에 들어갔습니다. 시술 결과 통증도 말끔히 없어지고 지금까지 잘 살고 있습니다. 심근경색이라는 진단을 처음 받았을 때는 금방 죽을병처럼 느껴졌는데 시술받고 약을 꼬박 챙겨 먹으니 그렇지만도 않은 것 같습니다. 물론 생활하면서 늘 조심하며 병과 친해지려 애쓰며 삽니다.

처음 통증이 왔을 때는 집에서 위장약을 복용하거나 가슴을 두드리면서 참았는데 의사 선생님의 설명을 들어보니까 정말 미련한 짓을 했던 것 같습니다. 다행히 종합병원 근방에서 심한 통증을 느껴 십 분 이내에 도착한 것이 위급한 상황을 넘길 수 있었던 행운 같습니다.

치료 전에는 항상 위가 아프고 컨디션이 안 좋았습니다. 자연히 스트레스가 늘어만 갔었습니다. 그런데 시술을 받고 난 후 통증이 전혀 없고 몸이 편안해지니까 마음도 부쩍 여유롭습니다. 마음 상태가 안정적이니 주변도 둘러볼 수 있고 곁에 있는 사람들 소중한 것도 더 잘 알게 되어 삶이 얼마나 축복인지 새삼 생각해 보게 되었습니다. 건강과 사람이 가장 큰 재산인 것 같습니다. 그 모든 것을 지키기 위해서는 절제하는 삶을 살며 매일매일 노력해야 되겠죠. 마음이 편한 것이 건강과 이렇게 밀접하게 연관되어 있는 줄 몰랐습니다.

박재형 ㅁ 순환기내과 교수

심장이 몸살에 걸린다면

스물다섯 소연 씨는 건강한 직장 여성입니다. 다른 이십 대 직장인들처럼 아침 일찍 일어나 씻고 밥 먹고 지하철로 출근해서 열심히 일하고 주말엔 친구들 만나서 수다도 떨고 쇼핑도 하면서 사는 꿈 많고 발랄한 청춘이지요. 그런데 삼사 일 전부터 조금 몸이 안 좋습니다. 열도 조금 나고, 몸살 기운도 있고, 처음엔 몸살감기려니 했는데 약을 먹어도 좋아지질 않습니다. 그러더니 오늘 아침에는 침대에서 일어날 수가 없습니다. 기운이 없으니 밥 먹을 생각도 나질 않고, 정신을 차릴 수가 없었습니다. 오늘은 화요일. 하지만, 내일은 공휴일이라 회사에 전화를 했습니다. 도저히 출근을 못하겠다고 말하고 오늘 병원 다녀오고 내일 하루 쉬면 괜찮아질 거라고 생각했습니다. 집 근처 병원을 가려고 길을 나섰습니다. 옷을 차려 입기도 힘이 들었습니다. 정신 없이 길을 재촉하는데 도저히 더 이상 걸을 수가 없었습니다. 전봇대를 붙잡고 서서 지나가는 사람들에게 도와 달라고 하고 싶었지만, 말이 잘 떨어지지 않았습니다. 그 때 눈앞에 어렴풋이 의원이 보였습니다. 엘리베이터를 타고 올라가 의원 문을 열어 젖히고 소연 씨는 그대로 혼절하고 말았습니다.

마흔다섯 상우 씨는 친절하고 좋은 의사입니다. 그 날은 다음 날이 공휴일이라 조금 일찍 문을 닫을지 간호사들과 얘기하고 있었습니다. 황사가 약간 있겠지만, 내일 날씨가 좋을 거라며 놀러 갈 계획을 세우고 있는 간호사들을 보니 상우 씨도 기분이 좋아졌습니다. 그 때 소연 씨가 병원 문을 열고 들어왔습니다. "도와…" 핏기 없고 기운 없어 보이는 젊은 여자가 뭐라고 중얼거리더니 그대로 쓰러져 버렸습니다. "여보세요. 정신 차리세요." 흔들어 깨워 보아도 반응이 느립니다. 혈압과 맥박도 약합니다. 접수도 안 했고, 진료를 시작하지 않았지만, 초응급 상황임이 분명했습니다. 119구조대를 부를 시간도 없었습니다. "김 간호사, K병원 응급실로 갈 테니 따라오고, 이 간호사, 병원 정리 좀 부탁해." 상우 씨는 난생 처음 만난 소연 씨를 들쳐 업고 달려 내려와 승용차 뒷자리에 간호사와 태우고 가속 페달을 밟아 응급실로 향했습니다.

스물여덟 정은 씨는 내과 전공의입니다. 이번 달은 순환기내과에서 근무하고 있었습니다. 오후 다섯 시가 조금 넘은 시간, 응급실에서 급한 연락이 왔습니다. 젊은 여자가 혈압이 낮고, 심전도가 이상하다는 것입니다.

응급실에서 처음 만난 소연 씨, 정은 씨 그리고, 상우 씨. "어떻게 된 거죠?" 정은 씨가 상우 씨에게 물었습니다. "저는 보호자는 아니고, 의사인데, 병원에 들어오자마자 쓰러졌어요." 상우 씨는 일단 소연 씨가 살아서 응급실에 도착한 것에 무척이나 안도하고 있었습니다.

혈압은 80/50mmHg, 맥박은 약하고 불규칙하게 분당 60회입니다. 심전도 모양이 특이했습니다. 순환기내과 교수님에게 연락하고, 혈액 검사와 함께 심장 초음파 검사도 의뢰했습니다.

맙소사! 심장 초음파를 보니 심장이 거의 뛰지 않고 있었다. 그 때 모니터를 바라보던 정은 씨가 소리쳤다. "VT! 제세동기 준비해 주세요!" 정은 씨는 이름도 성도 모르지만 비슷한 또래의 소연 씨를 꼭 살리고 싶었다고 합니다.

중환자실로 옮기면서 이동침대 위에서 심폐소생술을 시행했습니다. 흉부외과에도 연락했습니다. 심장이 거의 뛰지 않아 체외 순환기를 사용해야 할 상황이었습니다. 젊은 여자의 갑작스러운 심장마비, 특이한 심전도 모양을 보이지만, 다른 응급 검사상 특이 사항이 없었습니다. 현재로서는 바이러스 감염 등에 의한 급성 심근증이 강하게 의심되었고, 지금 소연 씨의 심장은 일시적으로 정지되어 있는 것이나 다름없어 체외 순환을 통해 시간을 벌어야 했습니다. 쉽게 표현하자면 소연 씨의 심장은 몸살이 나서 기절해 있는 상태였습니다.

지난 이 주 동안 중환자실에서는 힘겨운 싸움이 계속 되었습니다. 아니, 실은 1년 365일 내내 중환자실에서는 사투가 계속됩니다. 호흡기 환자, 감염 환자, 투석 환자, 교통사고 환자, 심근경색 환자 등 사연 많은 수많은 이들이 울고, 웃고, 죽어 가고, 살아서 일반병실로 올라가기도 합니다. 소연 씨는 지금 힘겨운 싸움의 막바지에 다가가고 있습니다. 일 주일째 체외 순환기를 달고 있습니다. 체외 순환기를 달고 있어 온몸에 피를 돌려 주니 눈을 뜨고 언니의 얘기를 듣고 의사 표현은 할 수 있는 정도였습니다. 인공호흡기를 달고 수면제를 투여해서 잠재워야 하나, 체외 순환을 해서 그런지 마취가 잘 되지 않습니다. 수면제를 다량 투여해도 정신이 멀쩡합니다. 난생 처음 와 보는 중환자실 침대에 누워 온몸을 감고 있는 각종 기계 장치들을 보며 태연하게 견디는 소연 씨, 참으로 인내심이 대단했고, 밝고 느긋한 성격을 가진 좋은 사람이라는 생각을 했습니다. 얼굴과 몸이 붓고 기계 안에서 혈액이 깨져서 수혈을 하고 영양 공급을 하고 강심제를 투여합니다. 그래도 소연 씨의 심장은 처음 며칠은 거의 뛰지를 않았습니다. 뛰는 흉내만 낼 뿐 심장의 역할인 펌프 기능을 전혀 못하고 있었습니다. 그러다가 조금씩 조금씩 회복이 되어 갔습니다. 물론 몇 번의 고비도 있었습니다. 체외 순환기를 줄여 가고 정지시켜 보았는데 혈압 유지가 안 되었습니다. 다시 체외 순환을 시작하면서 어쩌면 저 젊은 생명을 잃을 수도 있겠다고 생각했습니다. 하지만, 소연 씨는 견디어 냈습니다. 하루 후 다시 체외 순환을 제거하니 혈압이 조금 떨어집니다. 모두들 소연 씨의 심장이 제발 제 역할을 해내기를 진심으로 바랐습니다. 한 시간, 두 시간, 기적적으로 견디어 냅니다. 여러 가지 기계 장치의 부작용 때문에 더 이상 체외 순환을 유지할 수 없었기에 소연 씨에게 어쩌면 마지막 기회였을 그날, 소연 씨의 심장이 서서히 기지개를 켰고, 소연 씨는 짧았지만 엄청나게 흉포했던 싸움에서 승자가 되어 가고 있습니다.

급성 심근염은 혈관 질환이 아니라 근육 질환입니다. 하지만, 증상이 협심증과 유사한 점이 있고, 비교적 젊은 사람에게 호발하며 때때로 치명적이므로 소개합니다. 심장은 온몸에 혈액을 공급해 주는 펌프입니다. 하루 10만 번 정도 평생을 운동하는 심장은 튼튼한 근육과 혈관과 결체조직으로 구성되어 있습니다. 그중 근육의 역할이 펌프질에 있어 필수적임은 쉽게 상상할 수 있습니다. 아직 밝혀지지 않은 부분이 많지만, 이런 심장 근육에 다양한 바이러스 감염이나 독성 물질, 또는 자가 면역 질환이 생기면 급성 심근염이 발생합니다. 평균 발생 나이는 문헌에 따라 다르나 42세 정도이고, 이십 대 초반의 건강하던 젊은이가 급사할 수도 있는 병입니다. 증상은 처음에는 감기와 유사합니다. 피곤하고 몸살기가 있으며 약간 숨이 차기도 합니다. 많은 경우 수주 내로 저절로 회복되나, 경우에 따라 심부전으로 진행하여 사망에 이르기도 하는 병으로, 때문에 초기에 의사와 환자의 관심이 매우 중요합니다. 효과적인 치료법이 없습니다. 회복될 때까지 안정하며 혈압과 맥박, 호흡을 유지시키는 것이 중요합니다. 소연 씨의 경우 심부전이 급격히 악화되어 심장마비에 가까운 상태가 되어 심장 수술에서 사용하는 체외 순환기를 부착하여 치료한 경우로 현대 의학의 첨단을 보여 주었습니다. 환자 본인의 고생과 인내심은 말할 것도 없었지만, 수 년 전까지만 해도 아니 현재에도 소연 씨와 같은 상태에서 회복되는 것은 매우 힘들다고 할 수 있습니다. 사회사업가가 꿈인 소연 씨는 이제 건강한 모습으로 꿈을 키워 가고 있습니다. 끝으로 이 글을 빌려 그 당시 고생하셨던 다른 의사, 간호사, 여러 직원 분들에게 감사하다는 말을 전합니다.

김태연 ▫ 흉통코디네이터, 간호사

아버지의 팔굽혀펴기

최 씨(남, 47세)는 과거 관상동맥의 주요 혈관들 중 세 곳이 막혀 심근경색 진단을 받고 혈관 확장술을 통해 스텐트를 세 개나 넣었던 환자입니다.

이 년 전 응급실을 통해 처음 만났던 그는 특이 병력이나 가족력은 없었습니다. 하지만 작은 일에도 곧잘 스트레스를 받는 예민한 성격으로 술자리가 거의 매일 이어졌고, 담배는 하루 한 갑 반 정도를 피는 등 심장혈관 질환을 부르는 원인을 두루 갖추고 있었던 것입니다. 가족의 생계를 짊어지고 사는 보통의 평범한 가장의 모습이었습니다. 스텐트 시술 후 사 일간의 입원 치료를 마치고 퇴원하면서 금주와 금연, 식습관 개선에 대해 재차 다짐을 받았습니다. 하지만 안타깝게도 그는 오 개월 후 응급실을 통해 병원을 찾았습니다.

최 씨의 아들이 말하길, 그는 잘 풀리지 않는 회사일 탓인지 매일 짜증의 연속이었고, 혈관 확장술 이후에도 여전히 술과 담배를 끊지 못했다고 합니다.

오 개월 만에 다시 응급실을 찾던 날, 그는 전날의 과음으로 몸이 나른했고 소화가 안 되는 것처럼 속이 더부룩했습니다. 속을 편하게 하기 위해 평소에 잘 하지 않던 운동이라도 해야겠다 싶어서 아들과 함께 집 근처 작은 약수터에서 별다른 준비운동 없이 팔굽혀펴기를 시작했습니다. 약간의 시간이 지나 아들이 약수터에서 물을 뜨고 돌아섰을 때, 그는 숨을 쉬지 못한 채 팔굽혀펴기를 하던 자리 그대로 쓰러져 있었다고 합니다.

아들은 급하게 119에 도움을 요청했지만, 산길이라 구조 요원이 도착하기까지는 십여 분이 소요되었습니다. 아찔함에 발만 동동 구른 일 년 같은 십 분이었습니다. 숨을 쉬지 못해 일분일초가 천금 같은 위급한 상황에서 십여 분의 지체 뒤에 응급실로 이송된 것입니다. 병원에 도착해 응급처치를 받은 최 씨의 심장은 가까스로 다시 뛰게 되었으나 저산소성 뇌 손상은 피하지 못했고, 결국 그는 의식을 회복하지 못했습니다.

그는 현재도 일 년 가까이 입원해 침상 생활을 하고 있습니다. 그는 흔히들 말하는 식물인간 상태입니다. 식물인간 상태는 심장 정지, 심근경색으로 심한 저산소성 뇌 손상을 받은 환자들이 깊은 혼수상태에 빠진 채로 생존하는 경우를 말합니다. 경우에 따라 다르지만 대략 1-3개월 이상 식물인간 상태가 지속되면 의식이 회복될 가능성은 매우 낮은, 극한적인 상황을 맞은 것입니다.

그의 나이 이제 마흔일곱입니다. 듬직한 고등학생 아들 둘과 꽃 같은 부인을 둔 평범했던 가장의 일상이 하루아침에 해가 졌습니다.

"담배랑 술 근처도 안 갈게요. 다 끊고 농부가 될 거예요."

사람 좋게 웃으며 다짐 인사를 하고 퇴원하던 최 씨와 두 아들의 손짓과 환한 얼굴이 아직도 기억 속에 생생합니다. 가족들은 아버지이자 남편인 최 씨가 기적적으로 의식을 회복하길 기도하며 기다리고 있습니다. 자신의 건강 상태를 누구보다 잘 알았을 최 씨가 오죽했으면 그랬을까 싶은 생각에 안타깝고 안타깝기만 합니다. 이 년 전 그의 말대로 다 끊고 농부가 되었더라면…, 그 일을 떠올리면 매번 가슴 한구석이 시큰해집니다.

Doctors Diary

임도선 □ 순환기내과 교수

먼 비행을 견뎌 온 가슴앓이

여느 때와 마찬가지로 환자들로 북적거리는 심혈관센터의 이른 아침. 먼 지방에서 차가 막혀 진료 예약시간을 놓쳤다고 빨리 봐 달라는 환자부터 예약된 진료시간은 멀찌감치 남아 있는데 일찍 왔으니 온 순서대로 진료 좀 봐 달라는 환자까지… 대기실에 굳이 나가 보지 않아도 환자들의 초조한 마음에 발을 동동 구르고, 사연 많은 환자들의 한마디, 한마디가 외래진료 시간을 바삐 재촉합니다.

그 날도 쉴 틈 없이 진료가 진행되고 있었습니다. 진료예약은 못했지만, 멀리 미국에서 가슴이 아파서 왔으니 당일 접수라도 부탁한다는 환자의 사연을 전해 듣고 바로 환자를 만났습니다. 더구나 '가슴이 아픈' 증상이 있는 채로 먼 미국에서부터 비행을 해 왔을 환자를 생각하니 마음이 급했습니다.

진료실로 들어오는 환자의 걸음걸이, 왼팔의 움직임이 부자연스러웠지만, 협심증 및 심근경색에 기인된 증상은 아니었습니다. 급할수록 신중해야 하기에 청진 후 주의 깊게 문진을 시작했습니다.

"가슴이 언제부터, 어떤 일을 할 때 아픈지요? 통증이 지속되는 시간은 몇 분 정도인지요?"

먼 비행을 견뎌 온 환자. 55세의 여자 환자이며, 키 158cm에 68kg, 술, 담배는 하지 않았다고 하며, 젊었을 때 미국으로 건너가 결혼, 직업은 남편이 운영하는 카센터에서 정비기술을 배워 엔지니어로 생활, 최근에는 자동차의 여러 부품들을 정리하는 작업을 할 때마다 3-5분 정도의 흉통이 생겨 현재는 간간이 가사 일만 할 수 있을 정도라고 했습니다.

그녀는 고혈압으로 십 년 정도 약물치료 중에 있으며, 오 년 전쯤 넓디넓은 미국 땅 한복판에서 갑자기 자동차 타이어 펑크가 나, 직접 타이어를 교환하던 중 실수로 차 밑에 깔리게 되는 사고를 겪었다고 했습니다. 차체에 깔려 구조요청도 하지 못한 채 시간만 흘렀고, 다행히 지나가던 차량의 누군가가 급히 신고하여 구급차가 도착하였으나, 사고의 여파로 뇌졸중을 진단받았고 역시 약물치료 중에 있다고 했습니다. 이런 까닭에 환자의 걸음걸이와 움직임이 부자연스러웠음을 확인할 수 있었습니다.

무엇보다 궁금했던 건 왜 미국에서 바로 치료를 받지 않고 여기까지 흉통을 참고 왔을까하는 거였습니다. 환자가 말하기를 힘든 작업을 하거나 움직임이 많을 때에만 흉통이 심했으며, 가만히만 있으면 금세 증세가 가라앉았기에 앉아서 오는 비행쯤은 별거 아닐 거라 생각했다는 것입니다. 나는 덜컥 비행기 안에서 응급상황이 일어났으면 어떻게 하려고 했냐고 환자를 잠시 꾸짖었습니다. 그러자 환자는 조그만 목소리로 말했습니다.

"여러 언론매체들을 살펴보니까 제 증상이 협심증 같은 심장병일 가능성이 크더라고요. 미국에서는 의료비가 워낙 비싸서 한국까지 오게 됐어요."

미국에서 카센터를 운영하기는 하지만, 월세에 생활비 부담이 커서 어쩔 수 없었다는 환자. 하지만, 삶의 동아줄이 끊어질 위험부담은 어찌 감당하려

했던 것인지….

곧장 피검사 및 심전도와 심장초음파 등 심장에 대한 전반적인 기능 검사들을 시행하였습니다. 심혈관계 중환자실로 입원하도록 조치를 취한 후 그날 오후 바로 혈관 조영술을 시행하였고, 그 결과 심장을 둘러싼 좌전하행 동맥이라는 관상동맥이 90퍼센트나 막혀 있어 급히 스텐트를 삽입하는 혈관 확장술을 시행하였습니다.

이후 환자는 심혈관계 중환자실에서 안정을 찾았고, 더 이상 흉통으로 고통받지 않았으며, 일주일 후 외래진료 차 다시 마주했습니다.

환자는 이제야 자진신고를 합니다. 여자의 몸으로 타국에서 엔지니어 일을 하다 보니 고된 생활과 스트레스를 흡연으로 풀 수밖에 없었다고…. 두툼한 고기 패티가 들어간 햄버거나 기름기 많은 소시지 핫도그 같은 정크푸드로 식사를 때우기 일쑤였다는 말도 털어놓습니다. 이렇게 그녀는 예전의 기름진 식습관과 흡연이 협심증을 불러일으킨 원인이었음을 다시금 가슴 깊이 새기며 새롭게 다짐을 합니다. 처방된 약 빼먹지 않고 챙겨먹기, 채식과 육식을 골고루 먹되 조리 방법에 더욱 신경 쓰며 외식을 줄여 보기, 절대 흡연하지 않기 등, 하나하나 확인을 받으면서 말입니다. 미국으로 돌아가는 그녀의 발걸음은 앞으로의 제2의 삶을 가꿀 생각에 한층 가볍기를 바람하여 봅니다.

3

참을 게 따로 있지

철모르는 어린아이

✲ 김영자_66세

아침과 저녁으로 나눠서 매일 세 시간 정도 운동을 합니다. 이만하면 질병 없이 잘 살 수 있을 정도의 체력은 된다고 생각했어요. 꾸준히 운동을 하니까 달리 건강에 별 신경을 쓰지 않고 있었죠.

1995년에 강원도로 여행을 갔어요. 공기도 좋고 산도 좋고 기분은 더할 나위 없이 쾌적했죠. 한참을 풍경에 젖어서 여행길을 즐겼습니다. 그런데 별안간 식은땀이 났어요. 온몸에 기운이 빠지기 시작했죠. 불안한 마음에 물을 연신 들이켰어요. 물로는 뭔가 부족한 것 같아서 탄산음료도 정신없이 마셨죠. 하지만 좀체 몸이 나아질 기미를 보이지 않았어요. 다리는 풀릴 대로 풀리고 온몸이 덜덜덜 떨렸어요. 어지럽고 눈앞이 캄캄해졌죠. 어찌어찌 간신히 집으로 왔어요. 바로 병원으로 실려 갔어요. 여러 가지 검사를 마치고 입원을 한 상태에서 의사 선생님의 소견을 들을 수 있었어요.

저는 당뇨가 정확히 어떤 병인지도 모르고 있었어요. 그런데 제가 혈당 수치가 380이나 되는 당뇨 환자라는 것이었어요. 그 날부터 저에게는 당뇨 환자라는 꼬리표가 붙었죠. 참 암담했어요. 그래도 현실을 이겨내려고 꾸준히 운동도 하고 식사도 조절했습니다.

평소처럼 아침에 걷기 운동을 하고 있는데 가슴에 심한 통증이 왔습니다. 강원도 여행길에서 겪었던 일들이 머릿속에 생생히 지나가더군요. 119 구급차를 타고 동네에 있는 준종합병원으로 갔습니다. 증상을 소상히 말하니, 대학병원으로 가 보라고 하면서 의뢰서를 써 주시더군요. 그래서 순환기내과로 와서 진료를 받게 되었습니다. 진료를 받고 별 탈 없이 세월은 흘렀습니다. 그런데 나이가 드니 몸에 문제가 끊이질 않더군요.

어느 날부터인가 팔뚝, 장딴지, 허벅지에 벌레가 기어 다니는 것 같았어요. 그리고 눈앞에서는 하루살이 같은 것들이 날아다니는 것 같았어요. 이번에는 눈에 이상이 왔구나 하고 가슴이 덜컥하더군요. 안과를 찾아갔어요. 백내장이 조금 생겼는데 크게 걱정할 것이 아니라고 하셨습니다. 안약을 넣고 약을 먹으면서도 불안한 마음을 감출 수가 없었죠. 주변에서 당뇨를 앓고 있는 사람들에게 상의를 했어요. "당뇨 환자가 눈이 안 좋아지면 큰일 나는 거야. 합병증이 생기는 것도 눈부터 나빠지면서 그렇다는데."

뒤도 안 보고 바로 병원 담당 선생님을 찾아갔어요. 바로 검사를 받아 보자고 하시더군요. 저는 초조한 마음으로 검사 결과를 기다렸어요. 검사 결과 협심증 증세가 있으니 보호자와 같이 오라고 하셨어요. 왜 그리 겁이 나는지 세상이 다 겁나더군요. 나이 먹을수록 애가 된다는 말이 딱 맞는 것 같아요. 저는 무서운 마음에 한 달, 두 달을 미루고 미루다가 통증이 참을 수 없을 정도가 되어서야 다시 병원을 찾았죠. 당연히 빨리 시술 날짜를 받으라고 하셨죠. 다음 날 바로 시술을 받았습니다.

당뇨에 혈압에 심장 질환은 무슨 세트처럼 항상 같이 다니네요. 어린애처럼 겁먹고 치료를 미뤄서 병을 키운 것 같아요. 환자들은 거의 다 철모르는 어린아이 같아요. 물론 저를 포함해서요.

예방할 수 있어요

✲ 김문영_60세

어려서부터 종교 생활(기독교)을 착실하게 한 결과 술과 담배를 현재까지 한 번도 해 보지 않았습니다. 평소 식생활 습관도 육식보다는 주로 채식이었으므로 병원 한 번 가 본 적 없이 생활했고 건강 하나는 자신 있었습니다.

1995년 어느 날 길을 걸어가던 중 명치 부분이 꽉 막히는 것 같았습니다. 그리고 온몸에 힘이 빠지는 것을 느끼며 한 발자국도 떼지 못한 채 고통스런 자세로 있어야 했습니다. 그게 채 오 분이 안 되었다는 걸 지금도 확실하게 기억합니다. 삼 분 정도 그렇게 서 있었던 것 같습니다. 그 후 어쩌면 언제 아팠었느냐는 듯이 흔적 없이 멀쩡해졌습니다. 일시적인 현상으로 알고 까맣게 잊고 한 육 년을 아무런 불편 없이 평소처럼 누구보다도 건강에 대한 자신감을 가지고 교만하게 지냈습니다.

육 년이 지나면서 이따금 명치 부분에 그렇게 심한 것은 아니지만 약간의 통증을 느꼈습니다. 주로 식사 후에 통증이 나타났기 때문에 음식을 잘못 먹고 체했거나 과식해서 속이 부대끼는 것으로 판단했습니다. 평소 병원은 물론이고 약도 별로 먹어 본 적이 없었기 때문에 병원 가서 진단받아 볼 생각은 하지도 않았습니다.

그러던 중 2001년 4월 말경 강북구에 있는 삼각산을 동료들과 등반하는데 또다시 가슴에 약한 통증이 느껴졌습니다. 가슴 통증보다 더 심한 현상은 팔과 다리에 너무 힘이 없었던 점입니다. 그런데 희한하게도 약 삼 분 이상만 쉬면 언제 그랬냐는 듯이 어쩌면 그렇게 깨끗하게 증상이 사라지는지 지금 생각해도 신기할 정도입니다. 그러기를 여러 번 반복하면서도 비교적 야트막한 산이기 때문에 끝까지 등산을 마쳤습니다.

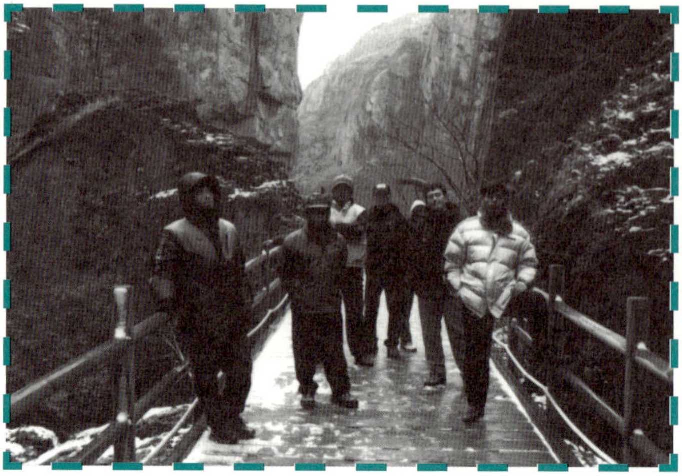

몸에 이상을 전혀 느끼지 못하고 생활하다가 불과 며칠 후 2001년 5월 초(음력 4월 초파일) 집에서 점심을 먹고 쉬다가 깜빡 잠들었는데 가슴이 아파 깨어나게 되었습니다. 통증은 미약했지만 팔, 다리부터 시작해서 온몸에 힘이 빠지는 것을 심하게 느꼈습니다. 흔히 듣던 대로 협심증이나 심근경색(지금처럼 위험한 병으로 알지 못했음)이 아닌지 의심하면서도 상식이 없었기 때문에(그렇게 통증을 여러 번 반복하면서도) 그럭저럭 견뎠습니다.

그날 밤 열두 시에 잠자리에 들었는데 새벽 한 시에 통증으로 깨었다가 '내일은 병원에 가 보아야지' 하고 다시 잠들었습니다. 역시 통증으로 인하여 깨어 보니 불과 한 시간이 지난 새벽 두 시였습니다. 그 때의 증세는 통증이 왔다가 바로 멈추던 평소와 달리 지속적으로 반복되어 바로 119에 전화하였습니다. 구급차를 타고 급히 응급실로 갔습니다. 아프고 멈추고 하기를 계속하던 통증은 혀끝에 넣는 약을 몇 차례 복용하고 나서야 겨우 가라앉았습니다.

저는 그 새벽에 중환자실로 보내졌습니다. 3일 후에 다시 그 증상이 나타나자 곧바로 허벅지 동맥을 통하여 스텐트 삽입하는 치료를 받게 되었습니다. 중환자실에 있던 다른 입원 환자들은 같은 시술을 받고도 이삼 일 만에 퇴원을 하는 듯했습니다. 저는 다른 환자보다 더 심했는지 입원한 기간이 열흘을 넘겼습니다. 그 뒤로 새로운 생활을 하면서 병원에서 교육받은 대로 음식은 평소와 같이 거의 채식이고 운동은 탁구를 중심으로 꾸준히 하고 있습니다.

교회에서 만나는 교우들 중에서 더러 저와 비슷한 증세를 호소하는 분들을 만나게 됩니다. 그분들도 저처럼 협심증이나 심근경색의 증세일지도 모르는 통증을 겪으면서도 일시적인 현상으로 알고 지내는 경우가 많았습니다.

"병원에 속히 가서 진단받도록 하세요. 꾸역꾸역 참다가 위험할 수 있어요!"

제가 이렇게 이야기하여 고비가 오기 전에 치료받은 분들이 제법 있습니다. 제가 경험했던 것처럼 가슴에 통증이 왔을 때 음식물을 잘못 먹고 체했다고 치부하는 사례가 대부분이었습니다.

저의 경우를 비롯하여 많은 사례들이 널리 알려진다면 귀중한 생명을 지킬 수 있는 데 도움이 될 것 같습니다. 병에 무지하거나 증세를 간과하여 불행한 일을 당하는 분들이 없기를 바라며 심혈관센터 의료진들께 진심으로 감사를 표합니다. 고맙습니다.

건강을 믿지 마세요

✻ 김홍채_66세

저는 참 운이 좋은 사람들 중 한 사람이라고나 할까요? 1996년에 저는 심근경색 진단을 받았습니다. 당시 병원에 입원하여 스텐트 삽입 시술을 받았고 지금까지 외래 진료를 받고 있습니다. 치료받기 전까지는 내 자신의 건강에 자신 있었습니다. 전국의 산을 돌아다니며 등산으로 주말을 보내곤 했습니다. 그때 건강을 너무 과신하여 기름기 많은 음식을 즐겨 먹으며 술과 담배를 많이 했던 것이 못내 후회스러울 뿐입니다.

어느 때인가부터 걷는 도중 숨이 차는 상황이 벌어지곤 했습니다. 등산을 갈 때 마다 체력이 떨어져 일행들과의 거리 폭이 멀어지고 중간에 쉬는 시간이 길어지곤 했습니다. 그러던 어느 날, 길을 걸어가고 있는데 가슴을 쥐어짜는 듯하는 통증에 한 걸음도 더 뗄 수 없었습니다. 잠시 멈추어 숨을 고르고 나니 통증이 금방 사라졌습니다. 이후에도 이따금씩 가슴의 통증이 찾아오곤 했는데 그럴 때마다 처음에 했던 것처럼 잠깐 쉬고 나면 그 증상이 가라앉아서 다른 조치를 취할 생각은 안 했습니다. 잠깐씩이었지만 움직일 수 없을 정도의 통증이 찾아왔을 때 바로 병원을 찾았어야 하는데 그러지 못했고, 그런 현상은 점점 더 자주 일어났습니다. 병원을 찾아가 병명을 진단받고 의사 선생님의 말씀을 듣는 것이 두려웠던 탓도 있습니다.

어느 날인가는 쉬다 가다를 반복하며 집에 도착하고 나니 내가 죽을병에 걸렸나 보다, 싶은 생각에 가슴이 덜컥 내려앉았습니다. 마지막으로 부모님 산소를 찾아 뵙고 와야겠다 싶어서 고향 길을 찾아 옛 노래를 부르며 집을 나섰습니다. 그러나 도저히 참을 수 없는 통증이 다시 밀려와 왔던 길을 되돌와야 했습니다. 그 때 돌아오는 길에 먼 산을 보며 얼마나 울었는지 모릅니다. 그렇게 병원 응급실에 도착하여 바로 임도선 선생님의 집도로 스텐트 시술을 받게 됐습니다. 생각해 보면 저의 두려움은 너무 바보 같고 어리석었나 봅니다.

사람은 누구나 자신의 몸에 어떤 변화나 증상이 나타나는 것을 느끼게 됩니다. 그런 때에는 지체 없이 병원으로 가는 게 급선무라고 생각합니다. 어리석었던 저는 의술이 뛰어난 의사 선생님과 인연이 닿아 지금 이렇게 건강을 되찾아 가고 있습니다. 처음 흉통이 왔을 때 바로 병원으로 갔더라면 지금보다 더 빨리 건강을 회복할 수 있었을 것입니다.

흉통으로 응급실에 도착하기 전엔 어떤 병이에든 지식이 전혀 없었습니다. 다만 심장마비나 돌연사란 병명만 주변에서 들어 알고 있었습니다. 그마저도 평소에 등산을 즐기는 등 건강한 생활을 유지하고 있던 저와는 무관한 일이라고 생각해 크게 관심을 두지는 않았습니다. 지금 생각해 보니 스텐트 시술을 받고 퇴원한 후 약 5년의 세월 동안 의사 선생님의 충고를 지키며 지내 온 것 같습니다. 술과 담배는 완전히 절제했고 병원에서 조언해 준 식단에 맞춰 규칙적인 식습관을 갖기 위해 신경을 많이 썼습니다. 무리한 산행은 하지 않고 매일 뒷동산으로 산책을 하는 기분으로 가벼운 등산을 했습니다. 그렇게 건강을 지키기 위해 노력하다 보니 몸이 차차 좋아지는 걸 느꼈습니다.

저와 같은 환자분이 아니더라도 이런 이야기는 꼭 하고 싶습니다. 혈압, 당뇨, 고지혈증에 대해서는 건강한 사람도 꼭 관심을 가져야 한다고 말입니다. 아는 만큼 보이는 법입니다. 기본적인 정보를 습득하고 정기 건강검진을 받을 것을 권하고 싶습니다. 결국 내 병은 내가 고치는 것 같기도 합니다. 병을 이겨내는 것은 결국 나와의 싸움인 것입니다. 만일 저처럼 고혈압과 당뇨를 가지고 있다면 건강할 수 없다고 체념하거나 비관할 것이 아니라 평생 친구라 생각하는 마음이 필요할 것 같습니다. 몸 안에 있는 고질병들을 다독거려 주며 같이 건강하게 잘 살아 보자고 이야기하는 것입니다. 그러면서 의사 선생님의 지시를 열심히 따르며 조심하기만 한다면 질병으로 인한 위험한 상황은 쉽게 찾아오지 않을 거라고 감히 말씀드립니다.

의사 선생님의 충고와 지시들을 이행하지 못해 좀더 건강하게 버틸 수 있는 시간을 헛되이 보내고 세상을 등진 여러 사람을 보았습니다. 저도 후회하고 반성하고 있습니다. 의사 선생님의 진료와 간호사 선생님들의 보살핌 속

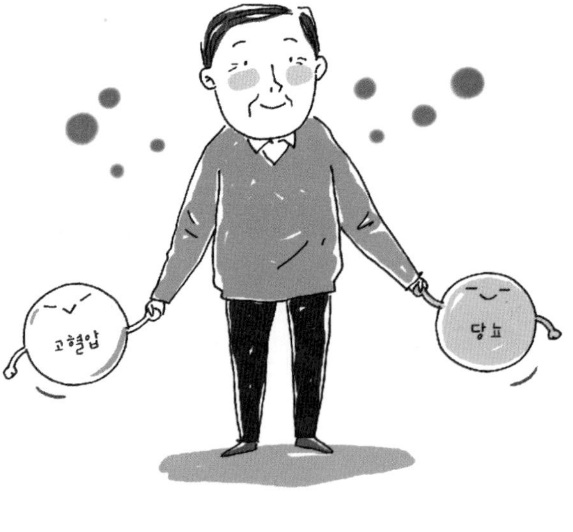

에 몸이 조금 좋아졌다 생각되자 다시 자만에 빠지게 되어 잠시 병원에서의 충고들을 잊고 술을 한 잔 두 잔 먹었었는데 몸이 다시 악화되는 것 같았습니다. 급기야 2006년에는 미국에 갈 일이 있어 건강검진을 받고 의사 선생님과 상의한 결과 다시 스텐트 삽입술을 하기에 이르렀습니다. 그 때 시술 뒤 지혈이 잘 되지 않아 고생도 많았던 기억이 납니다. 스텐트 시술을 받기 전에는 식후 빨리 걸을 때나 조금 뛰었다 하면 몹시 숨이 차고 아프다는 느낌을 받았으나 시술 후론 빠른 걸음도 괜찮을 정도가 되었습니다. 그러나 옛날처럼 힘든 산행이나 뛰는 운동 등 심한 운동은 하지 않도록 조심하고 있습니다.

친지들을 만날 때마다 보기에 건강이 많이 좋아진 것 같고 얼굴이 훤해졌다는 이야기를 듣습니다. 그런 말을 들으면 기분이 좋습니다. 의사 선생님의 지시와 처방받은 약 복용을 철저히 지키며 몸 상태를 잘 점검하고 꾸준히 노력을 기울이고자 합니다. 고생이 심했던 그 때의 기억을 잊지 말고 늘 상기해야 했지만 건강해졌다고 느끼자 바로 몸을 방치해서 다시 주의를 받았습니다. 다시는 그런 실수를 하지 말아야지 굳게 다짐해 봅니다. 운동은 평상시에 꾸준히 해야 되기에 자전거나 러닝머신 등 여러 가지 운동기구들을 잘 활용하고 음식 조절에 신경 쓰고 있습니다. 그러다 보면 꼭 좋은 성과가 있으리라 여깁니다. 모두가 병원에서 들었던 선생님들의 친절한 말씀들이 없었다면 힘들었으리라 생각합니다.

담당 선생님께서 미국에 교환 교수로 나가 계실 때는 항시 긴장이 돼 기다려지기까지 했습니다. 환자가 자기 선생님을 믿고 따를 때 환자의 마음도 편안하리라 믿습니다. 제 주위엔 저와 같은 환자분들이 너무 많습니다. 앞에서 이야기했듯이 병이 호전됐다고 자만하지 말고, 아프면 바로 병원을 찾는 길을 택하시라 권하고 싶습니다. 병은 방치하지 말고 스스로 이겨내야 합니다.

담배, 혈압, 당뇨는 늘 주의해야 한다는 것을 나 자신과 주변 사람들에게 자주 말하곤 합니다. 저는 심장마비 돌연사란 병명을 알게 되어 심혈관에 대해 조금은 알게 되었습니다. 혹시나 하는 마음에 가족과 저는 심폐소생술을 배우고자 여러 곳의 교육장을 찾곤 했습니다. 좀더 빨리 구급 처리와 병원 이송을 할 수 있도록 배우고 또 배웠습니다. 여러분들도 건강에 대해 과신하지 말고 늘 대비하고 준비해야 합니다. 담당 의사 선생님을 비롯하여 심혈관센터 간호사 선생님들께 항상 고맙고 감사한 마음입니다. 저의 건강을 꼭 지키도록 노력하겠습니다.

살고 싶어요? 죽고 싶어요?

✲ 성병국_72세

산악인으로서 건강만큼은 자부하면서 관리하였습니다. 서른셋에 회사를 옮기면서 심신을 단련하고자 산행을 선택하여 의지력과 지구력을 길렀습니다. 뭐든지 한번 시작하면 대충 넘어가는 법이 없이 매진하는 평소 성격대로 등산도 그렇게 했습니다.

민주산악회 충남 갑 지부장을 맡기도 하고 나중에는 중랑산악회를 결성하기도 했습니다. 산에 오르기 시작한 지 얼마 지나지 않아 산을 선택한 것이 정말 잘한 일이라는 생각이 들었습니다. 산에 오르는 인내력이라면 사회에서 못 참을 것도, 못할 것도 없겠다 싶었던 겁니다. 사회생활을 하면서는 정시 출근, 정시 퇴근에 29년이란 긴 세월 동안 규칙적인 하루 세 끼 식습관을 유지했습니다.

저의 신조는 하루를 즐겁게, 인생을 즐겁게 살자는 것입니다. 내성적이고 까다로운 성격 탓에 스트레스도 잘 받고 생각이 많은 편인데 생활 신조를 늘 생각하며 긍정적인 마음을 유지하려고 노력하는 편입니다.

1975년경부터 가끔씩 가슴에 찌릿찌릿한 통증이 오고 부부관계를 할 때면 가슴이 막히는 기분이 들기도 하여 서울 휘경동 W병원에서 심장 진료를 여러 번 받았습니다. 그 뒤 여의도 S병원으로 옮겨 심장 진료를 받았는데 심장이 아니라 식도에 이상이 있다고 하면서 안암병원 송 교수님을 소개시켜 주셔서 진료를 받았습니다. 코 내시경 기기 첫 시험을 하였는데 검사 결과 식도 괄약근에 염증이 있다는 진단을 받았습니다.

그리고 별 문제없이 일상을 건강하게 유지하던 1997년의 어느 날이었습니다. 목욕을 하고 거실을 지나 큰방 문을 열고 들어서는 순간 그만 문지방 위에 주저앉고 말았습니다. 미처 닦아내지 못한 물이 방바닥에 흥건하게 고였습니다. 집 안엔 아무도 없었는데 다행히 정신을 잃지 않아 스스로 전화기를 들어 119 구급차를 불렀습니다.

곧바로 응급실로 달려와 입원하게 되었습니다. 진단 결과 급성 심근경색이라 하였습니다. 곧바로 심혈관 확장 시술을 받게 되었습니다. 이후에 금방 일상생활로 돌아가 무리 없이 지냈습니다. 그러다 2007년 11월에 스텐트 4개를 추가로 시술받아 현재까지 무리 없이 잘 지냅니다.

제가 지금까지 건강을 유지할 수 있었던 것은 자연을 사랑하는 마음으로 산을 즐겨 찾고, 사람 사이의 만남에서 오는 정서적 교감도 중요시 여기며 항상 즐거운 인생을 살기 위해 노력하고 있기 때문이라고 생각합니다. 살면서 가장 행복한 일은 소중한 사람들을 만나는 일인 것 같습니다.

저는 안암병원에서 안식구와 사별했습니다. 아내는 유방암이었습니다. 2003년 손녀의 돌잔치 날 가족들이 모두 모였는데 제수씨가 갑자기 "형님이 이상해요. 발음이 이상해요" 하기에 바로 병원으로 갔습니다. 그 때 유방암을 앓고 있던 아내가 머리에까지 이상이 생겼다는 것을 알게 되었습니다. 저는 그 당시 아내 곁에서 밤낮으로 간병하였습니다. 매일매일 병상일지를 기록하며 아내가 하루 빨리 건강해지기만을 바랐습니다. 그러나 간절한 바람은 얼마 지나지 않아 무너지고 아내는 입원한 지 75일 만에 세상과 저를 버리고 말았습니다.

인생의 최후를 암 병동에서 보낸 아내에 대한 속상한 마음은 이루 말할 수 없었습니다. 아내를 잃고 석 달간 식음을 전폐하며 슬픔 속에 누워서 보냈습니다. 살면서 가장 힘든 점은 소중했던 사람들을 하나 둘 떠나보내는 것입니다. 마음에 쓸쓸함이 가득합니다.

가장 사랑했던 친구인 김 장로는 제가 몹시 위급할 적에 열 일 젖히고 병원으로 달려온 사람입니다. 구태여 남자를 신원보증인으로 세우라고 할 때 찾아와 금세 죽을지도 모르는 긴박한 상황 속에 처해 있던 저를 위해 보증을 서 주었던 사람인데, 그도 세상을 떠났습니다.

모든 것이 허무하고 쓸쓸해 식음을 전폐하고 누워 있을 때 나를 일으켜 준 것은 며느리와 딸의 정성이었습니다. 병구완을 하며 지극 정성으로 보살펴 준 며느리의 마음에 감복하여 삶의 의욕이 다시 생기기 시작했습니다. 그때의 저처럼 슬픔 속에 빠져 삶을 등한시하는 사람들에게 이제는 이렇게 말할 수 있습니다.

"살고 싶어요? 죽고 싶어요? 살려면 걷고 죽고 싶으면 누워 있으시오."

편안하게 걷는 행복

✻ 유완주_56세

자영업을 하면서 불규칙한 생활을 오랜 시간 지속했습니다. 그러면서 자연히 스트레스와 건강관리에 소홀하게 된 것 같습니다. 당뇨가 있어서 동네 의원 신경과 약을 복용했는데 다섯 달 정도를 꾸준히 먹어도 아무런 차도가 없어서 진료 방향에 대해 고민을 많이 했습니다. 그러던 중 결국 고대병원 신경과 김 교수님을 찾아갔는데 소견서를 써 주시며 내분비과 김 교수님을 만나게 해 주셨습니다. CT 촬영 판독 결과 대동맥 폐쇄증 진단을 받았습니다. 서둘러 순환기내과에 접수하여 임 교수님께 바로 시술을 받았습니다.

당뇨로 팔 년간 치료를 받았는데, 보행을 할 때나 가파른 길이나 계단을 오를 때 양쪽 종아리에 통증이 오고, 가슴이 답답하고 숨이 차는 일이 가끔씩 있었습니다. 그럴 때 잠시 쉬면 증상이 금방 사라졌습니다. 증상이 나타나는 때의 공통점을 찾아보니 급히 서두르거나 이동할 때 통증이 나타나는 것 같았습니다. 그래서 당뇨 합병증이 오는 것은 아닐까 하는 의심을 했습니다. 그러나 바로 병원을 찾지 않았던 것은 운동 부족 때문이라는 생각이 들었기 때문입니다. 걸어서 이동해야 할 때 삼십 분 정도 운동을 하고 나서 보행을 하면 나아진 느낌을 받았습니다. 그래서 규칙적으로 운동을 하면 좋아지겠지 하고 생각해 조금씩 운동하는 습관을 들여 갔지만 변화가 없었습니다. 그러한 흉통이 시작된 지 4년쯤 되었습니다. 보행할 때 한참 걷다 보면 양쪽 종아리에 통증이 오고 얼굴의 표정은 찡그려집니다.

걷기는 생활에서 빼놓을 수 없는 행위인데 걸을 때마다 통증이 찾아오니 모든 것에 대해 무기력해졌습니다. 힘든 고통을 치료할 수 있다는 생각은 하지 못하고 어쩔 수 없는 현실로 받아들이고 지냈습니다. 스트레스가 켜켜이 쌓여 간 것은 당연한 일이었습니다. 그러다 우연한 기회에 원인을 발견하게 되어 시술을 받게 된 것입니다. 그때라도 뒤늦게 시술을 받을 수 있었던 것은 지금 생각해도 행운인 것 같습니다. 걸을 때 오는 고통에서 해방되고 나니까 마치 제2의 인생을 사는 느낌입니다. 뛰어난 의술에 감동을 느낍니다.

시술을 받은 뒤로는 생활의 불편함 없이 무척 건강하고 편안하게 일상을 유지하고 있습니다. 당뇨에 꾸준히 신경 쓰며 관리를 철저히 하고 있습니다. 자영업을 하는 탓에 그때그때 상황을 봐 가며 불규칙한 식습관에 익숙해져 있던 것도 식단에 맞춰 규칙적으로 하려고 노력합니다. 흔히들 자신의 몸이 평생 건강할 것이라고 믿고 무절제한 식습관과 함께 술, 담배를 자제하지 못하는데 건강은 누구라도 과신할 수 없는 문제라는 생각이 듭니다. 평소 건강을 지키기 위한 습관을 들이기 위해 노력하는 것과 정기적으로 건강검진을 받는 것이 중요한 것 같습니다. 본인이 체험을 했기 때문에 주위 사람들한테 꼭 한 번쯤 심혈관 질환에 관한 검사를 권하고 싶습니다.

약은 약사에게 진료는 의사에게

✻ 윤인숙_77세

안녕하십니까? 올해에 77세가 되는 할머니입니다. 계절의 변화를 느끼면서 산다는 것이 참 고맙게 여겨지는 나날입니다. 저는 증상의 시작이 없었습니다. 없던 것이 아니라 느끼지 못했는지도 모르겠네요. 가끔 진통제를 먹고는 했기 때문에 그랬던 것이 아닌가 합니다. 약의 오남용이 생활의 도처에 있었다는 생각이 드네요. '약은 약사에게 진료는 의사에게'라는 문구가 떠오르네요.

날도 좋고 별 무리 없이 편안하게 시간을 보내고 있었습니다. 그러던 어느 날인가 의료보험 공단에서 건강검진을 받았습니다. 검사 결과 심장의 상태가 좋지 않으니 종합병원에서 검사를 받아 보라는 소견을 들었습니다. 그땐 사는 것이 바쁘고 여유도 없고, 또 별다른 증상도 없으니 대수롭지 않게 넘겼습니다.

바람이 많이 불던 날이었습니다. 예배를 마치고 돈암동에서 아리랑 고개까지 걸었죠. 몹시 추웠습니다. 집에 와서는 가슴이 답답하고 숨이 가쁜 것이 '너무 많이 걸었구나' 하고 생각했죠. 누워서 쉬면 괜찮아질 거라는 생각에 침대에 편안한 자세로 누웠습니다. 그런데 시간이 지나도 좀처럼 증상은 가시질 않더군요.

나이를 먹어서 그런지 119를 누른다는 것이 자꾸 다른 번호를 눌렀나 봅니다. 아무리 눌러도 결번이라는 대답만 들려오더군요. 마침맞게 조카딸에게서 전화가 왔습니다. 증상을 이야기했더니만 조카딸은 놀라서 한달음에 달려와 119를 불렀죠. E병원 응급실로 갔습니다. 심장은 한시가 급한지라 협심증 진단이 내려져서 시술을 해야 하는데 보호자가 없어서 하질 못했습니다. 딸아이는 신혼여행 중이었습니다. 평생 한 번뿐인 여행을 방해할 수가 없어서 목요일까지 기다려 달라고 의료진에게 부탁을 했습니다. 지금 알게 된 이야기지만 심장은 발병 세 시간 안에 시술을 받아야 한다고 하더군요. 아마도 평소에 착실하게 다니던 교회에 대한 믿음 덕분에 신이 도우신 것이 아닌가 하는 생각이 듭니다.

의료진들과 더불어 병실의 환자들도 애타게 목요일을 기다렸습니다. 같은 처지의 환우들은 마치 자기 일처럼 걱정해 주었습니다. 저는 기도를 하면서 매 시간을 버텼습니다. 신혼여행을 마치고 돌아온 딸아이 부부는 놀란 가슴을 부여잡고 '왜 진즉에 연락하지 않으셨냐고' 울먹이더군요. 미안하기도 하고 반갑기도 해서 눈시울이 젖었습니다.

딸아이 부부가 온 다음에 시술을 받았는데, 허벅지 동맥으로 받아야 하는데 뭔가 잘 되지 않아서 정맥으로 했습니다. 중환자실에서 병실로, 병실에서 중환자실로 왔다 갔다 한 달을 보냈습니다. 그리고 정기 진료를 다니며 약을 복용하고 있습니다. E병원이 목동으로 이사를 했기에 집에서 가까운 병원으로 옮겼습니다. 주치의 선생님도 바뀌고 그동안 정기 검사가 없었기에 선생님의 권유로 검사를 했습니다. 이번 역시 증상은 없었습니다. 검사 결과 혈관이 또 막혀 있어서 두 번째 시술을 했습니다.

병이라는 것이 참 이상합니다. 응급실로 실려 들어왔을 때는 회복기간도

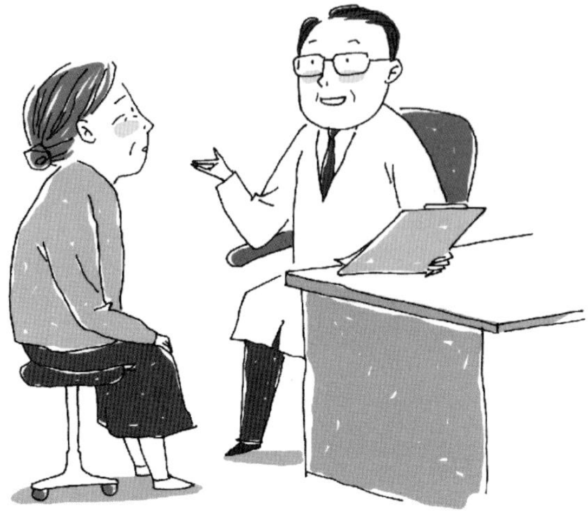

길더니, 내 발로 걸어 들어오니 회복도 빨라 3박 4일 만에 내 발로 걸어 퇴원했으니 말입니다. 생각해 보면 증상이 없었던 이유가 약물 오남용에서 온 것이 확실합니다. 진통제를 가끔 복용했거든요. 감기가 왔을 때나 머리가 아팠을 때 몸살기가 있었을 때도 처방전 없이 약을 복용했죠. 또 2007년 가을부터는 허리가 아파서 정형외과 약을 복용했거든요. 여러분들도 '나도 반 의사야'라는 생각은 절대 금물입니다. 꼭 진료를 받으시고, 처방전을 받아서 약을 복용하십시오. 의료보험공단에서 하는 보험 검진도 정밀하지 않다고 그냥 넘기지 마시고 꼭 받으세요. 건강하게 삽시다.

이렇게 건강한 생활을 하게 해 주신 의료진들에게 감사드립니다. 의사 선생님! 사소한 말씀 한마디가 환자들이며, 보호자에게는 큰 힘이 된다는 걸 기억하시고, 바쁘시지만 지금처럼 환자들에게 넉넉한 인품으로 대해 주세요. 감사합니다.

모교母校

✻ 이경복_70세

저는 의정부에서 태어나 살면서 의정부 중앙초등학교를 졸업하고 서울 왕십리 중앙시장 길 건너편 성동 중 · 고등학교로 통학했습니다. 의정부에서 서울까지 왕복 기차 편이 하루에 한 번밖에 없어서 왕십리, 청량리를 매일 걸어서 다녔습니다. 하루에 보통 삼사십 리를 책가방을 들고 도보로 다니니 자연스럽게 힘든 운동이 되었습니다. 6·25사변이 끝난 지 얼마 되지 않아 교통수단이 열악하기 그지없었기 때문입니다. 그렇게 건강하게 생활했습니다.

중학교 2학년 때는 우연히 같은 반 친구를 따라서 서울시청 앞 소공동에 있는 중앙 유도 도장에 가서 입문하고 수련을 하기 시작했습니다.

어느 날 가슴이 몹시 뻐근하고 옥죄어서 종로3가에 있는 심장 전문 병원에 가서 진찰을 받은 결과 '우심장 급작신경발작증'이라는 진단을 받은 후 약을 주셔서 먹고 가라앉혔습니다. 이때 비로소 제가 선천적 심장 기형인 우심장을 갖고 태어났다는 것을 알게 되었습니다.

그래도 건강에는 별 지장이 없고 몸도 튼튼해서 태권도를 배우고, 역기와 평행봉 등으로 육체를 단련시키면서 누구보다도 강건, 활발하게 학생 시절을 보냈습니다. 고등학교 3학년(1959년 3월 초, 18세) 봄에 친구가 화랑동지

회 어른 깡패 다섯 명에게 몰매를 계속 맞는데 그냥 놔두면 죽을 것 같았습니다. 이 절체절명의 위급한 순간에 나도 모르게 뛰어들어서 그 매를 제가 대신 맞았습니다. 코가 납작하게 골절됐고, 어금니 두 개가 부러지고 입술이 두 군데 길게 찢어지고 양쪽 눈이 멍들고 부어서 뜨질 못했습니다. 피를 너무 많이 흘렸고 뇌진탕이 심해서 삼 일간을 혼수상태에 빠져서 의식을 차리지 못했습니다.

이런 불상사가 있은 후 저는 평생을 후유증으로 인해 비참, 처절한 고통을 겪으면서 고생을 했습니다. 책을 읽으면 졸리고 피곤하며 하루 종일 좌뇌 편두통이 계속되고 건망증이 심하고 수면 중에 경기가 자주 일어났습니다. 고통을 잊기 위해 술을 마시게 되었고 술을 자주 마시다 보니 과음하게 되었습니다. 젊어서 '힘이 장사다. 몸이 철근 같다'는 평을 받던 저의 건강도 일흔한 살이 되었습니다. 이십 년 병력의 당뇨병, 어지럼증, 삼십 년간 앓아온 부정맥, 우안 시력약화, 수전증, 대화를 하는 중에 하고 싶은 말을 잊어버리는 알콜성 치매가 남더군요.

불행한 나날을 보내다가 금년 2009년 2월 1일 아침 열 시에 집에서 졸도하여 의식불명에 빠졌습니다. 옆에 있던 아내와 아들 둘이 급히 인공호흡을 하고 팔과 다리를 주무르면서 119에 연락해서 병원에 후송되어 살았습니다.

쓰러지기 이 개월 전에도 걸으면 숨이 차고 가슴에 심한 통증을 느꼈습니다. 예사롭지 않아서 저의 모교 병원을 찾았습니다. 담당 교수님께 예약을 하고 2009년 3월 3일 아침 아홉 시에 입원을 하고 심혈관 조영술을 받은 결과 심장 좌측 동맥경화증 판명이 나서 다음 날 오전에 지체 없이 스텐트 시술을 오십 분간 받았습니다.

옛날 같으면 가슴을 빠개고 심장을 절개한 후 수술해서 생명도 위험했고 치료기간도 오래 걸리고 비용도 많이 들었다는데, 지금은 스텐트 시술로 안전하고 시술 시간도 한 시간 내로 빠르고 간단하고 정확하여 3-5일이면 퇴원하니 정신적, 물질적으로 부담감이 없어 가히 기적적인 성과라 아니할 수 없습니다.

지금은 스텐트 시술 덕분에 심장 좌관상동맥 혈류가 원활하게 흘러서 사용 못하던 연관된 작은 혈관까지 다시 살아서 움직이게 되었죠. 좌뇌 편두통도 씻은 듯 사라지고 부정맥도 개선되어 호전되고 있습니다. 가슴 통증도 없고 걸어도 숨이 차지 않아서 활동성도 좋아졌습니다. 피곤하고 졸립던 증상도 사라지고 수족냉증도 훨씬 나아졌습니다. 참으로 신통하다고 생각합니다. 피가 잘 통하니 저의 몸이 만사형통한 것 같습니다.

이제 제가 살 때가 되었습니다. 친구 대신 모진 매를 맞고 친구를 살렸더니, 신도 무심치 않으셨는지 유능한 교수님이 지휘하는 숙련된 의료진의 시술을 받게 해 주셔서 제2의 삶을 살게 되었습니다. 수술받기 전 저의 몸 상태를 재고해 보았을 때 이번과 같은 훌륭한 스텐트 시술을 받지 않았다면 돌이킬 수 없는 비극적인 운명의 주인공이 되었을 겁니다.

현대적 의료기기로 시술 중 혈압과 맥박 체크는 물론 환자의 불안정한 심리를 안정시켜 주시던 간호사 선생님의 배려가 인상 깊습니다. 수술 진행 상황을 말씀해 주시는 것도 고마웠고, 담당 교수님께서 집도의사에게 "그렇게 하면 혈관 찢어져. 이렇게 해!"라고 가르치시면서 지도하시던 노련하고 자상하고 자신에 찬 말씀이 복음이 되어 지금도 귀에 생생합니다. 간호사 선생님들도 최선을 다하여 정성껏 환자를 돌보시고 친절하게 봉사하시는 모습을 보고 전국 병원 중 최우수 친절 병원으로 뽑힌 것이 명불허전이었구나 하고 새삼 느꼈습니다. 이렇게 기술과 운영의 묘를 살린다면 영원한 최고 1등이 되리라 확신합니다.

감기인 줄만 알았습니다

✲ 이해용_82세

본인은 82세 할머니로서 4년 전인 2004년 11월 30일 협심증으로 입원하여 심혈관 확장 시술을 받고 새 삶을 살고 있습니다.

수술 전에는 집 근처에 있는 초등학교 운동장을 1주일에 5일 이상씩 꾸준히 걷고 있었으며 식생활은 아무런 구분 없이 육식도 자주 하였으나 시술 후에는 고혈압과 당뇨병으로 인하여 보리, 콩 등 잡곡밥을 먹고 있습니다. 아침 식전에는 걷기 운동을 꾸준히 하고 있습니다.

수술받기 전 집 근처 가까운 초등학교 운동장을 아침 일찍 또는 저녁 식후 동네 여러 아주머니, 노인들과 함께 걷기 운동으로 몇 바퀴씩 돌았으나 수술받던 해인 2004년 3월경부터는 걷기 운동을 하는데 가슴이 답답하고 숨이 차더군요. 다른 사람들은 대여섯 바퀴 걷는데 저는 두 바퀴도 중간중간 몇 번씩이나 쉬었다가 걸었습니다. 그런데 안면이 약간 황색으로 부어 있었으며 목구멍에서는 그렁그렁하는 소리가 나서 집 근처에 있는 동네 병원을 찾아가서 진찰을 받아 보았더니 감기 증상인 것 같다고 약을 처방해 주어서 먹었습니다. 그런데도 증세는 나아지지 않고 그대로여서 계속해서 대여섯 차례 다녔으나 오히려 병 증세가 악화되었던 것입니다.

그때부터 본인은 아침 식전에 학교 운동장 걷기 운동을 나가면 한 바퀴를 도는데도 숨이 가빠서 서너 번씩 중간에 쉬었다가 걸어야 했습니다. 그리고 약간 경사진 비탈길에도 숨이 차서 중간에 쉬었다가 걸어야 하고 그럴 때마다 목구멍은 많이 뛰어 숨이 가쁜 사람마냥 헐떡였으며, 안면도 약간 부어 있었으나 본인은 모르고 있었습니다. 가족이 안면이 부어 있다 하여 알게 되었는데 그러한 병 증상이 호전되지 않아서 또다시 다니던 동네 병원을 갔더니 (약 8개월간) 그 때는 의사가 큰 병원으로 속히 가 보라고 소견서까지 적어 줬습니다.

본인은 다니던 동네 병원에서 소견서를 받고 그 다음 날 일찍 가 보려고 집에서 잠을 청했는데, 새벽 다섯 시경 갑자기 가슴이 답답하고 호흡하기가 곤란하며 심한 가슴 통증이 와서 급히 응급실로 가서 그 다음 날(11월 29일) 하오 한 시 삼십 분경까지 응급조치 및 진찰을 받았으며, 다음 날(11월 30일) 여덟 시 삼십 분에 심혈관 시술을 받고 2박 3일 만인 2004년 12월 2일 11시경 퇴원하게 되었습니다. 본인이나 가족들은 그때까지 심혈관 질환이라는 사실을 전혀 모르고 노환으로 인한 감기로만 알고 있었던 것입니다.

본인과 남편은 수술하기 직전에 담당 의사 선생님이 보여 주는 영상에 심장과 연결되어 있는 혈관이 막혀서 가느다란 실선으로 보이는 것을 보고 당황하고 놀랐으며, 조금만 늦게 왔더라면 사망했을 것이라는 말을 들었습니다. 본인이나 가족들은 의사 선생님의 신속하고 명확한 시술로 새 생명을 살게 된 것을 평생 잊지 못할 것이며 무한히 감사를 드리는 바입니다.

본인은 나이도 많은 데다 몸이 약간 비만하여 고혈압과 당뇨병이 있는 자로 시술 후에는 차츰 건강을 회복하고 있으며, 의사 선생님의 처방약을 매일 1회씩 아침 식사 전에 꼭 먹고 있습니다. 지금은 매일 아침 다섯 시경 친구와 같이 인근 대학 교정으로 한 시간 반 내지 두 시간씩 산책을 나가고 있습니다. 식사는 주로 채식으로 하며 보리와 콩 등 잡곡 혼식을 하고 있으며 일주일에 1회 정도 육식을 하는 편입니다. 수술 전에는 숨이 가쁘고 호흡곤란으로 집 근처에 있는 초등학교 운동장을 3분의 1 정도만 걸어도 숨이 차고 힘이 들었으나 지금은 그러한 증상은 많이 호전되었고 몸이 비만하여서 가끔 허리 통증을 느낄 뿐입니다. 지금처럼 건강을 회복할 수 있게 해 주신 의료진들께 깊이 감사를 표합니다.

심혈관 질환이 의심되는 초기 증상

- 최근 1년 사이에 가슴의 통증을 느낀 적이 있다.
- 계단이나 언덕을 조금만 올라도 숨이 차다.
- 달리기나 등산 같은 운동을 할 때 남들보다 심하게 숨이 가쁘거나 호흡이 어렵다.
- 과식을 하면 가슴의 중앙 부위가 뻐근하고 답답하다.
- 무거운 물건을 들었을 때 가슴에 따끔따끔한 통증이 온 적이 있다.
- 심한 스트레스를 받았을 때 가슴이 부서질 것처럼 아픈 적이 있다.
- 잠을 자다가 숨이 차서 깨는 일이 있다.
- 최근 들어 급격하게 피곤해진 느낌이 있다.

위의 증상 외에도 담배를 피운 지 5년이 넘었거나, 가족 중에 고혈압이나 고지혈 증, 협심증과 같은 심혈관 질환을 앓은 사람이 있다거나, 스트레스가 심한 직종에 오랫동안 종사했거나 종사하고 있을 경우, 평소 기름지거나 맵고 짠 음식을 즐겨 먹는 경우, 당뇨병을 앓고 있고, 체중이 평균보다 많이 나간다면 심혈관 질환에 관한 검사를 꼭 받아 볼 필요가 있다.

참을성이 사람 잡는다

✲ 박기동(가명)_56세

‘심근경색’이란 단어가 참 생소하게 들렸습니다. 평소에 걷기 운동이 생활화되어 있었습니다. 더군다나 마른 체형이라서 건강에 대한 염려가 없었습니다. 항상 부지런하게 생활하고 무엇이든 잘 먹고 마음만이라도 젊게 살려고 노력하는 것도 잊지 않았습니다.

병원에 가기 며칠 전부터 소화가 안 되는 것을 느꼈습니다. 속이 더부룩해서 소화제를 먹었지만 영 나아질 기미가 없었습니다. 사선이 터진 것은 역시 새벽이었습니다. 새벽 4시쯤에 화장실에 갔는데 갑자기 속이 쓰리고 묘하게 역겨운 기분이 들었습니다. 한참을 참아 보니까 괜찮아진 것 같아서 다시 잠을 청했습니다. 확실히 참을 만해서 잠자리에 들었지만 참는 것이 능사는 아니었습니다. 아침 일곱 시쯤에 오른쪽 어깨와 팔이 마비가 되는 것 같았고, 동시에 가슴에 심한 통증이 왔습니다. 그리고 구토를 하기 시작했습니다. 구토 후에도 증상은 나아지지 않았고 조금 더 참아 볼까 고민했습니다. 하지만 ‘이거 참다가 잘못되면 어쩌지?’ 막연하게나마 제 건강 상태에 대한 의심이 들어서 바로 응급실로 갔습니다.

평소 참을성이 강한 편이라서 웬만한 통증은 약 없이 견딜 수 있었습니다.

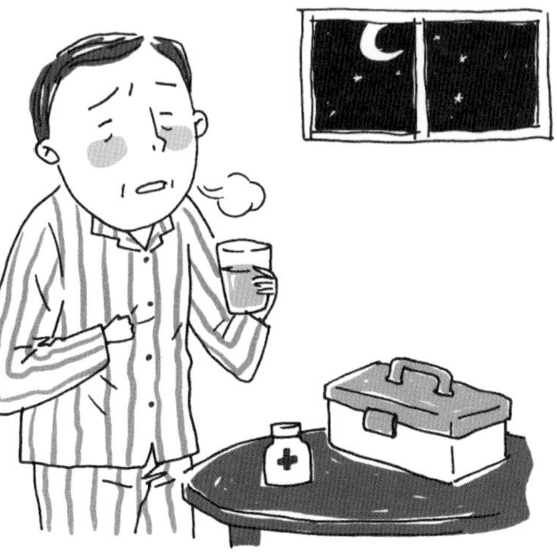

하지만 응급실에서 들은 이야기는 달랐습니다. 팔이나 어깨에 마비가 오는 증세나 가슴에 심한 통증이 생기면 지체 말고 병원을 찾으라는 말은 가슴에 찾아왔던 통증만큼이나 머릿속에 강렬하게 각인되었습니다.

현재 저는 3개의 스텐트 시술을 받았습니다. 시술 후에는 전과 다름없이 러닝머신도 즐기고 걷기 운동도 꾸준히 하는 등 정상인과 다를 바 없는 생활을 하고 있습니다. 단지 좀 변한 것이 있다면 기름기가 많은 삼겹살 같은 음식을 즐기던 예전의 모습은 참 먼 과거 같다는 것입니다. 지금은 채소와 생선 위주의 식단을 즐기고 있습니다. 삼시 세 끼를 꼬박 챙겨 먹는 것도 잊지 않고 있습니다. 누구나가 그렇겠지만 저 역시 이러한 사고를 겪기 전까지는 혈관 질환은 나와 거리가 멀다고 생각했습니다. 그저 TV에서나 나오는 다른 세상의 이야기 같았습니다. 막상 TV에서 권하던 식단으로 생활을 바꾸고 건강에 대해 더 신경을 쓰고 있는 지금은 확실히 참는 것보다는 예방이 최우선이라는 생각이 듭니다.

요새는 건강한 사람들도 비타민이다 건강보조제다 하면서 적잖이 챙겨 먹는 것 같습니다. 그에 비하면 약 챙겨 먹는 것은 일도 아닙니다. 약을 복용하면 혈액이 묽어지는 건 어쩔 수 없는데, 때문에 상처가 나면 쉽게 아물지 않기에 조심성을 기르는 것도 수련이라 생각하고 생활합니다. 생활하면서 조심성도 많이 생겼고, 특히 담배를 피우지 않으니 몸이 전보다 훨씬 가벼워졌습니다. 그리고 정기적으로 검진을 하고 있으니 마음이 든든해 심리적으로 안정을 찾는 데 큰 도움이 됩니다.

참는 것은 예방하는 것이 아니라 병을 키우는 것이라는 말을 곱씹어 봅니다. 최상의 서비스를 제공하는 의료진에게 한 말씀 올리겠습니다. 시술 후에 사실 검사를 너무 많이 하는 것 같습니다. 물론 의료진들의 일관된 체계 속에서 발생되는 검진들이겠지만 환자의 상태에 따라서 해 주셨으면 합니다. 환자 개개인의 상태에 모두 만전을 기할 수는 없겠지만 어느 정도는 개선할 수 있는 사안들은 있다고 생각됩니다. 최고의 시술과 최상의 의료 서비스를 받고도 이렇게 푸념하는 것은 참으면 언젠가는 곪을 것 같아서 풀어놓는 것입니다. 의료진들에게 감사하는 마음은 언제나 잊지 않고 있습니다.

조금 참지 않고 사는 것이 어쩌면 스트레스를 줄일 수 있는 한 방법 아니겠습니까. 특히나 고통은 참지 않는 것이 좋은 것 같습니다. 당연히 참아야 하는 것이 많은 세상이니까. 적어도 자신에게 찾아오는 심한 통증은 참지 말고 바로 병원을 찾았으면 좋겠습니다. 병을 키워서 뭐에 쓸 수 있습니까. 빈 병은 재활용이라도 되지만 병은 참으면 사람 잡습니다. 본인만 아픈 것이 아니라 주변 사람들까지도 아프게 하는 것이니까요. 미리미리 검진도 받고 예방하면 조금 더 웃으며 살 수 있지 않을까 싶습니다.

긍정적 비만

✲ 정진성_63세

저는 살집이 좀 있는 편입니다. 남들은 비만이라고 부르지만 저는 이런 제가 좋았습니다. 남들보다 조금 후덕해 보이고 편안한 인상을 주기 때문이었죠. 풍문에 따르면 비만은 만병의 근원이라고 말하지만 저는 당뇨병을 앓고 있으면서도 여유를 잃지 않으려고 가벼운 운동을 즐겼습니다. 아침을 먹고 나면 조금 귀찮기는 해도 한두 시간은 산책을 했습니다. 어느덧 걷는 게 습관처럼 몸에 익더군요. 그래서 저녁을 먹고 나서도 학교 운동장을 걸었습니다. 그리고 가벼운 운동도 했습니다. 일주일에 한두 번은 꼭 등산을 했습니다. 다섯 시간 정도 산행을 할 때면 마음이 더욱 가벼워짐과 동시에 몸도 가벼워지는 것처럼 느껴졌습니다.

2000년 12월 초에 있었던 일입니다. 여느 때와 마찬가지로 출근 준비를 마치고 집을 나섰습니다. 집에서 100미터쯤 떨어진 버스 정류장에 거의 다 도착했을 때 가슴을 옥죄어 오는 통증과 압박감이 왔습니다. 걸음을 멈추니 이내 통증도 가셨습니다. 처음 증상이 나타났을 때는 과로와 과음이 겹쳐서 생긴 일시적인 현상이라고 생각했습니다. 좀 지나면 나아지려니 하고 활동도 조심하고 행동도 조심했습니다. 그렇게 삼 일이 지난 날 퇴근을 하던 중 다시 가슴에 통증이 왔습니다. 바로 동네 병원에 들렀더니 큰 병원에 가 보라는 거였어요. 심장에 이상이 있는 것 같다고 해서 바로 응급실로 입원을 했습니다.

검사 결과는 협심증으로 판명되었습니다. 하지만 직장의 업무 때문에 퇴원을 하고 말았죠. 그런데 한 이십 일간, 하늘이 도왔는지 별 탈 없이 일을 마무리 짓고 재입원을 했습니다. 그리고 바로 스텐트 시술을 받았습니다.

시술을 받은 후에는 가슴이 조이고 답답했던 증상은 사라져서 일상생활에는 아무 지장이 없었는데, 등산처럼 힘든 산행을 할 때면 남들보다 먼저 숨이 차는 것 같다는 생각이 듭니다. 2000년 시술 후 잘 지내다가 2006년 5월에 등산을 마치고 하산을 하는 길에 갑자기 가슴이 옥죄고 쥐어짜는 압박 때문에 움직이는 것이 힘들었습니다. 직감적으로 2000년도에 나타난 증상과 같다는 사실을 알았습니다. 일주일 후에 다시 검사를 받고 동시에 스텐트 시술을 받았습니다. 지금은 힘든 일이나 운동은 조심하고, 등산은 꾸준히 하면서 건강하게 생활하고 있습니다.

현재 건강 상태는 양호하다고 생각합니다. 항상 긍정적이고 여유 있는 생각이 약간의 비만을 가져오기는 했지만 하고 싶은 활동에 구애받지 않고 자유롭게 활동하고 있습니다. 여전히 후덕한 인상을 풍기고 있지만 활동을 하는 데는 아무 지장이 없습니다. 약간 비만이지만 이렇게 활동을 할 수 있는 것이 다 스텐트 시술 덕분인 것 같습니다. 더 이상 살이 찌지 않는다면 더욱 긍정적으로 살 수 있을 것 같네요.

비만을 권장하는 것은 당연히 아닙니다. 어떠한 상황이라도 긍정적인 마음을 갖는다면 더 좋은 결과를 얻을 수 있다는 사실을 강조하는 것이죠. 누구나 삶의 방식은 다르니까요.

다이너마이트

✲ 조충연_45세

평소에는 건강에 대해서 별달리 신경을 쓰지 않습니다. 혈압이 높다는 건 알고 있었지만 건강에는 별 지장이 없을 것이라는 이상한 확신이 있었습니다. 그런데 내가 생각해도 조금 웃긴 것은, 몸에 이상이 생기면 나는 즉시 병원으로 갑니다.

주중에 야근을 하고 퇴근할 때 현관문이 잠겨 있었습니다. 그래서 비상계단 끝으로 가서 2미터 정도 높이에서 뛰어내렸습니다. 여전히 순발력은 건재했습니다. 이런 이상한 행동을 하면서 나의 건강상태가 좋다고 믿었던 것 같습니다.

2003년 8월의 어느 주말이었습니다. 집에서 한가하게 설거지를 하고, 시원하게 샤워를 하고 나서 쉬고 있는데 갑자기 통증이 시작됐습니다. 통증은 가슴 전체로 퍼졌고 벽돌같이 넓적한 것이 가슴을 누르는 것 같았습니다. 앉아 있거나 서 있으면 통증이 더했습니다. 그래서 누우면 좀 나으려나 싶어 누웠지만 통증은 사라지지 않았습니다. 순간 겁이 덜컥 들었습니다. 평소에는 신경도 쓰지 않던 건강이지만 막상 몸에 조금이라도 이상이 느껴지면 왜 이렇게 겁이 나는지 모르겠습니다. 불안한 것은 불안한 것이고, 병원에 가기 위해서 외출복을 차려입기 시작했습니다.

옷을 잘 차려입고 마을버스를 타러 가는데, 길 위에 나오니 다리에 힘이 풀리고 눈앞은 컬러에서 흑백으로 변했습니다. 점차 시야가 좁아지고 현기증이 나서 도저히 혼자서는 병원에 갈 엄두가 나지 않았습니다. 그래도 남들 보기 민망하게 길바닥에서 쓰러지지 않은 것이 참 다행이라고 여기면서 집으로 돌아왔습니다. 누나를 불러 차를 얻어 타고 병원에 도착해서 응급실로 향했습니다.

"가슴이 아파요!"

의료진에게 말하니, 침대에 눕히고 하얀 알갱이를 혀 밑에 넣어 주었습니다. 시간이 조금 지나니, 그제야 숨쉬기가 편해졌습니다. 나중에 알게 된 사실이지만 혀 밑에 집어넣었던 것은 다름이 아니라 '니트로글리세린'이었습니다. 상식이 좀 있는 사람은 알겠지만 '니트로글리세린'은 다이너마이트를 만드는 주원료입니다. 굉장히 소량이지만 폭탄을 혀 밑에 넣고 있었다고 생각하니 실소가 흘러나오지 않을 수 없었습니다. 인명을 살상하는 폭탄의 주원료가 사람의 심장 혈관을 확장시켜서 심장 질환에 응급처치를 하는 약품으로 사용된다는 사실이 참 아이러니하면서 놀라웠습니다. 그 날로 입원하고 심장 초음파 등의 검사를 받고 바로 스텐트 시술에 들어갔지만 그 때 모두 처치하지 못하고 겨울에 재시술을 받았습니다.

치료 전에는 둔탁한 느낌이었지만 치료 이후에는 별 느낌을 받은 것이 없었습니다. 통증도 없고 답답하지도 않지만 가끔 현기증을 느낍니다. 아마도 담배를 끊어서 금단현상이 생긴 탓인지도 모르겠습니다.

가슴에 담았던 말

✲ 최문홍_67세

아침에 배드민턴을 치고 스트레칭을 하고 평소처럼 실내 체육관을 달리기 시작했습니다. 두 바퀴째 달리는데 숨이 차오르고 가슴 중앙에 심한 통증이 오기 시작해서 달리기를 멈추고 걸으면서 '왜 이러지?'라고 생각하며 집으로 돌아왔습니다. 대수롭지 않게 여기며 가게에서 일을 했습니다. 고양이들을 돌보는 일을 하기 때문에 여러 가지로 신경을 쓰면서 평소와 다름없는 일과를 보냈습니다. 저녁식사 시간에 가족들과 둘러앉아서 습관처럼 반주를 청했습니다. 그리고 버릇처럼 식사 후에는 담배를 피웠습니다. 아내 역시 평소처럼 "어째 매일 술에, 담배에, 아주 습관이야. 습관!"이라며 일상적인 핀잔을 던졌습니다. 가슴에 새겨 들어야 할 소리는 항상 듣기 싫은 법이지요. 그 날 저녁에도 그런 아내의 모습이 참 귀찮다고만 생각했습니다.

다음 날 성남 모란시장에서 이것저것 사서 배낭에 가득 담고 남은 것은 봉지에 담아서 손에 들고 지하철을 탔습니다. 평소보다 많은 짐을 들고 선릉에 내려서 8번 출구의 계단을 올라가고 있는데 어제와 같은 통증이 갑자기 들이닥쳤습니다. 가슴을 쥐어짜는 압박감과 통증이 왔습니다. 숨이 차서 헐떡거리면서 계단에서 쉬었다가 올라가기를 반복했습니다. 처음에는 배낭과 짐이 무거워서 가슴을 압박하는 줄만 알았습니다. 그런데 난간을 붙잡고 쉴 때에도 가슴의 압박감은 사라지지 않았고 평소에는 1분도 걸리지 않는 계단을 10분 동안 올라갈 수밖에 없었습니다. 힘겹게 계단을 오르면서 이상하다는 생각을 감출 수 없었습니다. 하지만 계단을 오르고 나서 심호흡을 하니 곧 가슴도 편해지고 숨도 고르게 되었습니다. 그렇지만 집에 도착해서도 이상한 기분을 억누를 수가 없어서 아내에게 "계단을 오르는 내내 가슴에 심하게 통증이 왔어"라고 하면서 상태를 소상히 말했습니다. 아내는 근심 가득한 눈을 하고서 심혈관센터 연구원으로 있는 아들에게 전화를 걸었습니다.

아침 일찍 혼자서 가벼운 마음으로 병원에 갔습니다. 아들이 미리 예약을 해 놓아서 더욱 편안한 마음으로 검진을 받기 시작했습니다. 관상동맥 조영술 검사를 하면서 심장 혈관 상태가 나쁘다는 결과를 들었습니다. 담당 교수님은 기록된 화면을 보여 주면서 혈관이 세 군데나 심하게 막혀서 위험한 상태라고 자세하게 알려주었습니다. 뜻밖에도 심각하게 막힌 혈관을 보고 놀란 가슴을 억지로 진정시켜야만 했습니다. 교수님께서는 시간을 지체하지 말고 입원 준비를 하라고 하셨습니다. 다급하게 입원 준비를 하고 검진실에 있는데, 잠시 후 연구실에 있던 아들이 올라와서 교수님과 나란히 기록된 영상을 보았습니다. 자못 심각한 상태인 것처럼 아들 녀석은 미간

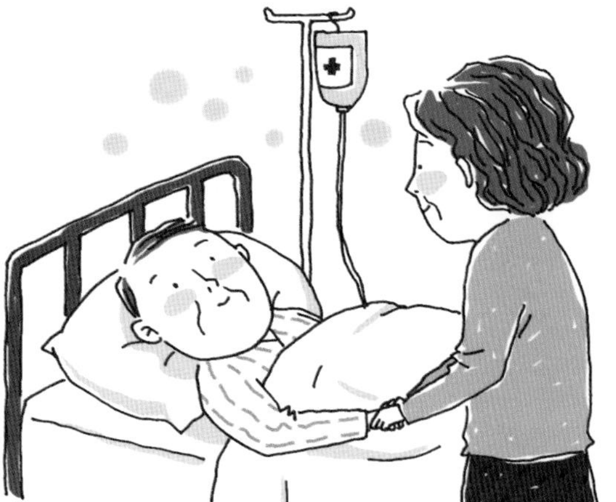

을 찌푸렸지만 이내 밝은 표정으로 저를 안심시켰습니다. 검진만 받으면 될 줄 알았는데 곧바로 시술까지 하는 상황이 벌어지니 놀랍기는 했지만 천만다행이라는 생각을 하지 않을 수가 없었습니다. 막힌 혈관 3군데에 스텐트를 넣는 시술은 성공적이었습니다.

하지만 좋은 일에는 나쁜 일도 겹치기 마련이라고 하지요. 2005년에는 스텐트를 세 개나 넣는 시술을 하고서도 바로 퇴원이 가능했지만 2008년에 다시 시술을 받았을 때는 저녁까지 지혈이 잘 되지 않았습니다. 그래서 허벅지를 누르며 중환자실에 있었습니다. 가족들은 근심 어린 눈으로 저를 바라보았습니다. 아직도 아내가 바라보던 눈빛을 잊을 수가 없습니다. 지난날에 아내의 속도 태우고 가장의 역할과 남편의 역할에 충실하지 못했던 것이 새삼 너무나 미안했습니다. 따뜻한 말 한마디 제대로 건네지 못했고 내성적인 성격이라 그렇다고 핑계를 댈 때마다 아무렇지도 않게 이해해 줬던 아내가 너무나 고맙게 느껴졌습니다. 마음으로는 늘 하고 싶은 말들을 가슴에 담아 두기만 해서 결국에 심장이 고장을 일으킨 것은 아닌가 하는 우습지도 않은 생각이 들었습니다. 이런저런 회한에 젖어 들고 있는데, 날씨 탓에 더워서 몸을 움직일 때마다 피가 멈추지 않고 계속 흘러내렸습니다. 가족들은 물론이고 간호사도 당황한 기색이 역력했습니다. 그렇게 사흘 만에 퇴원을 했습니다.

지금은 시술을 받은 지 2년이 지났습니다. 삼사 개월마다 교수님께 진료를 받고 처방된 약도 복용해서 고지혈증과 동맥경화증도 없다는 검사 결과가 나왔습니다. 당연히 가슴 통증도 없고 숨이 차는 경우도 없습니다. 평상시에 관리를 하는 것이 중요하다는 생각은 늘 합니다. 2005년부터 금연에 성공했습니다. 고기도 일주일에 한 번 정도 먹고 식단은 그야말로 거의 야채 위주의 한식으로 짜여 있습니다. 지금의 이런 노력을 할 수 있도록 도와주시고 건

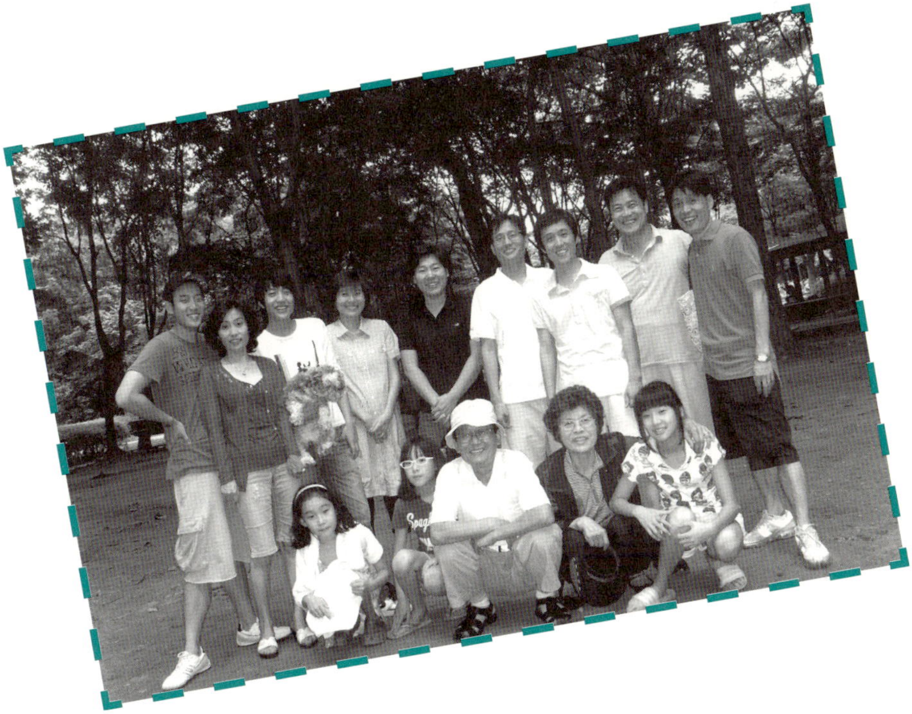

강한 생활을 가능하게 해 주신 교수님과 여러 의료진들께 감사드립니다. 교수님 밑에서 연구원으로 있는 아들놈이 참 대견합니다. 이럴 때 하는 말이 '키운 보람이 있구만' 아니겠습니까. 이렇게 제1의 삶에 이어서 제2의 삶 역시 함께 해 주는 아내에게 가슴속에서만 했던 말을 한번 꺼내 보려고 합니다.

"여보! 사랑해!"

이제 가슴에 담아 두기만 한 말들 때문에 다시 심장이 고장을 일으키는 일은 없겠지요. 고양이들을 돌보는 일도 전보다 더욱 열심히 하고 있고, 운동도 거르지 않으려고 노력 중입니다. 그리고 예전과 별반 다를 것 없는 일상이지만 가족의 소중함을 되새기며 생활을 하고 있습니다. 담배라도 생각나는 날이면 주변을 돌아봅니다. 담배보다 좋은 것들이 참 많구나 하는 생각에 헛웃음이 나기도 합니다. 참 많은 일들이 있었던 지난 사 년간을 잊지 못할 것 같습니다.

자연치유?

✻ 최영희_74세

세월이 지나니 기억도 가물거리고 뒤돌아서면 잊어버리고 딱히 낙으로 여길 만한 것도 없어요. 저만 그런 것이 아니라 대다수의 노인네들이 그럴 것이라고 생각해요. 몸이 마음처럼만 움직여 주면 얼마나 좋겠어요. 세월이 지나간 자리에는 관절염이 남는 정도 아니겠어요? 건강관리요? 특별나게 하는 것도 없었어요. 그냥 소일거리 삼아서 아파트 단지 내의 산책로나 인근 공원, 야산 같은 데 산보하면서 바람이나 쐬는 것이 낙이라면 낙이었지요. 터벅터벅 걷다 보면 돌도 차이고 잡초도 밟게 되고… 사람들 지나가는 것을 보면서 다들 비슷하게 사는구나 하며 하늘 한번 올려다보는 것이 전부였어요. 건강에 대해서는 너무 무관심했어요. 2000년도에 S병원 신경과에서 뇌혈관 MRI 촬영을 했는데 검사 결과 뇌혈관 확장으로 진단이 나오더군요. 원, 무슨 말들이 이렇게 어려운지, 들어도 잘 모르겠고, 수술을 하자고 하는데, 살면 얼마 산다고 하는 생각에 묵살해 버렸어요. 아직도 뇌 수술을 하지는 않았어요. 한 오 년 전쯤에는 고혈압 진단을 받아서 혈압 약을 꾸준히 먹고 있어요. 하루에 약 하나 먹는 건 할 만하니까….

그런데 유일하게 낙으로 삼던 산책을 하는데 가슴이 아파서 혼이 났어요.

처음에는 뻐근해지다가 점점 통증이 오면서 더 이상 걷지를 못하겠는 거예요. 그래도 다행인 것이 잠시 앉아서 사람들 지나는 것 보면서 숨을 고르니까 통증이 사라졌어요. 그런데 이게 계단을 올라갈 때나 경사진 곳을 오를 때면 얘기가 달라졌어요. 평지에서보다 몇 배 더 힘이 들고 더 자주 쉬어야 했습니다. 차츰 증상의 빈도가 잦아지고 통증도 심해졌지요. 그래도 참았습니다. 좀 쉬면 괜찮아졌으니까. 인체는 자연치유라는 신비한 능력을 가지고 있다고 믿어 왔기 때문에 참으면서 회복되기를 기대했어요. 산책을 할 때면 속도도 조절하고 아파도 참고 그래도 세상 구경하겠다고 꾸역꾸역 산책을 다녔지요. 자연치유가 될 것이라 믿으면서.

참, 나이 들어도 아픈 것은 못 참겠더군요. 가슴을 쥐어짜는 통증이 너무 자주 왔어요. 결국에는 병원을 찾았어요. 시술은 생각보다 간단했어요. 무엇보다 좋은 것은 시술 후 통증이 말끔히 사라져 전처럼 산책하는 즐거움을 가질 수 있다는 것이죠. 일상생활을 하는 데 전혀 불편함이 없었어요.

그 후에는 심장 혈관뿐만 아니라 건강 상태에 대한 관심을 갖게 되었어요. 혈관이란 참 중요한 것 같습니다. 아마도 막연한 생각이지만 뇌혈관 확장이나 대장 출혈을 겪었던 이유도 혈관 문제라는 생각이 들어요. 시술을 받고 나서부터는 자연치유는 어느 정도 한계가 있나 보다 하고 웃으며 말합니다.

새 생명을 주신 의료진에게 감사하다는 말만 하는 건 식상하고, 당부의 말 하나 할까 합니다. 의료 시설이나 의료 기술 및 친절 서비스 등은 많이 개선되고 항상 발전을 하고 있지 않습니까. 그런데 병원에서 사용하는 말들이 참 어려워요. 저 같은 노인네는 물론이고 일반인이나 환자들도 잘 이해할 수 있는 쉬운 설명을 해 주는 방향으로 개선이 되었으면 하는 작은 소망이 있어요. 고맙다는 말을 그냥 지나칠 수가 없네요. 정말 감사해요.

자전거 타는 할머니

✲ 황정애_64세

나이 마흔둘에 당뇨 판정을 받았습니다. 그 후로는 음료수를 멀리하는 등 당뇨에 좋지 않다는 음식은 가렸지만 따로 건강관리를 하진 않았어요. 그렇게 다른 병에 대한 생각은 하지도 못한 채 22년의 세월을 보냈습니다. 심장 질환이라니요. 저는 그런 얘기는 나의 일이 아닌 줄로만 알았어요.

병원에 처음 찾아오기 전 약 육 일간의 이야기인데 오전에 볼일이 있어서 그냥 무심히 길을 걸어가고 있는데 앞가슴에 심한 통증이 찾아왔습니다. 당황했죠. 딱히 다른 생각은 하지 못하고 손바닥으로 가슴을 탁탁 쳐 주었습니다. 그러기를 약 일이 분 정도 지나고 나니 감쪽같이 통증이 사라지더군요. 그런데 그 뒤로도 그런 통증이 불시에 찾아왔습니다. 금방 사라지는 통증인지라 하루 이틀 참다 보니 육 일이 되었습니다. 그 날은 가슴 깊은 곳부터 아프기 시작해서 통증이 왼팔로까지 번졌습니다. 아무래도 문제가 있는 것 같아 평소에 다니던 병원을 찾아 왼편 가슴을 두들기면서 통증을 이야기했습니다.

"원장님, 이 속에 뭐가 들었어요?"

"심장이오."

"이 안이 하루 종일은 아닌데 하루에 몇 초씩 막 아파요."

원장 선생님께서 몇 가지 검사를 해 보시더니 심장에 문제가 있다면서 소견서를 써 주시며 지금 바로 큰 병원으로 가라고 하시는 게 아니겠어요. 당뇨만 신경 썼지 심장이니 혈관이니 하는 것은 전혀 몰랐습니다. 심혈관센터로 와 아픈 경위를 이야기하니까 바로 시술실로 옮기게 되었습니다. 그렇게 바로 시술이 시작된 거지요.

짜그락짜그락하는 소리가 나는데 죽을 뻔했습니다. 시술 후 중환자실에 있었는데 혈당도 딱딱 떨어지고 경과가 좋아 삼 일 만에 일상에 복귀할 수 있게 되었습니다. 잠깐 외출했던 사람이 응급시술을 받고 돌아오자 영감은 물론이고 따로 살고 있는 아들과 딸도 엄청 놀랐어요. 퇴원한 뒤에 집으로 돌아가 늘 하듯이 집도 치우고 밥도 하고 하려니까 오히려 남편과 아들딸들이 말렸습니다. 시술받은 사람이 이러면 어쩌냐면서요. 하지만 저는 정말 몸이 가뿐해져서 환자라는 기분이 들지 않았습니다.

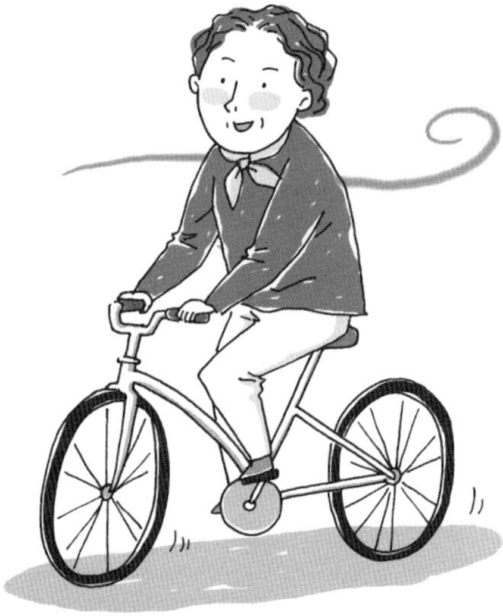

요새는 친구들을 자주 만나 다 같이 자전거를 타요. 우리가 아가씨 때에는 자전거를 탔다 하면 왈가닥이라고 했어요. 그런 면에서 요즘이 더 재밌기도 합니다. 태능 중랑천에서 출발해서 창동이나 군자교까지 신나게 자전거를 타고 나면 몸이 개운하고 친구들과 함께여서 그렇게 즐거울 수가 없어요. 여유가 많아져서 누구랑 다투게 되는 상황이라도 생기면 먼저 사과해 버립니다.

친절한 의료진들의 훌륭한 치료 덕분에 저는 다시 사는 기분입니다. 못 다 한 개인의 소망을 이루라고 시간이 더 주어진 것 같습니다. 친구들과 함께 자전거를 타는 지금이 저는 너무 행복합니다. 남은 생은 더 기대돼요.

9회말 투 아웃

✲ 박찬삼_64세

사오 년 전에 고향에서 행사가 있었습니다. 오랜만에 채비를 하고 길을 나섰죠. 친지들을 만나서 회포도 풀면서 술이나 한잔 할 생각에 신이 났던 건지, 가슴이 두근거리더군요. 시간이 지나면서 이것이 통증으로 둔갑을 했습니다. 조금씩 가슴을 조여 오더니 식은땀까지 흘리게 만들었죠. 걸음을 멈추고 고향의 공기를 한껏 들이키며 통증을 진정시켰습니다. 신토불이라는 말처럼 공기도 고향 땅의 공기가 참 좋구나 싶었습니다. 통증이 싹 사라지더군요. 친지들이 모여 있는 집으로 가서 행사를 무사히 치렀습니다. 그리고 일가친척들과 모여 앉아서 사업 얘기도 하고 집안의 대소사를 논하고 있었습니다. 그러다가 술에 조금 취해서, 요새 몸이 옛날 같지가 않다고 하니, 친지 중 한 명이 증세를 물어보더군요.

손발이 저리고 가슴이 답답하다고 말했습니다. 상식이 풍부한 사람이라서 그런지 단박에 '협심증' 같다고 일러주더군요. 올라가면 대학병원 꼭 가 보라는 권유도 했습니다. 그날따라 언쟁 한 번 없이 좋은 분위기로 술자리가 마무리되었죠. 그래서 그랬는지 일러준 이야기를 까맣게 잊고 서울로 올라왔습니다.

저녁식사에 고기가 빠지면 밥 먹기가 거북했을 정도로 고기를 좋아했습니다. 반주를 즐겼기 때문에 삼겹살은 밥 다음으로 많이 먹는 음식이었죠. 기름기 없는 것은 입에 대기도 싫었습니다. '먹고 마시는 낙이라도 없으면 세상 사는 재미가 뭐냐?'고 말하곤 했죠.

아침에 일어나서 출근길에 들었습니다. 쌀쌀한 날씨에 옷깃을 여미는데 가슴에 통증이 느껴졌습니다. 고향에서 느꼈던 증세와 비슷했는데 심호흡을 해 봐도 가라앉지 않았습니다. 그 때 불현듯 친지들이 했던 말이 생각났습니다. '협심증, 대학병원.' 집사람과 함께 바로 병원으로 갔습니다. 박사님은 진단 결과가 심각하다고 말하면서 미간을 찌푸리셨습니다. 그 자리에서 입원하고 바로 심혈관 조영술을 받았습니다.

퇴원하고 얼마 지나지 않아서 업무를 보고 있는데 다시 약한 증세가 보였습니다. 협심증에 민감해 있었기 때문에 지체하지 않고 병원으로 향했습니다. 검사 결과 다른 부위의 혈관이 좁아졌다고 해서 두 번째 시술을 받았습니다.

야구로 말하자면 스트라이크 투인 셈이죠. 조금 나아졌다고 긴장이 풀어졌던 것이지요. 사람이 화장실에 들어갈 때와 나올 때가 다르다는 말이 있습니다. 제가 딱 그 꼴이었던 것입니다. 병원에서 처방해 주신 약도 잘 먹고, 식습관도 개선하고, 운동도 병행하니 건강한 몸이 되었다고 착각을 했던 것입니다. 약 먹는 것도 소홀해지고 바쁘다는 핑계로 운동은커녕 누워 있기 일쑤였습니다. 식생활도 예전으로 돌아간 것이었습니다. 거기다가 다시 술을 마시기 시작했죠. 그래서 결국에는 세 번째 시술을 받았습니다.

야구에서는 스트라이크 셋이면 타자가 아웃당합니다. 그러나 '9회말 투아웃'이라는 말도 있습니다. 이제 협심증과 동점이라고 생각합니다. 9회말 쓰리 아웃당하기 전에 건강관리에 만전을 기하고 싶습니다.

덤으로 사는 인생

✲ 윤호경_49세

지금까지 큰 병 없이 지냈고, 누구보다 건강한 사람 중 한 명이라고 생각해 오던 나에게 어느 순간부터 어두운 그림자가 드리우기 시작했습니다. 처음에는 피곤해서 생긴 일시적인 현상이려려니 하며 대수롭지 않게 여기고 평상시처럼 일상생활을 하던 중 선배님 두 분이 협심증 시술을 받았다는 이야기를 들었습니다.

국가대표 수영 선수를 하신 분이 참으로 운 없게 걸렸네, 하며 안부 전화를 드렸습니다. 며칠이 지난 후 동문 등산모임이 있어서 청계산 입구에서 합류하고 보니 시술받은 선배님도 나오시고 많은 동문이 건강한 모습으로 삼삼오오 도착하기 시작했고 드디어 흥겨운 기분으로 산행을 시작하였습니다.

서로 안부도 묻고 농담도 주고받으며 산행을 하는데 이상하게 얼마 지나지도 않았는데 몹시 숨이 차고 나만 유독 지치기 시작했습니다. 옆에 있던 친구가 "호경아! 얼굴이 너무 창백하다"면서 천천히 쉬었다가 올라오라고 말하며 초콜릿과 과일을 건넸습니다. 쉬고 있는 도중에 시술받은 선배께서 이런저런 이야기를 하면서 나보고 심장 조영술 검사를 받아 보라고 권유하셨습니다. 순간 혹시 나도 선배처럼 협심증이 아닐까 하는 생각을 처음으로 가지게 되었습니다.

그러다가 또 며칠이 지나고 집에서 집사람하고 복분자 술을 한잔하게 되었는데 정말로 참을 수 없을 정도로 숨이 찼습니다. 내가 몹시 숨을 몰아쉬면서 거실에 눕자 집사람이 119를 부른다, 찬 물수건을 가져온다, 집 안이 어수선해졌습니다. 그러는 와중에 다행히도 숨은 정상으로 돌아왔습니다. 내일 당장 검사를 받아야겠다는 생각을 하면서 밤을 보내고 나자 괜찮아진 것 같았습니다. 또다시 많은 나날이 지나갔습니다.

아직은 더 살라는 뜻인지 생각지 않게 A대학병원에 계시는 선배한테서 연락이 왔습니다. 점심 한번 하자고 말씀을 하셔서 약속을 하고 A대학병원으로 갔는데 심장 검사를 한번 하자고 하시면서 검사 예약을 해 놓으셨다는 거였습니다.

생전 처음으로 검사다운 검사를 시작했습니다. 얼마 후 알았는데 선배님들이 내가 제 발로 가서 검사를 받지 않을 것 같으니까 서로 연락해서 검사 스케줄을 짜 놓으셨던 것입니다. 정말로 내 인생을 덤으로 더 살게 해 준 사건이었습니다(훗날 선배님께 감사의 인사를 드렸다).

결과가 나왔는데 우측 관상동맥이 약간 의심스럽다면서 조영술 검사를 해 보자고 하는데 이상하게 거기서는 하기가 싫었습니다. 바로 의사인 친구에게 전화를 해서 지금 상황을 이야기하니 검사 내용을 CD로 복사해서 안암병원 순환기내과로 바로 가라고 일러주었습니다. 친구는 나 대신 예약까지 직접 해 주었습니다. 담당 선생님께서 CD를 보시고는 조영술 검사를 하자고 말씀하시면서 검사 도중 상태가 안 좋으면 바로 시술을 해야 된다고 말씀을 하시니 앞이 캄캄해지는 게 아무 생각도 나지 않았습니다.

검사 당일 침대에 누워서 모니터를 보니 걱정한 대로 혈관 두 군데가 협착

되어 있었습니다. 한쪽은 풍선으로 하고 한쪽은 스텐트를 삽입하였다고 선생님께서 말씀해 주셨습니다. 쓴웃음이 나왔습니다. 항상 건강을 자신하던 내가 이런 시술을 받게 될 줄은 정말 몰랐습니다. 그러면서 한편으로는 내가 3년 전에 금연을 한 게 무척 다행이구나란 생각도 들었습니다.

퇴원 후에는 살찐 친구나 흡연을 많이 하는 친구들에게 한 번 정도는 무조건 검사를 받아 보라고 침이 마르게 이야기하곤 합니다. 그런 와중에 친구(고 임종헌)가 급성 심근경색으로 S대학병원 응급실에서 쓰러져서 심폐소생술도 소용없이 이 세상을 떠나게 되었습니다. 죽은 친구는 유도 선수 출신이고 항상 자신은 건강에 문제가 없다고 하면서 사업에 매진했는데… 소식을 들었던 당시에는 너무 안타까워 눈물도 나오지 않았습니다. 내가 보기엔 흡연이 문제였던 것 같습니다. 하루에 두 갑씩 담배를 피워 대던 모습이 지금도 눈에 선합니다. 선배님들이 나에게 한 것처럼 그 친구를 병원으로 불러서 검사를 하였으면 지금도 같이 운동도 하고 재미있는 시간들을 보낼 수 있었을 텐데 후회스럽습니다. 꼭 내가 그 친구를 보낸 것 같은 무거운 죄책감이 내 안에 자리를 잡고 있습니다.

지금은 등산과 줄넘기로 내 건강을 지키고 있는 중이며 흡연하는 친구와 운동 부족인 친구들에게 내 이야기를 하면서 검사를 권유하고 있습니다. 이제 시술한 지도 3년 가까이 지났는데 아무런 증상 없이 편하게 생활을 하고 있습니다. 선배님들께는 고개 숙여 감사드립니다. 지금 내 인생은 정말이지 덤으로 살고 있는 인생인 것 같습니다.

악마 같은 담배, 은인 같은 스텐트

✲ 차한수_62세

이 글을 쓰게 된 저는 만 61세의 남성으로서 심근경색, 심혈관 시술을 3회씩이나 받은 바 있습니다. 이런 경험을 바탕으로 누군가에게 도움이 될지도 모를 글을 쓰게 되니 영광입니다. 또한 이런 기회를 만들어 주신 심혈관센터 의료진의 배려에 진심으로 감사의 말씀을 드립니다.

저는 1999년 어느 날 하월곡동에 있는 사무실에서 퇴근 후 그 동네 사람들과 밤이 늦도록 고스톱을 치면서 새벽 3시경 밤참으로 냉면을 주문하여 먹고 난 후 장위동에 있는 집으로 귀가했습니다. 돌아오는 도중에 가슴이 답답하고 숨이 차며 어지러워 이상하다 했습니다. 집에 도착해 아내에게 음식 먹은 게 체한 것 같다고 하며 소화제를 달라고 해 먹었지만 체기는 가시질 않았고, 몇 시간이 흘러 아침이 되었습니다. D병원을 찾아갔더니 심전도 검사 후 소견서를 쥐어 주며 고대병원 응급실로 급히 가라고 해 그리했습니다.

곧바로 시술에 들어갔고 장시간에 걸쳐 시술을 받고 3일 후에 퇴원을 하였습니다. 담당 간호사의 말로는 가슴에서 하체로 흐르는 혈관의 일부가 막혀서 스텐트를 넣어 확장시켰다고 하며 "십 분만 늦게 오셨으면 영안실로 곧바로 가실 뻔했어요"라고 하였습니다. 그 때 교수님께서는 "술은 한두 잔은 허

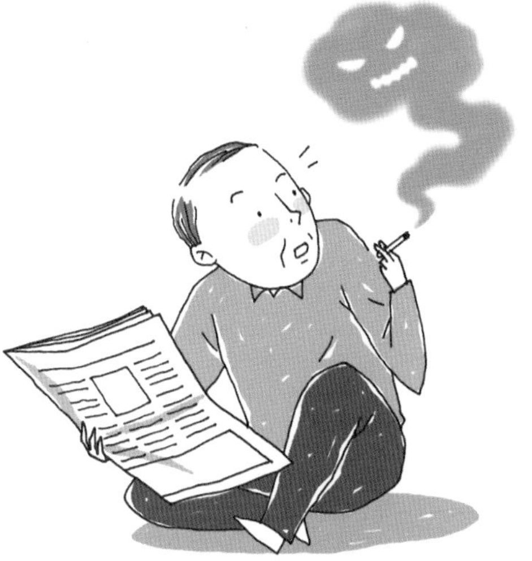

용하되 담배는 극약입니다"라고 하셨는데, 퇴원 후 8개월 정도는 잘 참다가 끝내 다시 피우게 되었습니다. 그러던 2006년 어느 날, 계단을 오를 때나 야트막한 산을 오를 때도 숨이 차고 몹시 힘이 들어 교수님께 말씀을 드렸더니 "그럼 한번 날짜를 잡아 봅시다" 하였습니다. 검사를 실시해 보니 1999년도에 시술한 곳 말고 다른 혈관 두 곳이 많이 좁아져 있다고 하여 아예 시술을 하였습니다. 교수님이 말씀하시기를 다른 2곳에 스텐트를 넣어 확장 시술을 하였다 하셨습니다.

그 후 저의 몸은 많이 좋아져 일상생활을 하는 데 전혀 불편을 느끼지 못할 정도로 몸이 가벼워졌습니다. 하지만 그런 고통과 어려움을 겪고서도 극약이라는 담배를 끊지 못했습니다. 2008년 초 어느 때부터인가 길을 걷다가 또는 일상생활 속에서 가끔씩 눈에 들어오는 사물들이 희미하게 보였고 약간의 어지럼증도 생겼습니다. 그러다 말고 그러다 말고 한 것이 며칠 지속되었습니다. 어느 날 집으로 가던 중 술 취한 사람처럼 비틀거리며 길에 누워 버리고 싶을 정도로 온몸의 힘이 빠졌습니다. 아내에게 전화 연락을 해 놓고 119를 부를까 하다가 겨우 집에 도착하여 자리에 누워 좀 쉬고 나니 정신이 들며 차차 좋아졌습니다.

이틀이 지난 후 교수님에게 조심스럽게 그런 사실을 말씀드렸더니 서둘러 날짜를 잡고 사 일 뒤 또다시 가슴을 들여다보니 예전에 시술한 곳이 아니라 또 다른 곳의 혈관이 막히기 직전이라 하셨습니다. 결국 그 또 다른 한 곳에 스텐트를 넣는 시술을 받았습니다. 그러다 보니 저는 네 개나 되는 스텐트를 가진 몸이 됐습니다.

그동안 저는 스트레스를 많이 받는 사업을 해 왔고, 변명이겠지만 그로 인해 술 담배를 끊지 못했으며, 음식도 콜레스테롤이 있건 없건 가리지 않고 먹었습니다. 지금은 많이 후회를 합니다. 2008년 5월 2일 시술받은 후로 담배는 절대 입에 대지 않습니다. 음식도 많이 신경을 쓰고 있습니다. 너무 많은 스텐트가 몸 속에 있으니 격한 운동은 당연히 하지 못해 야트막한 동산 언저리에서 배드민턴이나 치는 것이 운동의 전부입니다. 젊은 시절처럼 격한 운동을 할 일이 뭐 있겠나 싶지만 아쉬운 마음 접을 길이 없습니다. 이제 가벼운 운동을 하면서 장기나 바둑으로 마음을 다스리고 심장병을 친구처럼 생각하고 살아야겠습니다.

평생의 은인

김두자_61세

저는 예순하나가 되도록 감기 한 번 걸리지 않았던 아주 건강하고 밝은 사람이었습니다. 남편 사업이 망가지고 집이 은행으로 넘어가는 등 경제적으로 어려워지니 인간관계, 자식 문제 등 여러 가지 문제들로 속상한 일들이 많았습니다. 그러던 어느 날 갑자기 가슴에 연기가 가득 찬 기분이 들고 통증이 느껴졌습니다. 또 어느 때는 등도 뻐근하고 식은땀이 많이 났습니다. 그래도 나한테 그렇게 무서운 병이 오고 있다고는 생각하지 못했습니다.

자다가 깨어나 보니 중환자실이었습니다. 눈앞에는 아들, 며느리, 조카, 시동생들이 다 와 있었습니다. 위급한 상황이었지만 다행히도 무사히 스텐트 시술을 받고 고비를 넘겼습니다. 시술 후 중환자실 회복실에 있는데 갑자기 혈압이 올라서 의사 선생님, 간호사 선생님들이 우왕좌왕 바쁘게 난리였던 기억이 납니다. 혈압은 차츰 정상을 되찾았고 회복 시간이 생각보다 빨랐습니다. 그러다 시간이 지나 병동으로 들어가 치료받고 하면서 의사 선생님이 저를 세 번이나 살렸습니다.

2004년에 오른쪽 혈관에 스텐트 두 개를 시술받고, 2005년에는 풍선을 넣고, 2008년에는 왼쪽 혈관에 스텐트를 한 개 시술받았습니다. 정말 고마운 일입니다. 의술도 뛰어났기 때문이라고 생각합니다. 고비마다 저를 살려 주는 의사 선생님들이 평생의 은인이라는 생각이 듭니다. 항상 감사합니다.

W병원에서 눈 떴을 때는 산소 9통을 썼었습니다. 그 때 잠들어 있으면서 임금 옷 입는 입는 꿈을 꿨습니다. 임금 옷을 입는 꿈은 죽는 꿈이라는 말이 생각납니다. 갈매동 물 위로 무언가 나에게 와서 구식 결혼을 하는 꿈이었습니다. 깨 보니까 흰 의사 가운을 입은 사람들이 나를 보고 있었습니다. 산소 마스크를 뗐는데 입이 돌아가고 말도 안 나오고 움직일 수도 없었습니다. 사람들이 저 보고 다 죽는다고 했었는데 살아났습니다. 그리고 몸도 좋아졌습니다.

저는 이렇게 잘 살고 있는데…, 속상한 것은 우리 어머님도 6년 전 병원에서 심장 시술을 받으라고 했었는데 시술받으면 잘못되는 줄 아시고 안 하셨습니다. 그래서 많이 고생하시다 어느 날 주무시던 중에 돌아가셨습니다. 그런데 저는 시술을 받고 건강하게 지내고 있습니다. 당시 어머님을 좀더 적극적으로 설득하지 못했던 게 못내 마음 아픕니다.

저도 처음에는 의사 선생님을 무서워했습니다. 하지만 지금은 많이 믿고 말도 잘 듣습니다. 의사 선생님에 대한 신뢰가 크다 보니 선생님이 외국에 가실 때면 여간 걱정되는 게 아닙니다.

지금은 집에서 가사일하며 손자 손녀 둘을 키우고 있습니다. 아이들 버리고 간 며느리 생각하면 속이 많이 상하지만 애들 크는 거 보면 그래도 내가 더 건강하게 잘 살아야지 하고 생각합니다. 그제나 이제나 며느리를 미워하지는 않습니다. 그저 속이 상할 뿐입니다. 참 예쁜 사람이었는데… 하고 생각합니다. 그래도 내가 건강해져서 손자들 키우고 살림도 돌볼 수 있다는 것이 감사합니다.

심혈관 질환은 일상의 행복한 순간을 위협하는 아주 무서운 병입니다. 예쁜 손자 손녀들 보면서 가끔 몸이 아팠을 때를 생각하면 가슴이 철렁해집니다. 이 예쁜 것들을 두고 혹시 잘못되었으면 어떡했을까 싶습니다. 주변 사람들에게서 가슴이 뻐근하고 등이 아프다거나 연기가 가득 찬 기분, 따끔따끔 찌르는 듯한 가슴 통증이 있다는 소릴 들으면 빨리 검사받길 권하고 있습니다.

가족력이란?

본인을 중심으로 직계 가족 3대의 병력을 확인했을 때, 2명 이상이 같은 질병을 앓은 경우 가족력이 있다고 한다. 가족은 유사한 유전자를 지니고 있으며 사는 환경이 비슷하다. 운동 · 식사습관 등 라이프스타일이 닮았다. 흡연 · 음주 습관도 대를 잇는 경우가 많다. 가족 구성원끼리 특정 질환(가족력 질환)을 공유하는 것은 이래서다. 가족이나 가까운 친척 중 같은 질병을 앓고 있는 사람이 2명 이상일 경우 그 질병을 가족력 질환이라고 한다. 고혈압, 당뇨, 고지혈증, 비만 등 생활습관병과 일부 암이 대표적인 예이다.

하지만 가족력이 있다고 해서 반드시 특정 질병에 걸린다는 뜻은 아니다. 다만 비슷한 생활 양식을 공유한 가족은 같은 질병에 걸리기 쉽다는 뜻일 뿐이다. 따라서 가족력은 특정 질병을 조기 진단, 예방하는 데도움은 되지만 발병 가능성을 정확히 예측할 수는 없다.

가족 중에 심장병 환자가 있으면 심장병 발생 위험이 정상인에 비해 2배 높으며, 흡연 · 고지혈증 · 고혈압 · 비만 · 운동 부족에 가족력이 방아쇠 역할을 함으로써 발병 위험을 높인다
특히 가족 중 남보다 이른 나이(남성 55세 이하, 여성 65세 이하)에 심장병에 걸린 사람이 있다면 더욱 조심해야 한다. 그러나 부모가 80세에 심장병으로 숨진 경우라면 크게 걱정할 필요가 없다. 가족력이 없더라도 심장병에 걸리기 쉬운 나이이기 때문이다.

심장병 가족력이 있으면 나쁜 콜레스테롤(LDL 콜레스테롤) 수치를 100 이하(가족력이 없으면 130 이하)로 낮춰야 한다. 가족력이 있으면 남보다 빨리 고혈압 약이나 아스피린이 처방된다.
심장병의 원인 중 하나인 고혈압도 가족력에 영향을 받는다. 부모 모두 정상일 땐 자녀가 고혈압일 확률은 4%에 불과하다. 그러나 부모 중 한쪽이 고혈압이면 30%, 양쪽 모두면 50%까지 올라간다.

건강한 의지

✲ 김경자_60세

1995년 여름 저는 고려대학교 안암병원의 한 병실에서 산소호흡기를 낀 채 생사의 갈림길에 있었습니다. 당시 사십 대 중반의 젊은 나이에는 감당하기 어려운 큰 병마와 싸우고 있었던 것이지요. 더욱이 여성으로서는 치명적일 수밖에 없었던 그 무서운 병. 유방암.

젊어서부터 활동적이었고 운동을 유난히 좋아했던 터라 건강에 대해서는 전혀 걱정 않고 지내 왔습니다. 하지만 오히려 그 자신감이 병을 더욱 크게 키우게 될 줄은 정말 꿈에라도 상상하지 못했습니다. 어느 날부터 시작되었던 가슴 통증을 일시적인 근육통쯤으로 여기며 그동안 건강한 자신의 몸을 담보로 안일하게 생각했던 것입니다.

결국 미련하게 맹신했던 생물학적 건강은 무릎을 꿇고야 말았고, 조금만 더 지체했더라면 돌아올 수 없는 강을 건널 뻔한 악몽과도 같은 시기를 견뎌야만 했습니다. 그렇게 지독한 암세포와 생사를 건 싸움은 시작되었고 하루하루가 끔찍한 고통의 연속이었습니다.

항암제 때문에 한 움큼씩 빠지던 머리카락은 이제 더 이상 거울을 들여다볼 수 없을 만큼 제 자신을 괴롭혔고 아직 중학교에 다니고 있는 하나밖에 없는 아들의 걱정하는 모습을 보며 육체적인 고통 이상의 괴로움을 참아야만 했습니다. 남편 역시 제 옆을 지켜 주느라 어느새 가세는 기울어져만 갔고, 모든 것이 무너져 버리는 것처럼 느껴졌지요.

제 몸속의 작은 암세포가 이처럼 저의 소중한 모든 것을 송두리째 빼앗아 갈 줄 어찌 알았겠습니까. 순식간에 벌어진 감당하기 어려운 현실 앞에 때로는 모든 것을 그대로 포기하고 싶었던 순간도 있었습니다. 하지만 그때마다 아들과 남편을 생각했고 더욱이 그 때 당시 저를 위해 혼신의 힘을 다해 노력하고 계시는 여러 의료진 선생님들을 생각했습니다.

특히 의사 선생님 한 분의 말은 지금도 귓가에 쟁쟁합니다.

"제일 중요한 것은 환자 본인의 의지입니다. 믿으세요. 자신을 믿고 저희를 믿으세요."

다시 일어나기 위해 혼신의 힘을 다해 몸속의 암세포와 싸웠습니다.

한 번의 수술과 6개월의 투병 생활 끝에 결국 저는 다시 가족의 곁으로 돌아갈 수 있었고 제2의 인생을 살 수 있다는 믿음을 얻게 되었습니다. 퇴원하는 날 서서히 멀어지는 병원 건물을 보며 고마움의 눈물을 흘렸습니다. 그리고 다시는 이곳에 오는 일이 없기를 스스로에게 다짐하기도 했지요.

혹시나 암세포가 재발하지는 않을까 마음 졸이며 몇 년의 세월을 보낸 뒤 드디어 완치를 확신하며 다시 건강한 웃음을 되찾았습니다. 어느새 십 년이라는 세월이 훌쩍 지나가 버렸습니다. 그런데 저에게 또다시 시련이 찾아왔습니다. 유방암 수술 이후 나름대로 건강관리에 철저했지만 IMF를 겪으며 무너진 가계에 신경 쓰느라 서서히 제 몸 돌볼 여유가 없어졌습니다. 더욱이 그 해 남편이 심부전증으로 쓰러졌고 곧이어 아들은 대학 입학할 때가 돼 생계를 이어가는 것만도 벅찼습니다. 그렇게 위기의 순간들을 간신히 버티며 조금씩 극복하며 지내던 어느 날 밤이었습니다.

잠을 자고 있다 새벽에 알 수 없는 가슴 통증을 느끼며 깨어났습니다. 숨이 가쁘고 가슴이 답답한 것이 꼭 숨 넘어가기 직전의 모습과도 같아서 겁이 덜컥 났습니다. 간신히 안정을 되찾은 저의 몸은 이미 식은땀으로 젖어 있었습니다. 순간 온갖 생각들이 머릿속을 스쳤습니다. 두서없는 이미지들이 혼란스럽게 머릿속을 잠식시켜 왔고 기억 저편에서 어두운 그림자가 떠올랐습니다. 그것은 다름 아닌 잊어버리고 있었던 지난날의 암세포였습니다. 설마하며 애써 위로해 보려 했지만 솔직히 두려움이 너무나 커서 선뜻 병원으로 발길을 향하기가 쉽지 않았습니다.

시간이 갈수록 가슴속 통증은 심해지고 숨도 쉬기가 어려워지는데 막상 직면하게 될 현실의 여러 가지 상황과 공포 때문에 병원 갈 엄두가 나지 않았습니다. 혹시나 암이 재발한 거라면 이제는 나이 든 내 육신이 그것을 견뎌낼 수 있을까? 만약 그렇다면 이제는 정말 끝인데 당장의 육체적 고통보다도 앞으로 맞이하게 될 현실의 무게를 감당할 자신이 없어 차일피일 시간을 흘려보내게 되었고 결국엔 응급실로 향하게 되고 말았습니다. 모든 것이 원망스러웠습니다. 제 몸에 이상이 있는데도 불구하고 과거의 아픈 경험과 감당하기 힘든 현실의 무게 때문에 이렇게 쓰러져야만 병원을 찾게 되는 제 자신이 너무도 미웠습니다. 지금 생각해 보면 그 때야말로 제가 모든 것을 놓아 버린 순간이 아니었나 싶습니다. 그러고 나니 두려움도 없고 고통도 없었습니다. 그 때 모든 것을 포기한 채 지금의 주치의인 임 교수님을 만나게 되었습니다.

교수님은 겁에 질린 어린아이를 달래듯 저를 안심시켜 주셨습니다. 이미 제 과거의 병력과 경험들까지 염두에 두신 배려였습니다. 혹시나 했던 제 마음속 공포를 한마디의 말과 미소로 종식시켜 주셨습니다.

"너무 걱정 마세요. 그런데 다음부터는 좀 일찍 오세요."

제가 걱정했던 것과는 다르게 협심증이라는 다소 생소한 병명을 듣게 되었고 여전히 새로운 병에 대한 공포로 얼어 있던 저에게 교수님께서는 하나하나 자세히 설명해 주시면서 저를 안심시켜 주셨습니다. 물론 훗날 협심증 역시 자칫하면 생명과 직결되는 위험한 병이라는 것을 알게 되었지만 당시 교수님께서는 제가 무엇을 걱정하며 두려워하는지 정확하게 알고 계신 것처럼 저에게 힘을 주셨습니다.

십여 년이 훨씬 지난 이곳에서의 기억이 오버랩되었습니다. 그러면서 희망과 함께 오기가 생겨났습니다. 한 번 이겨 냈는데 두 번이라고 못 할 건 없지 않나 싶었습니다. 그러고 나니까 병원에 다니는 것이 더 이상 두렵지도 부담스럽지도 않았습니다. 예전부터 가지고 있던 병원에 대한 감상적인 비유는 더 이상 하지 않기로 했고 제 몸을 스스로 지킬 수 있는 장소라고 생각하니 자연적으로 철저하게 검사 날짜를 지키게 되었습니다. 진료 날짜를 제대로

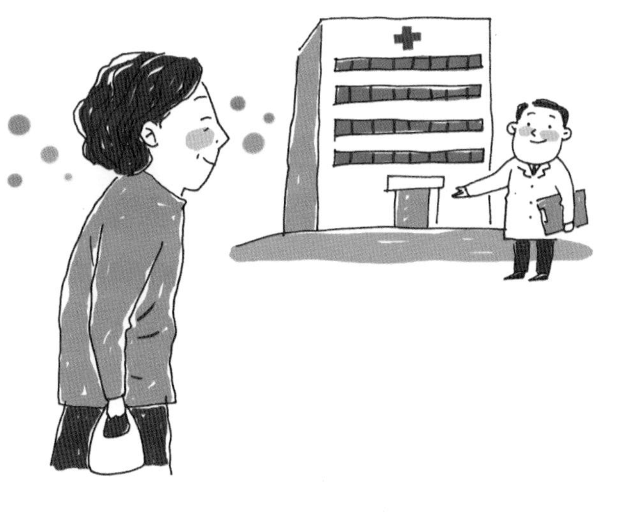

지키며 검사를 주기적으로 하는 것과 처방해 주신 약을 규칙적으로 챙겨 먹으며 심장에 도움이 되는 운동을 병행하는 것이야말로 건강을 지킬 수 있는 유일하면서 가장 효과적인 사실이라는 것을 이제는 알게 되었습니다.

제 몸에 항상 관심을 기울이며 무엇보다 건강하게 생활하려는 의지야말로 질병의 고통으로부터 벗어날 수 있는 힘이며, 또 다가올지 모르는 수많은 질병을 예방하는 원천임을 알게 된 지금 한없이 감사할 따름입니다. 제 이야기를 듣고 누군가는 이렇게 얘기할지도 모릅니다. 그걸 모르는 사람이 어디 있냐고, 살다 보니 어쩔 수 없다고 말입니다. 하지만 지금까지의 제 삶이 그것을 증명하고 있습니다.

혈관 조영술 검사를 받은 지도 삼 년이 지나고 있습니다. 어느새 제 나이도 내년이면 환갑을 맞게 됩니다. 과거 심부전증으로 고생한 남편 역시 저와 함께 임 교수님께 주기적으로 진료를 받으며 건강을 지키고 있습니다.

어쩌면 과거의 아팠던 경험이 앞으로 살아갈 날에 대한 경각심을 심어 주지 않았나 생각해 봅니다. 이제는 교수님의 처방전과 말 한마디에 저와 남편은 항상 귀를 기울이며 서로의 건강을 지켜 주는 생활을 하고 있습니다. 그러고 보면 길게는 이십여 년의 세월을 이곳 고대병원과 인연을 맺고 있습니다. 바쁘고 힘들게 살아왔던 그간의 제 삶에서 이곳은 제 아픔을 치료해 주었고 희망을 주었으며 건강하게 살 수 있는 의지를 주었습니다.

부디 좀더 많은 분들이 건강한 의지로 건강을 지키며 행복할 수 있기를 바라며 이 글을 마칩니다.

쾌활한 혈관

✲ 이우만_71세

한가한 날이면 자전거를 타고 한강을 따라 한 바퀴 돕니다. 상쾌한 공기와 적당히 옷을 적시는 땀은 기분까지 좋게 합니다. 가까운 곳 여기저기 산책하는 것도 즐기고 있습니다. 걸으며 이곳저곳 둘러보는 시간은 마음을 여유롭게 해 주니 좋습니다. 평상시의 적당한 운동은 삶이 게을러지거나 혹은 조급해져 괜한 일에 감정을 소모하는 것을 예방해 주는 것 같습니다. 가끔 안사람과도 함께 걷게 되는데 그런 때의 대화는 집 안에서보다 더 좋은 분위기에서 이루어지는 것 같습니다.

직장 다닐 때는 아무래도 스트레스를 받을 일들이 많았습니다. 긍정적으로 사는 편이었는데도 말입니다. 하지만 요즘엔 그럴 일이 별로 없어 마음이 편합니다. 조만간 삼선교 근처에 사는 친구를 만나보려고 합니다. 지금은 퇴직해 일을 하지 않고 있는데 공원 지킴사 일을 해 보고 싶어 친구의 조언도 좀 구해 볼 예정입니다.

평소 적당히 운동하고 있었으므로 이 정도면 건강하다고 생각했습니다. 2003년에 전립선 수술을 받은 적은 있었지만 심혈관 질환은 전혀 생각도 해 적이 없었습니다. 2006년 5월 23일, 집에 있는데 오전에 가슴이 쓰리고 갑자기 식은땀이 나기 시작했고, 2시간 정도쯤 지속되었습니다.

큰딸이 바로 병원에 가자며 채비를 했습니다. 가까운 내과에 가서 증상을 이야기했더니 큰 병원으로 갈 것을 권했습니다. 큰딸과 함께 안암병원을 찾았습니다. 검진 결과 혈관이 세 군데나 막혀 있었습니다. 한 군데도 아니고 세 군데라니, 그런데 어떻게 모를 수가 있었을까, 이런저런 생각도 길게 할 수 만큼 시술은 바로 진행되었습니다.

회복하는 동안 병원에 있으면서 평소 당뇨로 고생하는 아내 생각이 났습니다. 아내는 당뇨가 있어 하루도 안 빠지고 약을 먹고 있습니다. 혈압도 오르락내리락합니다. 아내에게도 심혈관 질환 검사를 받자고 해야겠습니다. 당뇨말고도 신경 써야 할 질환들이 있다는 걸 뒤늦게 깨달았습니다.

시술 전에는 사실 불안하고 불편한 마음도 있었습니다. 증상부터 진단, 시술까지 하루 만에 일사천리로 진행되니 어안이 벙벙하기도 했습니다. 젊은 나이가 아니니 혹시 시술 중에 큰일이 나는 것은 아닐까, 크게 효과가 있을까, 수많은 생각이 교차하기도 했습니다. 하지만 기우라는 걸 금방 알 수 있었습니다.

시술 후 크게 달라진 점은 오히려 이전에 건강하다고 생각했던 때보다 훨씬 더 편안하다는 것입니다. 시술 전의 상태가 건강했던 게 아니었다는 사실을 이제야 알게 되었습니다. 시술 후 내 혈관 사진을 보았는데 무척 기분이 좋았습니다. 미세하게 움직이는 혈관을 확인하기도 했습니다.

소망이 있다면 건강할 때 열심히 일하는 것입니다. 큰돈은 필요 없으니 소일거리 하며 여생을 즐겁게 살고 싶습니다. 그리고 주어진 일을 열심히 하는 것처럼 스스로의 건강을 위해서도 꾸준히 노력하렵니다. 저는 의사 선생님 말씀 잘 듣는 환자라고 생각하지만 아직 술과 담배를 하고 있습니다. 담배도 하루 한 갑 피던 것을 사흘에 한 갑으로 줄이려고 노력 중이고, 그러다 곧 끊겠다고 결심하고 있습니다.

정기적으로 병원을 찾을 때마다 친절하고 정답게 대해 주시는 의사 선생님과 간호사 선생님들께 늘 감사하고 있다는 말을 꼭 전하고 싶습니다.

회생

✲ 이순정_66세

저는 아주 나이 많은 할머니는 아니지만 밖에 나가면 다들 할머니라고 합니다. 그 말이 싫지 않고 좋게 들립니다. 건강한 몸과 여유로운 마음으로 바깥 공기도 쐬고 사람들도 만나면서 지낼 수 있다는 것이 축복처럼 느껴집니다.

마흔다섯에 당뇨가 시작되었는데 가족력은 아니었습니다. 워낙 밀가루 음식을 좋아하고 십 년 동안 장사를 했는데 그때 스트레스를 많이 받았더랬습니다. 어느 날부터 갑자기 갈증을 많이 느껴 물을 평소보다 많이 먹게 되고 소변을 많이 보았습니다. 의심이 가서 소변 검사를 해 보니 당뇨였습니다. 발병하고 육칠 년이 되어 당뇨 합병증이 왔습니다.

초기에는 외출할 때 100미터쯤 걷노라면 왼쪽 가슴과 왼팔이 뻐근하고 통증이 느껴졌습니다. 증상은 짧게 반복해서 찾아왔습니다. 그러다 식전에 통증이 찾아왔는데 이전보다 배는 더 고통스러웠습니다. 너무 견디기 힘들어 앰뷸런스에 실려 갔습니다. 검사 결과 협심증이라고 했습니다. 그 때부터 본격적으로 당뇨 치료를 했습니다. 협심증이 호전되자 4년 동안 먹던 약을 중단했습니다. 그로부터 십오 년이 지난 2006년에 갑자기 몸에 이상이 생겼습니다. 아침을 먹고 나면 속이 쓰리고 가슴이 아팠습니다. 십오 년 전 일이 다시 시작되었을 거란 생각은 못하고 근처 의원에 가서 소화제 처방만 받아 약을 먹었습니만 전혀 효과가 없었습니다. 생각해 보니 위에서 병이 나면 새벽에 자던 도중에 속이 쓰렸는데, 그것과 달리 항상 오전에 그 증상이 왔습니다. 그제서야 십오 년 전의 일, 심장이 의심됐습니다. 집에서 가까운 하계동 E병원에 갔습니다. 여러 가지 검사 후 무조건 의사 지시에 따라 심장 조형 수술을 했습니다. 그 후 급한 통증은 호전되었는데, 담당 선생님 말씀이 한 군데는 심근이 너무 길게 막혀 수술을 못했다고 했습니다. 가슴을 절개하는 수술을 해야 한다는 것이었습니다. 걱정이 된 아들이 수소문하여 고대병원 심혈관센터로 오게 되었습니다.

여러 가지 검사 결과 빨리 시술을 해야 한다고 했습니다. E병원에는 가슴을 개복해야 하는 대수술을 해야 한다고 했지만 안암병원에서는 2007년 1월 15일, 절개하지 않는 시술로 해결할 수 있었습니다. 아들의 노력과 의료진들의 빠르고 정확한 판단, 훌륭한 의술로 지금은 건강한 생활을 하고 있습니다.

요즘은 복지관에서 영어도 배우고 장구도 배우고 댄스도 하며 즐겁게 살고 있습니다. 나이 먹어 무언가를 배운다는 게 역시 쉬운 일은 아니지만 다시 사는 기분으로 배우니 힘든 것도 퍽이나 즐겁기만 합니다. 그런 때 몸도 마음도 건강하다는 것이 느껴지니까요. 주위 모든 사람들과 사랑을 주고받는 할머니로 남은 시간 큰 근심 않고 살아가려 합니다.

오늘부터는 여왕개미

✲ 정순희_52세

의류, 공장, 주부.

저는 부지런한 일개미들 중에서도 최고 부지런한 일개미입니다. 의류 가내공업을 부부가 함께 한 지 이십 년이 다 되어 갑니다. 옷 만드는 일을 워낙 좋아하는데 좋아하는 일을 하며 살 수 있는 것을 축복으로 여기며 열심히 살았습니다. 그러는 틈틈이 등산이나 수영도 열심히 해 건강을 유지했습니다. 건강을 자부하며 열심히 일만 해 오던 중 어느 날부터 머리가 심하게 아파서 병원에 입원했습니다. 검사 결과는 신경성이었고, 치료 후 호전되어 퇴원해 다시 부지런히 살았습니다.

1997년 5월 초쯤, 3층에 있는 공장으로 한 계단 두 계단 올라서는데 가슴에 약간의 통증이 느껴졌습니다. 그래도 막연히 괜찮아지겠지 하고 생각했습니다. 그리고 그 즈음 병상에 누워 계시던 시골 시어머님을 집으로 모시게 되었다. 그 때까지도 내 건강에 대해선 아무 걱정이 없었습니다. 그런데 어머님을 일으키려고 손에 약간의 힘을 주며 일어서는 순간 가슴이 뻐근했습니다. 하지만 그 때도 무시하고 넘겼습니다. 그러던 어느 날 공장 계단을 올라서는데 세 계단을 채 못 오르고 가슴이 아프고 갑갑했습니다. 그런데 그렇게 한참을 서 있었더니 증상이 가라앉았습니다. 뭔가 이상한 것 같다는 생각이 들었지만 어머님이 병상에 계시니 죄송한 마음에 제 몸 아프다는 말씀은 못 드리고 혼자서 수유리 어느 내과에 가서 진료를 받았 보았습니다. 증상을 말했더니 위에 산이 많아 역류하면서 가슴이 아픈 것이라며 약을 일주일 치 지어줬습니다. 집에 와서 약을 먹었는데 상태가 좋아지기는커녕 더 심하게 가슴이 아파왔고 계단 오르는 일이 전보다 더 힘들어졌습니다. 다음 날 동네 내과를 또 찾아가 말씀드리니 심장에 이상이 있는 것 같다며 소견서를 써 줄 테니 고대 안암병원을 가 보라고 권하셨습니다.

움직일 때마다 가슴이 아프고 식은땀이 뚝뚝 떨어졌습니다. 왼쪽 팔까지 저려 오고 몸살 기운까지 심해졌습니다. 온몸이 다 쑤시고 너무 아파 자정 넘은 시간에 동네 병원에 가서 응급처치를 받고 해도 소용이 없었습니다. 그 때 통증은 견딜 수 없는 정도여서 의사 선생님께 호소를 했습니다. 통증을 참기 힘드니 어떻게 좀 해 달라고 말입니다. 응급실에서 상태를 보시고는 곧장 심혈관 조영술을 받아야 한다고 했습니다. 검사 결과는 참담했습니다. 혈관이 다 막히고 10퍼센트만 남았다고 하시며 시술을 서두르셨습니다. 스텐트를 넣어야 한다는 말에 겁을 많이 먹었던 기억이 납니다.

시술 결과를 살피며 의사 선생님께서 아플 때와 비교해 지금 어떠냐고 물으셨습니다. 이제야 살겠다고 대답했더니 이 지경이 될 때까지 어떻게 참고 견뎌 왔냐고 하셨습니다. 불안전성 협심증이라는 위험한 병이라고 하셨습니다. 그 말을 듣자마자 선생님의 손을 붙잡고 진심으로 선생님이 내 은인이시라는 말이 절로 나왔습니다.

열흘 정도 입원했다가 다시 일상으로 돌아왔는데, 아이 아빠가 항상 급하고 욱하는 성격이라서 항상 마음을 졸이며 불안해 하는 생활을 해야 했고, 결국 6개월 만에 재발하여 또 시술을 받게 되었습니다. 스트레스와 불안, 그리고 과중한 일이 반복되는 생활하다 보니 병이 쉽게 재발했습니다. 두 번째 시술 이후 일 년이 지나 또 재발해 세 번째 시술을 받았습니다.

지금까지 제 건강을 지켜 주신 의사 선생님 진심으로 감사합니다. 이제는 늘 바쁘게 움직여야 하고 신경도 많이 쓰이던 공장을 정리해야겠다는 생각이 들었고, 그리고 정말 그렇게 했습니다. 평생 할 일을 그때 실컷 하였으니 이제는 건강과 여유로운 마음을 지키며 살아가려고 합니다.

짐승 같은 놈

✻ 권정열_38세

건강에 관심이 많아 심장 질환은 어느 정도 알고 있었습니다. 폭넓은 지식까지는 아니었지만 발병 원인이 다양해 누구나 걸릴 수 있는 것이라고 말입니다.

회사에서 야근할 때 뒷골이 당기면 불안한 기분을 감출 수 없었습니다. 흡연실에서 담배를 물고 창밖을 바라보면서 뒷목을 자주 주물렀습니다. 도로를 따라 달리는 자동차 불빛이 어지럽게 도시를 수놓는 모습을 보면서 긴 한숨을 쉬었습니다. 담배를 끄고 기지개를 켜면 뻐근했던 목도 풀렸고, 그러고 나선 넥타이를 느슨하게 풀고 책상에 앉곤 했습니다.

일상이 반복된다는 해묵은 소리를 하는 사람들이 많습니다. 그런데 일상은 자세히 들여다보면 전혀 반복적이지 않습니다. 횡단보도에서 신호를 기다리면서 주위를 둘러보면 같은 시간대를 살아가는 낯익은 얼굴들이 보입니다. 그들은 항상 같은 자리에서 같은 행동만 하고 있지 않습니다. 저마다 다른 생각 다른 몸짓으로 파란 신호를 기다립니다. 같은 시각 같은 행동을 하는 것은 정확히 아침 열덟 시 삼십 분에 바뀌는 신호등 정도입니다. 그 외의 어떤 일상도 반복적으로 흘러가지는 않습니다. 서류에 맞는 형식처럼 어떤 규칙이 있을 뿐입니다.

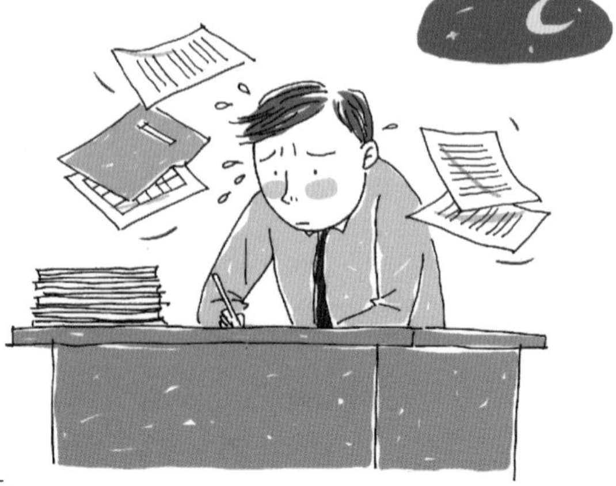

이 년 전부터 왼쪽 가슴에 붙어살던 짐승이 이빨을 드러내는 일이 잦아졌습니다. 불안해지는 건 어쩔 수가 없었습니다. 언제 올 것인지 주기적인 신호를 보내 준다면 좋을 것을…. 짐승은 약속 따위는 하지도 않았고 나날이 몸집을 키워만 갔습니다. 그런데 가슴을 물어뜯던 짐승의 이빨이 한동안 잠잠했습니다.

통증이 없는 덕분인지 그 짐승의 존재를 잊고 생활했습니다. 지하철을 타고 서 있을 때면 어깨를 물어뜯던 그 이빨을 잊었다가도 계단을 오를 때면 어김없이 가슴으로 확인이 됐었는데, 요즘엔 계단에서도 잠잠했습니다. 짐승이 다른 먹잇감을 찾으러 간 줄만 알았습니다.

집으로 돌아와 책상에 밀린 서류 더미를 던졌습니다. 조금이라도 휴식이 필요했습니다. 침대에 몸을 눕히고 재킷에서 담배를 꺼내 물고 연기를 뱉어내자 한순간 긴장이 풀렸습니다. 짐승은 침대에 누워 있는 나의 등을 한참이나 잘근잘근 씹었습니다. 그 이빨은 이전보다 훨씬 날카롭고 집요해 침대에서 몸을 뒤틀게 만들었습니다. 짐승은 끝끝내 나를 놓아주지 않고 가슴과 등을 물고 한입에 집어삼킬 듯이 흔들어 댔습니다. 벗어나려고 안간힘을 쓸수록 짐승의 이빨은 등과 가슴 깊이 박혔습니다. 저는 짐승의 뱃속으로 들어가고 있었습니다.

눈을 떠 보니 낯선 얼굴들이 보였습니다. 하얀 가운을 입은 사람들은 분주하게 움직였고 나는 밝은 불빛을 손으로 가렸습니다. 짐승의 뱃속은 생각보다 평화로운 곳이었습니다. 나 말고 다른 사람들도 잡아먹힌 것이 분명했습니다. 하얀 옷을 입은 여자가 말했습니다. "선생님! 환자가 깨어났어요."

그 순간 짐승의 뱃속이 아님을 깨달았습니다. 누군가 나를 짐승의 무시무시한 이빨에서 건져낸 것입니다. 나는 기절한 채로 병원에 도착해 검사를 받고 시술을 받았습니다. 시술 후에도 짐승의 이빨 자국은 남아 있었지만 통증은 많이 완화되었고 답답함도 줄었습니다. 하지만 언제 어떻게 그놈이 이빨을 들이밀지 몰라서 그놈의 이름을 물어보았습니다. 하얀 가운을 입고 있던 남자가 입을 열었습니다. "협심증이시고요. 담배랑 스트레스, 운동 부족이 원인이에요. 과음도 원인 중 하나고요." 친절한 설명에 화들짝 놀라며 되새겼습니다. 그 짐승의 이름은 협.심.증이고 그놈이 좋아하는 먹이는 술, 담배, 스트레스, 운동 부족이었습니다. 내 손을 잡고 있던 어머님께 말했습니다. "당신이 내 생명의 은인이시군요." 그러자 어머님은 눈물이 그렁한 얼굴로 내 어깨를 찰싹 때리며 말했습니다. "이놈의 자식이 이 상황에서 장난질이 나와." 나는 어머님께 대답했습니다. "어머니 소설책이나 좀 갖다 주세요." 어머님은 책망 어린 시선을 거두고 하얀 가운을 입은 남자에게 말했습니다. "의사 선생님, 이놈 정신 좀 차리게 주사 큰 걸로 좀 놔 주세요." 저는 주사라는 소리에 놀라 외쳤습니다. "엄마!" 그러자 옆에서 하얀 가운을 입고 차트를 넘기던 남자가 웃으며 입을 열었습니다. "어머님, 그러지 마시고 소설책 갖다 주세요. 한 이삼 일은 입원해 있어야 돼요. 시술은 잘 됐으니까 걱정하지 마시고요." 어머님은 하얀 가운을 입은 남자에게 연신 고개를 숙이며 말했습니다. "의사 선생님 감사합니다. 정말 감사합니다." 남자는 어머니가 부여잡은 손을 덮어 잡으며 "어머님이 빨리 119에 신고하셔서 고비를 넘긴 거예요. 전 그냥 할 일을 했을 뿐이고요"라고 말했습니다. 오늘은 내 생의 훈훈한 한 풍경으로 기억될 것입니다.

병은 자랑하고 다녀라

✻ 박영웅_65세

건강관리 방법에 대해서는 평소 주의를 기울여 익혀 둔 정보가 없어 무엇이 좋은지 잘 모릅니다. 면역력이 약해지고 다양한 질병에 쉽게 노출되는 노년기의 사람들을 위해 병원이나 기타 기관에서 평소 건강관리 방법이라던지 조심해야 할 사항들을 적극적으로 알려주면 좋겠습니다. 간혹 뭐가 몸에 좋다더라 하는 소릴 주변에서 들어도 혹시나 잘못된 정보는 아닐까 싶은 생각이 앞섭니다. 어디에 물어보면 좋을지도 잘 모르겠습니다. 병원은 일단 아프지 않으면 거의 가지 않으니 말입니다. 하지만 이제부터는 정기적으로 병원을 찾아 병을 관리해야 하니 선생님들께 자주 물어보고 많이 배워야겠습니다. 사람들은 왜 아프지 않으면 병원을 찾지 않을까요. 소 잃고 외양간 고칠 것이 아니라 미리미리 검진받으며 조심하고, 건강관리에 관심을 기울일 수 있다면 좋겠습니다.

심장혈관 질환이라면 아는 게 전무했습니다. 일 년여 전에 흉통이 이삼 회 간헐적으로 있었는데 최근 들어서는 전혀 없었습니다. 친구들이 모인 자리에서 이런 증상을 이야기했더니 건강에 조예가 깊은 한 친구가 빨리 병원에 가 정밀 검진을 받으라고 권했습니다. 병원에 안 가면 큰일 난다며 신신당부를 했습니다. 그래서 친구에게 무슨 과로 가야 하느냐고 물었더니 순환기내과라고 일러주었습니다. 병은 자랑하라고 다니라는 말이 맞았습니다. 별거 아니라고 생각하거나 가족들에게 걱정 끼칠 것이 싫어 혼자만 알고 있다 보면 결국 병을 키우고 맙니다. 저도 그 때 친구들에게 몸에 이상이 생긴 사실을 말하지 못했더라면 그 때보다도 훨씬 늦게 병원을 찾아 더 큰 후회를 하고 있었을 것입니다.

저는 심상치 않은 가슴 통증을 느끼고도 시간이 꽤 흘러 병원을 찾은 셈이었습니다. 병원을 찾을 즈음에는 전혀 흉통이 없었습니다. 그런데 이런 일은 있었습니다. 한 달 전쯤 길을 건던 도중 머리가 심하게 어지러워져 멍하니 서 있었는데 잠시 후 저절로 안정이 되었습니다. 그 때 이상하다 싶어 병원에 가야겠다는 생각이 들었습니다. 긴장하고 활동할 때, 그러니까 빠른 걸음으로 뛰거나 움직일 때 가끔씩 흉통이 있었고, 그 때마다 몸을 웅크리고 가만히 있다 보면 회복이 되었습니다. 그 외에 다른 특이할 만하다고 생각되는 증상은 없었습니다. 그나마도 그러는 횟수도 적고 당장 위협을 느낄 만한 아픔은 아니기에 그냥 참았습니다. 작은 증상이라도 병이 의심된다면 전문의의 소견을 듣는 것이 현명한 처사라는 것을 너무 늦게 배웠습니다.

시술받기 전과 후의 느낌은 아직 모르겠습니다. 워낙 증상이 간헐적으로 찾아왔었기에 조금 더 두고 봐야 알 것 같습니다. 하지만 적절한 시술을 받았다고 생각하니까 원인도 병도 아무것도 모르던 때에 비해 마음도 훨씬 편안합니다.

협심증, 즉 혈관이 좁아지는 직접적인 원인이 무엇인지는 잘 모르겠습니다. 아마도 제 생각에는 어느 한 가지만의 이유라기보다는 총체적인 문제인 것 같습니다. 앞으로는 전반적인 생활습관, 즉 식습관이라던가 운동량 등을 어떻게 정할지 전문가의 의견을 구해 체계적으로 관리하려고 합니다.

안암병원은 시설도 좋고 교수님을 비롯해 간호사 선생님들 모두가 진심으로 환자와 교감하려 한다는 것을 느꼈습니다. 무엇보다 그 점에 대해 깊이 감사하고 있습니다.

혈관이 겉으로 보이냐?

✲ 김창순_76세

당시 저의 건강상태는 최상이었습니다. 그런데 2007년 12월경 집 안에서 별안간 졸도했습니다. H대학병원에서 MRI 촬영을 하고 심장도 검진을 받았지만 건강상태는 매우 양호하다는 진단을 받았습니다. 평소에도 건강 하나는 자신이 있었습니다. 도무지 졸도를 하게 된 까닭을 몰랐습니다. 그래서 마음이 더욱 불안했습니다. 그 즈음 뉴스에선 돌연사하는 사람들이 많이 다뤄졌습니다. 저도 그렇게 될지 모른다는 막연한 생각에 운동을 열심히 하기로 마음먹었습니다.

예전에는 안 쉬고 오르던 삼각산을 대여섯 번 쉬면서 올라가야 했습니다. 체력이 많이 약해져서 그런가 보다 생각했습니다. 평소에도 가벼운 운동을 하기 시작했습니다. 그런데 무거운 물건을 들거나 가벼운 운동을 할 때 몸에 무리가 오는 게 느꼈습니다. 그래도 웬만한 병은 다 이겨낼 수 있다는 자신감이 있었습니다.

무모한 자신감은 병 치료에는 쓸모없고 병을 방치하는 데는 최선의 방법이 됩니다. 잘못된 방법은 병을 키워 결국 사람을 잡아먹는 귀신이 됩니다. 저는 잘못된 방법 때문에 제 병을 객관적으로 볼 수 있는 시력을 잃어버린 것이죠. 자만심은 자기를 합리화시키는 데 일가견이 있습니다. 저는 그 재주에 넘어가 버렸죠. 그렇게 제 병을 방치하다가 일이 터졌습니다. 잠을 자다가 새벽 2시쯤에 가슴에 통증이 느껴졌습니다. 일어나려고 했지만 몸을 움직일 수 없을 정도의 통증이 온몸을 짓눌렀습니다. 누워 있어도 아프고 앉지도 서지도 못할 통증이었습니다. 급체인 줄 알고 동네 병원을 찾았는데, 검사 후 바로 큰 병원으로 가라고 했습니다.

저는 심근경색에 대한 상식도 없었고, 또 그런 병에 걸렸을 거라고는 상상도 못했습니다. 자만심이 부른 화. 이 말이 딱 맞는 것 같습니다. 시술 당시 사진을 보며 정말 위험했다는 것을 알았습니다. 혈관이 꽉 막힌 제 심장을 사진으로 보니 말로 표현할 수 없는 후회가 밀려왔습니다.

제 경험을 친구들에게 들려줬습니다. "혈관이 겉으로 보이냐?"로 시작한 일장연설을 마치자 모두들 경각심을 느끼는 눈치였습니다. 그런데 난데없이 한 친구가 주먹을 불끈 쥐고 앞으로 내밀며 말했습니다. "이게 혈관이잖아." 주먹 등 위로 혈관이 툭 불거져 있었죠. 저는 천천히 말을 고르면서 그 친구의 주먹을 붙들고 말했습니다. "이게 심장은 아니잖아."

나의 부활

✲ 김성웅_60세

저는 하나님을 믿으며 열심히 사는 사람입니다. 기독교에서는 예수님이 죽었다가 다시 살아나신 것을 부활이라고 합니다. 성경으로만 만나던 부활이라는 말을 삶에서 이토록 가깝게 느낄 수 있는 시간이 찾아올 거라고는 상상도 하지 못했습니다. 매순간을 소중히 여기는 마음으로 성실히 일하며 살아왔다고 생각하는 나에게 어찌 이런 일이….

저는 성북구 돈암동에 살고 있으며, 아파트 내에 있는 상가에서 일하고 있습니다. 2005년 6월 어느 날 아침 일곱 시경 상가 주차장에 주차를 하며 주차 관련 시비가 오 분여가량 있었습니다. 주차 관련 시비는 자주는 아니지만 이따금씩 어렵지 않게 발생하는 문제지요. 오래지 않아 문제가 해결되었고 흥분되었던 마음을 가라앉히려 상가 세탁소에서 냉수를 한 컵 얻어 마셨습니다. 그런데 그 때 갑자기 온몸에 땀이 비 오듯 흘러내렸습니다. 몸이 땅으로 가라앉는 기분이 든다고 생각할 즈음 다리에 힘이 풀려 주저앉았습니다. 온몸에 힘이 빠져 제대로 힘을 쓰지 못하는 상태로 가까스로 주차되어 있던 차에 드러누워 안정을 찾으려 하였지만 소용이 없었습니다. 몸을 뉘인 후에도 계속해서 땀이 비 오듯 흘러내렸고 몸을 움직이기는 점점 더 힘들어졌습니다. 머릿속이 하얗게 되어 버려 어떻게 하면 좋을지 도무지 판단을 내리지 못하고 있었는데 때마침 아내에게 아침식사를 하라는 전화가 걸려 왔습니다. 전화기가 있다는 생각도, 어딘가로 전화를 해야겠다는 생각도 하지 못할 때였는데 기적처럼 전화벨이 울렸던 것입니다. 겨우 전화를 받아 아내에게 괴로운 상태를 말하니, 아내는 곧바로 119 구급차를 불렀습니다. 그렇게 구급차에 실려 난생 처음 고대 안암병원 심혈관센터를 찾았습니다.

심장 초음파 검사 등을 받은 결과 관상동맥의 약 80퍼센트가 막혀 가는 중이었습니다. 곧바로 혈관 조형술을 시도하였으나 상황이 좋지 않아 시술을 미루고 우선 혈관 뚫는 약을 투여받았습니다. 그 과정은 일사천리로 진행되었는데, 제게 무슨 일이 일어나고 있는지 제가 잘 모를 만큼 긴박하였습니다. 이틀 중환자실에 입원하는 동안 많은 생각이 스쳐 지나갔습니다. 건강하고 착실하게 살아왔다고 생각했던 세월이 한순간에 어그러지고 있다는 생각에 더 괴로웠습니다. 이틀 뒤 혈관 조영술을 받게 되었고, 그 후로 가슴 통증은 말끔히 사라졌습니다.

아직도 그 때를 생각하면 마치 어제 일인 것처럼 아찔합니다. 다시 다리에 힘이 풀리는 것 같습니다. 죽음이란 게 이렇게 진행되는구나, 하는 것을 온몸의 세포 하나하나로 느낀 게 그 때였습니다. 과장이 아니라 정말 옛날 같으면 제대로 손쓸 겨를도 없이 심장마비로 숨을 거두었을 거라고 생각합니다. 생이 이대로 아무 준비도 없이 불시에 끝날지 모른다는 두려움의 시간을 겪고 보니 제게 주어진 삶이 얼마나 값진 것인지 새삼 느끼게 됩니다. 심혈관계 질환의 증상을 겪어 본 분들은 더 잘 알 수 있을 것입니다. 정말 다시 태어난 듯한 지금의 제 기분을요.

그렇기에 심혈관센터 의료진들은 제 생명의 은인과 다름없습니다. 생명을 구하는 일만큼 위대하고 존경스러운 일이 어디 또 있겠습니까. 앞으로도 수많은 소중한 생명을 구해 내실 것을 기원합니다. 애써 주신 의료진과 제 소중한 아내에게 감사하다는 마음을 전하며 부족한 글을 매듭 짓습니다.

심혈관 조영술을 받은 환자가 지켜야 할 사항들

1. 고혈압 관리

고혈압이 되면 높은 압력으로 혈관벽이 쉽게 상처를 입는데, 이 상처를 통해 콜레스테롤, 지방 등이 스며들어 동맥경화가 진행된다.

고혈압 자각증상 : 머리가 무겁고 아프며, 어지럽다. 귀가 울린다. 얼굴이 빨개진다. 눈에 충혈이 나타난다. 코피가 잘 난다. 어깨가 쑤신다. 손발이 저리거나 부어오른다.

목표 : 140/90 mmHg 이하 / 당뇨병이나 만성신질환자의 경우 130/80mmHg 이하 혈압 유지.

계획 : 정기적인 혈압 측정(가정용 혈압계 1회/1일, 집 근처 병원 방문), 꾸준한 약물 복용, 정상 범위 체중 유지, 염분 섭취 제한.

2. 당뇨

당은 혈관 내 단백질, 지방과 결합해 혈관의 탄력성을 감소시키므로 적극적으로 관리해야 한다.

목표 : 식전, 식후 정상 혈당을 유지.

정상 → 공복시 110mg/dl 미만, 식후 2시간 → 140mg/dl 미만.

당뇨병 → 공복시 126mg/dl 미만, 식후 2시간 → 200mg/dl 미만.

계획 : 약물요법, 식이요법, 규칙적인 운동을 통해 혈당 조절, 당뇨 가족이 있는 환자는 정기적으로 혈당 검사, 단 음식, 간식을 피하고 균형 잡힌 식사를 해야 한다.

3. 고지혈증

목표 : '나쁜 콜레스테롤(LDL)의 조절'

평소에 총 콜레스테롤을 200mg/dl 이하로 유지하는 것이 중요.

중성지방이 200mg/dl 을 초과하면 고중성지방혈증이라고 한다.

LDL콜레스테롤은 130mg/dl 미만이면 바람직한 수준. 그러나 당뇨병 환자나 심장병 환자 등은 LDL 콜레스테롤을 100mg/dl 이하로 조정해야 바람직하다. 당뇨병이 있으면서 심장병이 같이 있는 환자나 흡연 등의 나쁜 습관이 고쳐지지 않는 경우에는 70mg/dl 이하를 권장한다.

HDL 콜레스테롤이 40mg/dl 미만이면 문제가 된다.

HDL 콜레스테롤이 낮으면 동맥경화증의 원인이 된다.

HDL 콜레스테롤이 저하되는 원인은 나쁜 식사습관, 운동 부족, 비만, 흡연, 스트레스의 축적 등이며 이상지혈증 환자와 HDL 콜레스테롤이 낮은 사람은 생활습관, 특히 식생활 개선과 운동 부족을 해소하는 것이 치료의 첫걸음이 된다.

혈청 지질 수치만으로 크게 걱정할 필요는 없다(이상지혈증으로 판정되는 콜레스테롤 치와 중성지방 치는 식생활 및 생활습관에 따라 변화되기 쉽기 때문).

더욱이 이상지혈증은 20-30년이라는 오랜 기간에 걸쳐 동맥경화증을 진행시키기 때문에 수치가 조금 높다고 해서 바로 동맥경화증이 되지는 않으므로 눈앞의 수치에 너무 신경 쓰기보다 식사와 운동 부족 등에 주의하여 지질을 정상화하도록 주의하는 것이 중요.

계획 : 콜레스테롤이 많은 음식 줄이기, 규칙적인 운동, 금연, 비만인 경우 체중 감소.

4. 흡연 관리

흡연은 혈관 내막을 파괴하고, 나쁜 콜레스테롤과 중성 지방을 증가시키며, 혈전 생성 촉진 및 혈관 경련, 혈압 상승을 일으킨다.

목표 : 금연

계획 : 금연한다고 가족들과 동료들에게 알려 도움을 청함, 흡연 욕구가 생길 때에는 냉수, 무가당 껌을 이용, 운동을 통해 관심을 다른 곳으로 돌림. 기름진 음식은 당분간 피하고 채식하기, 커피, 자극성 있는 음식 피하기, 술자리, 회식 자리를 피하기, 식사 후 에는 즉시 양치질, 공공장소나 식당 등에서는 항상 금연 구역으로 이동하기.

5. 비만 관리

목표 : 정상 체중 유지

계획 : 정상적인 체중 알기, 규치적인 운동, 과식 금지, 체중 감량 시 일주일에 0.5kg씩 감소, 복부비만 관리하기(남 90cm-35인치, 여 80cm-33인치 이상 시).

6. 운동 관리

규칙적인 운동은 심장 발작 예방에 효과적이다. 혈중 콜레스테롤을 감소시켜 주며, 고혈압을 조절한다. 체중을 줄여 주며, 당뇨병의 진행을 막아 주며, 스트레스를 해소시킨다.

목표 : 적당한 강도의 운동을 30분, 1주에 3-4회.

계획 : 자신이 부담을 느끼지 않을 정도만, 산소를 많이 이용하는 활동적인 운동, 빠르게 걷기, 맨손체조, 자전거 타기, 수영, 등산 등이 좋으며, 무거운 물건을 들거나 강도 높은 운동은 피한다. 준비운동 5분과 정리운동 10분을 잘 지키며, 운동 중 쉬어야 할 증상을 잘 기억해 둔다.

Doctors Diary

안철민 □ 순환기내과 교수

피는 것-담배 vs. 바람

담배를 환자로부터 떼어 놓기 위한 전략도 갖가지입니다. 금연 모티프를 심어 줄 수 있는 유력한 것 중 하나는 아직도 동방예의지국 기치를 걸고 있는 대한민국에서 도덕감을 자극하는 것입니다. 사랑이 우선이라 이리 사랑하고 저리 쓸려다니는 서양 문화에 비해 아직은 보수적인 한국사회의 도덕적 배경과 '양반'이라는 전통적 품격은 여러 사람에게 유효하기 때문입니다.

심장 의사로서 가장 듣기 싫은 말이 무엇이냐고 제게 묻는다면 단연 "담배! 많이 줄였습니다", "끊으려고 열심히 노력하고 있습니다", "이제 끊어야죠", "다음 올 때까지는 끊겠습니다"와 같은 터무니없는 거짓말입니다. 이렇게 열심히 거짓말하는 환자들 99퍼센트는 담배를 떨쳐버리지 못합니다. 어쩔 때는 보호자도 모르게 피거나 아주 당당하게 와이셔츠 주머니에 담배 한 갑을 꽂은 채 당당히 외래를 받으러 들어오기도 합니다. 가끔씩 같이 들어오는 부인이나 자녀들은 그런 아버지의 무책임한 흡연에 혀를 내두르고 당장이라도 같이 살지 않을 것 같은 표정으로 한숨을 내쉬곤 합니다. 환자는 오 분도 안 되는 외래 진료 시간 동안 진땀을 흘리며 버티면 또 삼 개월 내지 사 개월 동안 담배 끊으라는 지긋지긋한 잔소리를 하는 의사 얼굴을 보지 않아도 될 터입니다. 이 순간만 넘기면 그는 사탕 먹듯이 약을 먹고 몰래 숨어서 아이스크림을 먹는 아이처럼 어디선가 '구름과자'를 피워 댈 것입니다. 참 눈 뜨고는 못 봐 줄 희비극이 그 짧은 외래 시간 동안 벌어지는 것입니다.

나가고 싶어 들썩거리는 환자의 엉덩이를 못 본 척하고 강한 레이저 눈빛을 환자의 눈에 쏩니다. "담배 끊으려고 노력하지 마세요." 황당한 의사의 말에 환자는 눈이 휘둥그레집니다. '이 의사가 무슨 말을 하는 것인가? 담배를 계속 피란 이야긴가?' 환자의 관심을 일단 끌고 얘기를 계속 이어 나갑니다. "담배 피는 것과 바람 피는 것의 공통점이 무엇인지 아세요? 둘 다 아주 나쁜 행동이라 것이 그 첫째이고 완전히 떠나지 않고서는 끝난 것이 아니라는 것이 두 번째입니다. 매일매일 바람 피는 사람이 어느 날 부인에게 그 사실이 들통나 무릎을 꿇고 손을 비비며 죄를 뉘우치는 상황이라고 가정해 보세요. 만약 그 사람이 눈물을 흘리며 부인에게 '바람 이제 그만 피려고 열심이 노력하겠습니다', '이제 그만 바람 펴야죠', '다음 달까지는 바람 피는 걸 자제하도록 노력하겠습니다', '바람 피는 거 이제 많이 줄였습니다'라고 하면 그 말을 듣는 부인은 속으로 '아, 이 사람 이제 바람 안 피고 성실하게 살겠구나'라고 생각할 수 있겠습니까? 그렇게 얘기하는 게 새빨간 거짓말이라고 말하지 않겠냐구요." 어느 결에 나는 간절함이 묻어나는 연기까지 하게 됩니다. 옆에서 듣던 보호자도 손뼉으로 맞장구를 치기도 합니다.

"오늘 당장 그만 피십시오. 외래 문을 나가면서 끊으셔야 끊을 수 있습니다. 노력하지 마시고 이별하십시오. 뒤도 안 돌아보고 떠나야 담배든 바람이든 그만 피는 것입니다. 만약 또 노력한다고 하신다면 그건 끊으실 생각이 전혀 없으신 것입니다." 다시 결심하게 하고 또 손을 붙잡아도 이 사람의 마음에 심장 의사의 이 간절함이 통했는지는 알 길 없습니다. 그리고 제 차트에는 "still smoking"이라 적히고 맙니다. 또 다음 외래에서는 저 지긋지긋한 담배로부터 자유로울 수 있는 환자의 모습을 기대하며 문을 나서는 환자의 뒷모습에 대고 "꼭 끊으세요!" 하고 재차 소리칩니다. 언제까지 이 담배와 싸워야 할지 난망하기만 하지만, 머릿속으론 새로운 무기가 무엇일까를 골똘히 생각하게 됩니다.

박재형 □ 순환기내과 임상조교수

심장도 안전 운행 중입니다

한수 씨는 오늘 새벽에도 통증이 왔습니다. 가슴팍 한가운데가 뻐근하게 아픈 게 몇 분 정도 지속됩니다. 새벽 일찍 일어나 출근하는 생활이 3년째입니다. 다니던 건설 회사가 어려워져 실직하고 사십 대 후반에 시작한 버스 운전. 새벽 운전은 상쾌합니다. 조금 졸리긴 하지만 항상 같은 시간에 정류장에서 기다리는 승객들을 생각하면 절로 힘이 나고 기분도 좋아집니다. 하지만 출퇴근 시간과 낮에는 여간 어려움이 많지 않습니다. 교통 정체와 매연, 소변도 참아야 하고 허리도 아픕니다. 다섯 시간이 조금 넘는 운행을 마치면 피로가 몰려옵니다. 수년 전 끊었던 담배도 다시 피게 되었습니다. 운행 후 동료들과 피우는 담배 한 개비의 맛이 정말 꿀맛입니다. 일이 일찍 끝나는 날이면 회사 동료들과 술도 한잔씩 하곤 합니다. 그러다 보니 요즘 체중도 늘고, 몸도 조금 더 피곤해지는 것 같습니다. 무엇보다 잠들었다 깨게 되는 새벽이나 운전 중에 가끔씩 느껴지는 통증이 신경 쓰입니다.

버스나 택시 운전사 분들은 불규칙한 식사와 생활, 극심한 스트레스와 매연으로 건강을 해치기 쉽습니다. 이분들은 다수의 안전을 책임지고 있다는 점에서 흉통 등의 증상이 있을 때 특히 소홀히 하지 말아야 할 직종에 종사한다고 할 수 있습니다.

진료실에서 만난 한수 씨도 이런 상황에 있었고, 즉시 운동 심전도와 몇 가지 기본 검사를 시행하였습니다. 운동 심전도 검사는 협심증 검사의 기본 검사로 협심증 환자는 흉통이 있을 때 심전도 변화가 특이하게 나타나므로 운동으로 협심증을 유발한 후 흉통이 나타났을 때 심전도를 찍어 보는 검사입니다. 미리 심전도 검사 도구를 가슴에 부착하고, 러닝머신 위를 걷는 것을 시작으로 차츰 운동량을 증가시키면서 협심증과 연관된 심전도 변화와 운동 능력을 관찰합니다. 협심증이 중증일 때는 많은 경우 양성 결과를 보이나 음성으로 나오는 경우도 있으므로 운동 심전도 만으로 협심증을 진단할 수 있는 것은 아닙니다.

한수 씨는 오후 늦게 운동 심전도를 시행하였고, 아주 특별한 이상 소견이 없어 홀터라고도 불리는 24시간 심전도 기계를 부착하고 귀가하였습니다. 홀터 검사란 작은 심전도 기계를 몸에 부착하고 하루 24시간 동안 계속해서 심전도를 찍어 보는 방법입니다. 협심증 검사에서 필수 검사는 아니지만, 변이형 협심증이나 무증상 심근 허혈증 진단에 유용하고 협심증에 동반되는 여러 가지 부정맥 진단에 있어 중요한 검사 방법입니다.

다음 날 저녁 특수 검사실 선생님에게서 전화가 왔습니다. 한수 씨의 홀터 검사에서 이상 소견이 있다는 것입니다. 홀터 검사는 기계를 착용하고 하루를 보내고 다시 병원에 와서 기계를 반납한 후 담당 선생님들이 기계 안의 자료를 분석하여 결과를 볼 수 있는 것으로 한수 씨가 오후 늦게 기계를 반납한 것입니다. 병원 안의 다른 직원들이 다 퇴근했을 시간에 한수 씨의 홀터 검사를 분석하여 연락을 주셨던 것입니다. 다음 날 아침 일찍 한수 씨에게 직접 전화를 걸어서 검사 결과를 알리고, 관상동맥 조영술을 시행하기로 하였습니다.

며칠 후 한수 씨는 관상동맥 조영술을 시행하였고, 변이형 협심증으로 진단되었습니다.

변이형 협심증은 일반적인 협심증처럼 동맥경화나 혈전으로 혈관이 막히는 것이 아니라 이따금씩 혈관에 경련이 생겨 흉통이 유발됩니다. 전형적인 특징은 흉통이 새벽, 혹은 아침에 자주 나타나며, 운동 여부와 관련 없이 통증이 발생한다는 점입니다. 원인은 관상동맥의 경련성 수축입니다. 주로 새벽에 흉통이 생기는 이유는 밤새 안정되어 있던 자율신경계의 균형이 새벽에 깨어지면서 혈관이 수축되는 정도가 커지기 때문이라 생각되고, 흡연, 과음, 고혈압, 당뇨, 고지혈증 등이 혈관의 내피세포를 손상시켜 혈관 수축을 유발합니다. 진단은 특수 약물(아세틸콜린, 에르고노빈)을 사용한 관상동맥 조영술을 시행하여 확진할 수 있고, 스텐트 시술을 할 필요 없이 원인이 되는 흡연, 과음, 고혈압, 당뇨, 고지혈증 등을 교정하면서 혈관 확장제를 기반으로 한 약물 치료를 시행합니다. 치료 결과는 양호한 편이나 갑작스런 심장마비의 원인이 되는 경우가 많이 관찰, 보고되고 있어 주의를 필요로 합니다.

한수 씨는 담배와 술을 다시 끊고 약을 먹으면서 통증이 사라졌습니다. 잠을 잘 때나 운전을 할 때나 마음이 놓이고 기분도 좋습니다. 오늘도 안전 운행을 하는 한수 씨의 심장도 안전 운행 중입니다.

4

아픔이 삶의 향기 되어

세 번 꺾여도 다시 피는 삶의 향기

✲ 권진숙_53세

이것은 제게 벌어졌던 실제 상황입니다.

평소와 다름없이 아침 식사를 마친 뒤였습니다. 식탁을 치우고 막 설거지를 하려는데 가슴을 쥐어짜는 통증과 함께 흐르는 물처럼 땀이 쏟아지기 시작했습니다. 숨이 막힐 듯 옴짝달싹할 수 없는 고통이었습니다. 놀랍게도 그 긴박한 순간에 평소 아침 TV 프로그램에서 자주 보았던 다양한 심혈관계 질환들이 떠올랐습니다. 갖가지 질환의 이름이나 상세한 증상들을 기억할 순 없었지만 그들이 분초를 다투며 병원에 실려 가는 장면만은 생생히 떠오르는 것이었습니다. 겁이 덜컥 나 혼신의 힘을 다해 급히 병원으로 혼자 움직였습니다. 가는 내내 택시 안에서 손으로 가슴을 때리면서 응급실에 도착했습니다.

통증이 시작되고 삼십 분 정도가 지났을까요. 갑자기 심장이 멈추었고 전기충격기를 이용한 뒤에 다시 심장박동이 시작되었습니다. 그러나 그것도 아주 잠시, 약 오 분 뒤 심장은 다시 멈추었고 긴박한 상황 속에서 십여 명의 의사 선생님들이 순식간에 제 주위를 에워쌌습니다. 다시 전기충격기가 사용되었습니다. 나중에 안 일이지만 다시 한 번 왼쪽 관상동맥이 막혔던 것입니다.

수술대에 올랐을 때 죽어 가던 생명이 기적적으로 새 생명을 찾을 수 있게 되었습니다. 다시 기억해 보아도 믿을 수 없는 일입니다. 그러나 더 신기했던 것은 3회에 걸쳐 심장이 멈추었던 제가 스텐트 시술을 마치고 나니 그렇게 편안할 수가 없었다는 것이었습니다. 어려운 시술이었는데도 회복하는 데에는 크게 어려움이 없었습니다. 마치 이전의 긴박한 상황들은 다시 꾸고 싶지 않은 악몽처럼 저편의 것 같았습니다.

삶과 죽음의 경계선에서 몇 번이고 긴박한 고비를 넘기고 난 뒤에 편안한 몸으로 다시 세상을 볼 수 있게 된 이 기쁨을 누가 알 수 있을까요. 분초를 다투던 전쟁 같던 고비를 함께 건넌 의료진의 의술에 감탄하지 않을 수 없었습니다. 그렇게 다시 눈을 뜨고 나서 보는 세상의 모든 것은 새로움과 기쁨으로 가득 차 감회가 새롭습니다. 믿으실 수 있을까요. 저는 쉰이 넘은 나이에 행복으로 충만한 삶을 이제 막 시작하는 기분입니다.

제 경험에 비추어 보자면 몸에 이상 증상이 나타났을 때 주변에 아무도 없다면 누가 나타나길 기다릴 것이 아니라 혼자라도 최대한 빨리 대학병원 응급실로 찾아가는 것이 최선의 방법인 것 같습니다. 일분일초가 중요한 순간에 망설이고 주저한다면 그만큼 몸 상태는 좋지 않은 지점을 향해 빠른 속도로 달려갈 것이 자명합니다. 저의 경우를 보아도 통증이 시작되고 응급실에 도착한 시각이 십 분만 늦었더라면 어땠을까요. 단언하지만 저는 아마 병원에 도착해 제대로 된 응급조치를 받기도 전에 숨이 끊어졌을 겁니다. 심장이 멎은 곳이 병원 안이었기에 실낱같은 가능성이 실현돼 살아난 것이지 처음 심장이 멈춘 곳이 집이었거나 이동하는 차 안이었다면… 감히 상상조차 할 수 없는 일이 되었을 것입니다.

저 역시도 다른 많은 사람들처럼 심장이나 혈관 질환에 관해서는 발병 직전까지 남의 일처럼 전혀 신경 쓰지 않았습니다. 평소 부지런한 성격으로 가정을 돌보는 것에 최선을 다하며 사람들과 함께 하는 것을 좋아하는 평범한 주부였습니다. 사소한 거짓말도 하지 않고 남에게 상처 주지 않도록 애쓰며 살았다고 생각했는데, 그런 제게 이런 무서운 일이 벌어지다니요.

응급실에 실려가 시술을 받고 일주일 뒤 퇴원했는데 우울증이 찾아왔습니다. 모든 것이 허무하고 쉽게 눈물이 났습니다. 시도 때도 없이 서글픈 마음이 들며 내게 왜 이런 병이 온 것일까, 하는 생각에 많이 힘들었습니다. 그런 시간 속에서 가장 큰 힘이 되어 준 것은 남편입니다. 남편은 제가 몸도 마음도 더 아프지 않게 가장 가까운 곳에서 버팀목이 되어 주었습니다. 집안일이라고는 몰랐던 남편이 아픈 나를 위해 밥도 하고 설거지도 하고 심지어 빨래까지도 도와주며 다정히 신경 써 주었습니다. 남편은 아침이면 7시 반부터 9시까지 아픈 저를 위해 청계천을 걸으며 함께 운동합니다. 그러는 사이 우울증의 그림자도 서서히 저를 떠나기 시작했습니다.

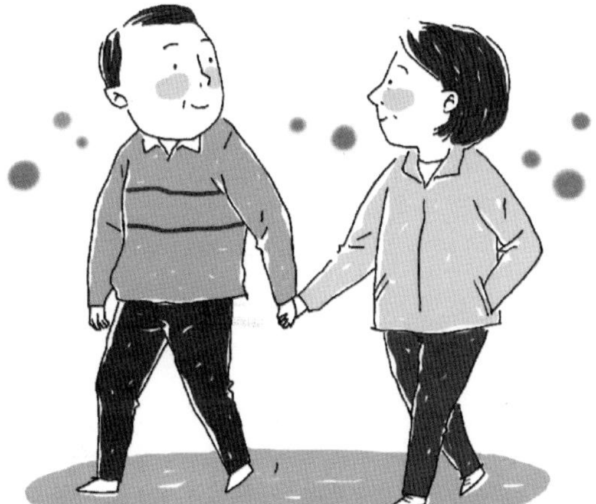

시술 전 후 가장 크게 달라진 점이라면 '마음을 비웠다'는 점입니다. 혹 기분 나쁜 일이 있더라도 살아 있다는 것에 감사하게 되었습니다. 오랜 시간 서로의 곁을 지켜 온 남편과 저는 함께 청계천을 걸으며 서로를 위한 조언을 하며 지냅니다. 작지만 애정이 담긴 남편의 말 한마디 한마디가 저의 눈물을 멈추게 하고 다시 살게 하는 힘이 됩니다. 불쑥불쑥 우울해지려고 할 때도 삶 자체에 감사하며 어두워지지 않도록 노력합니다. 가장 가까운 사이였지만 새삼 부부의 소중함을 깨닫게 된 것이 놀랍고도 행복합니다. 세 번이나 멈추었던 심장이 많이 상해서 고생은 하고 있지만, 살아 있다는 것은 얼마나 고마운 일인가요. 고단했던 만큼 제 삶의 향기가 깊어지고 있다는 것을 믿으며 삽니다.

99 88 234

✲ 강건우_68세

저는 행복과 건강의 전도사를 자칭하며 살고 있습니다.

'99세까지 88하게 살고 2일만 앓고 3일 만에 4死자'라고 하는 말의 비결을 알려 드리려고 합니다.

① 발은 따뜻하게, 머리는 차갑게, 배는 내놓지 않게

② 1日 1,800cal 中 朝 800, 午 500, 夕 400 균형 맞추기

③ 현미식(현미:잡곡=5:1), 좁쌀죽, 율무죽, 팥죽 먹기

④ 채소, 과일, 생선을 균형 맞춰 먹고, 비타민, 무기질 잘 챙기고, 고기, 달걀, 우유는 거의 안 먹기

⑤ 1日 만보 이상 걷고 간단한 스트레칭, 체조 등 하기

⑥ 먹는 약을 정확히 복용

⑦ 마음 편히 먹고 긍정적, 낙천적 생활

⑧ 좋은 책, 신문 등 정독하고, 99 88 234실천(1日 1善, 10人 만나기, 100字 쓰기, 1,000字 읽기, 10,000보 걷기)

건강에 대한 모든 이야기들이 그렇듯이 이것은 물론 절대적인 것은 아닙니다. 더욱이 위의 글을 작성한 저는 전문 의료인도 아닙니다. 다만 제가 건강에 대한 깊은 관심으로 다년간에 걸쳐 습득한 기본적인 매뉴얼입니다. 저와 제 식구들의 건강도 중요하지만 그것보다는 모든 사람들이 건강하게 잘 살았으면 좋겠습니다. 그래서 아침 등산길에 만나는 사람들에게 건강에 좋은 갖가지 식단을 만들어 나눠 드리곤 합니다. 아는 만큼 보인다고, 나눠 드리는 종이에 적힌 것들을 그대로 실천하지는 못하더라도, 몸에 좋은 것과 안 좋은 것이 무엇인지 알고 한두 가지씩 시작해 보는 것도 건강을 위한 중요한 걸음이라고 생각하기 때문입니다.

저는 젊은 시절 36년 동안 중학교 교사로 재직했습니다. 퇴임 후에는 전문 주례인으로 십이 년간 3천 쌍의 주례를 맡았을 정도로 활발히 활동했습니다. 결혼 주례를 본다는 것은 재미있고 의미 있는 일입니다. 주례를 볼 때 가장 중요하다고 강조하는 것은 서로 존중해야 하며 몸과 마음이 건강하도록 노력해야 한다는 것입니다. 아름다운 꽃이 피려면 환경이 받쳐 줘야 하듯 부부의 삶에 아름다운 꽃이 피기 위해서는 가정이 거름이 되어야 하기 때문입니다.

저희 집에는 아들 내외와 네 살 손자, 이 개월 된 손녀가 다 같이 삽니다. 어린 손자가 저를 잘 따라서 저녁에는 놀이터에서 함께 놀고 주말에는 손잡고 등산을 하기도 합니다. 가까운 거리에 돈암동 개운산이 있는데 짧은 시간에 오를 수 있는 그리 높지 않은 산이라 평일에도 틈틈이 오르곤 합니다. 힘들이지 않고 한 시간 정도 걸은 다음 운동기구가 있는 공원에서 매일 두 시간가량 운동도 합니다. 평상시 건강한 편이라 심장혈관 질환과 관련된 걱정은 없었습니다. 그러면 보통 자신의 건강을 과하게 믿게 되어 병을 키우는 일이 비일비재한데, 저의 경우는 정말 운이 좋았습니다. 피, 발, 눈 검사를 하기 위해 보건소에 들렀는데 큰 병원을 권하셔서 그 길로 병원을 찾아 운동 부하 검사를 받게 되었습니다. 그런데 평소 꾸준히 걷기 운동을 했는데도 이삼 분 정도 잘 뛰다가 식은땀이 나기 시작했고 현기증이 나더니 급기야 흉통이 느껴지는 것 아니겠습니까. 운동 부하 검사를 하기 전에는 신체적으로 느낄 수 있는 어떠한 증상도, 통증도 없던 차였습니다. 내 몸에서 일어나고 있는 일을 내가 모르고 있었구나, 하는 생각이 들더군요. 좀더 검사를 해 보니 한쪽의 가느다란 혈관이 끊어져 있어 스텐트 1개를 시술받았습니다.

사실 치료 전에는 두려움이 많았습니다. 하지만 치료 후에는 몸도 빨리 회복되었고 마음의 안정도 찾아왔습니다. 이전에도 주변에 알리고 다닐 정도로 건강이 거듭 중요하다고 생각하며 살아왔는데, 아프고 나니 더욱 건강의 소중함을 느끼게 되었습니다. 저는 의사의 말을 잘 듣는 착한 환자입니다. 질환에 관해서라면 의사를 믿고 전적으로 따르는 것이 다른 어떤 것보다 우선입니다. 저는 시술 뒤에 약을 한 번도 거르지 않고 잘 먹었고, 먹는 것도 조절하며 술 담배는 전혀 하지 않습니다. 갑자기 술 담배를 끊고 식단을 바꾸는 일이 쉬운 일은 물론 아닙니다. 하지만 건강한 사람들도 그렇게 해야 하는 이유는 제가 주례를 설 때마다 했던 말처럼 서로에게 좋은 거름이 되는 가정을 만들기 위해서는 먼저 자신의 건강을 지키는 것이 필요하니까요.

저는 남은 세월 남에게 이로운 일들을 하며 건강하게 살다 가고 싶습니다. 다른 사람들을 위해서 내가 할 수 있는 것은 무엇일까, 하고 생각한 끝에 찾은 방법은 내가 아는 것을 주자는 것입니다. 절에 가면 개인적인 소망을 빌기보다는 건강에 대해 알아두면 좋은 상식들을 빼곡하게 모아둔 종이를 사람들에게 나눠 줍니다. 남을 위한 일을 하면 저에게도 기쁨이 옵니다. 모두들 건강을 잘 지키시기 바랍니다. 여러분 모두 99 88 234!

후루룩 쩝쩝 맛있는 인생

✲ 김태석_65세

새벽 일찍 장을 봐 와 툭탁툭탁 경쾌한 칼질 소리를 음악 삼아 밑 준비에 들어갑니다. 각종 야채부터 시작해 소머리 고기와 생닭 손질을 차근차근 해치우면서 바쁜 일과가 시작됩니다. 뽀오얀 사골을 우려내는 냄새가 작은 가게 안에 그득합니다. 소머리 국밥과 삼계탕을 만드는 조그마한 식당을 부부가 함께 운영하며 생업을 이어왔습니다. 게으름 피지 않고 부지런히 가게를 운영하며 누구보다 건강하고 근면하게 생활한다고 생각했고, 특히 건강 하나는 누구보다 자신 있다고 생각하며 살아왔습니다.

그러던 어느 날 아침, 평소와 다름없이 가게 문을 열고 일을 시작하기 위해 양말을 바꾸어 신으려던 참이었습니다. 갑자기 어지럽기 시작하며 속이 울렁거리고 천장이 빙빙 돌며 호흡이 곤란해졌습니다. 가장 참기 어려웠던 건 가슴을 조이는 극심한 통증이었습니다. 급기야 의지대로 몸을 움직이는 것조차 어려워졌습니다. 처음 맞서는 통증과 불안감에 119 구급차를 부를 수밖에 없었습니다.

운영하던 가게에서 가장 가까운 병원의 응급실에 도착했지만 통증과 두려움에 비해 그곳에서의 응급처치는 신뢰를 하기 어려웠습니다. 불안이 멈추지 않아 병원 측에 퇴원시켜 줄 것을 요구했습니다. 모든 책임을 스스로 지겠다는 각서를 제출하고서야 퇴원이 가능했습니다. 그 뒤 곧바로 고대병원 응급실로 옮겨 입원을 하고 그곳에서 비로소 심근경색 증상인 것을 확인할 수 있었습니다. 분초가 다급한 상황이라 다음 날 곧바로 조영 시술로 치료를 받은 후에 퇴원할 수 있었습니다.

지금 생각해도 만약 장사 준비를 하던 그 때에 통증을 가벼이 여겨 무리하게 버티고 참았다면 이후의 상황이 어땠을까, 하면 절로 온몸이 오싹해집니다. 어떠한 예고도 없이 갑작스럽게 닥친 절체절명의 위기. 전화기를 들어 119 버튼을 누를 수 있었던 스스로에게 감사할 정도입니다.

그러고 난 뒤 약 1년이 지나 다시 한 번 갑작스런 통증이 왔습니다. 급히 고대병원 응급실로 찾아가 입원하여 다음 날 아침 스텐트 삽입 시술을 받았습니다. 그 후 현재까지 생활의 불편함 없이 생업에 종사하고 있습니다.

평상시 건강을 자신하는 많은 사람들의 경우 이런 질병에 자신이 해당될

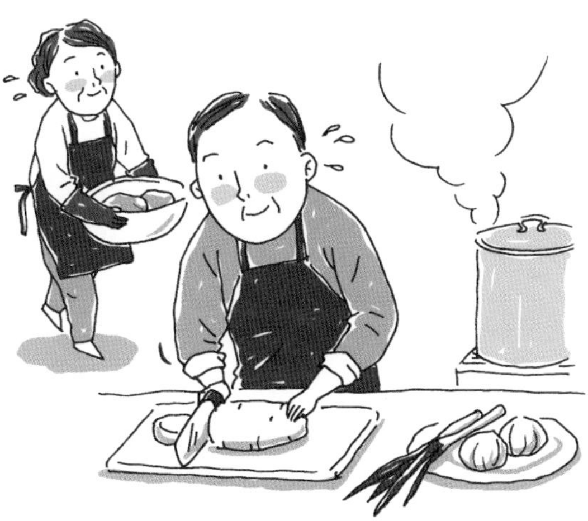

수 있다는 가정을 해 보기란 쉽지 않을 것입니다. 하지만 예방 차원에서라도 언제든 심각한 상황이 닥칠 수도 있다는 걸 평상시 경계해야 합니다. 병원을 찾는 분들을 보면, 정말 아차 싶은 순간, 생명과 직결되는 순간에 찾게 되는 경우가 많은 것 같습니다. 무엇보다 조금이라도 이상이 느껴지면 곧바로 병원을 찾을 것을 권합니다.

매일 아침 가게 문을 열고, 장사 준비를 하고, 내가 만든 음식을 찾는 손님들의 복작거림 속에서 다시 새로이 행복을 찾을 수 있도록 애써 주신 의료진 분들께는 병을 치료해 주신 것 이상의 감사를 느낍니다. 모든 것은 결국 몸이 건강하고 나서야 가능하다는 것을 몸으로 알게 되었기 때문입니다.

나이 칠십에 다시 시작하는 인생

✻ 박몽길_72세

회생. 글자 그대로 죽었다 다시 살아나는 것을 말합니다. 평소 쉽게 듣고 지나치던 단어가 어떠한 계기로 인해 갑자기 다르게 보일 때가 있습니다. 그 짧은 단어가 얼마나 엄청난 의미를 품고 있었는가에 대해 새삼 경탄하며 숙연해지는 것입니다. 저에게는 '회생'이라는 단어가 그러했습니다.

조물주께서 인간을 창조하실 때 현대의 첨단 기기도 따라올 수 없을 정도로 섬세하고 훌륭하게 탄생시킨 것을 감사히 생각합니다. 전자 기계에도 수명이 있듯이 인간에게도 일정한 수명이 있습니다. 삶을 위협하는 많은 질병을 끌어안고 고통을 감수하며 하루하루를 유지해 나가는 사람이 많습니다. 우주천지를 막론하고 모든 생물은 흘러가는 삶의 고통을 지니고 삶을 영위하는 것이 하나의 진리, 아니 운명인 것 같습니다. 거창하고 추상적인 이야기를 하려는 것은 아닙니다. 그렇기에 사람들은 평상시 적당한 운동과 영양이 다양한 음식을 섭취하려고 노력하며 무리한 피로한 일은 피하고 각자 자기 건강에 깊은 관심을 갖고 생활하면 좋겠다고 생각합니다.

저는 서두에 언급한 글자 그대로 '회생'했습니다. 현재 72세로서 약 십오년 전부터 고혈압과 당뇨병을 앓아 병원에서 처방받은 약을 복용하며 현재까지 살아왔습니다. 그러다 2005년 초에 갑자기 좌측 하퇴부의 동통으로 보행에 지장이 왔습니다. 교통사고나 낙상과 같은 원인으로 부상을 당했던 일은 전혀 없었습니다. 단순한 근육통이려니 생각하면서, 노년기에 운동 부족이나 노화로 인해 자연히 발생하는 증상으로 믿고 참고 지냈습니다. 외상으로 인한 부상을 입어 상처가 난 것이 아니었기에 병원을 찾을 생각은 안 했습니다. 그 때의 통증은 마치 그러한 외상으로 인한 것 같았지 혈관이나 심장과 관련된 질환으로는 그런 통증이 느껴질 거라고는 생각도 하지 못했습니다. 자가진단으로 근육통이라고 여겼던 점도 그 탓입니다. 이러다 말겠지, 라고 예상했던 통증은 점점 더 그 강도가 심해졌습니다. 약 백 미터조차도 편안히 걸어갈 수 없는 상황이 되었습니다.

대학병원을 방문하여 종합검진을 받았습니다. 내분비내과에 먼저 들렀다가 바로 순환기내과로 안내를 받아 검사를 받았습니다. 검사 결과 좌측 하퇴부의 혈관이 막혀서 발생한 통증이라는 것이 밝혀졌습니다.

단순한 근육통이라고만 생각했던 본인 자신을 크게 원망하였습니다. 시간이 조금 더 지체되었더라면 좌측 하퇴부를 절단하는 수술을 받아야 했을지도 모르는 상황이었습니다. 즉시 비교적 간단한 혈관 시술을 받았고 시술 후에는 건강하게 생활하고 있습니다. 매주 토요일, 일요일에 농장에 가서 여러 가지 작업을 할 수 있을 정도로 건강하게 지내고 있습니다. 무엇보다 치료 전에는 백 미터조차 편안히 걸을 수 없었는데 지금은 조금의 고통 없이 걸을 수 있게 되었습니다. 고려대학 부속병원의 검진 및 수술을 담당하신 선생님들께 진심으로 감사드립니다.

저와 같은 경우를 인생 회생이라고 말할 수 있습니다. 걷는 것조차 힘들었던 시간들이 이제는 아련히 먼 일로 느껴집니다. 몸이 회복되고 건강을 다시 찾게 되면서 지금까지의 인생에 대해 돌이켜 보는 시간이 많아졌습니다. 나이 칠십이 넘어 인생을 새롭게 시작하는 기분이 든다는 것이 스스로도 참 놀랍고 신비롭습니다. 예전에는 미처 다 알지 못했던 것입니다. 길을 걷는 것, 식구들과 둘러앉아 저녁 식사를 함께 하는 것, 개운하게 숙면을 취하는 것 등 일상다반사로 일어나는 수많은 일들이 하나하나 새롭게 느껴지고 참 즐겁습니다. 그리고 다시 찾아온 건강 덕분에 그 모든 것들을 무리 없이 해낼 수 있다는 것에 감사합니다.

사회생활과 가족 부양의 책임으로 바빠 미처 건강에 크게 신경 쓰지 못했던 중장년기를 보내고 노년기로 접어 든 분들 중 저와 같은 통증을 호소하며 생활하는 분들이 많습니다. 머뭇거리는 사이 치료 시기를 놓치지 마시고 병원을 찾아 검진하여 회생의 길을 택하시길 바랍니다.

마음이 부자가 진짜 부자

✲ 신평균_62세

아파트 인테리어 공사 현장에서 일을 하고 있어 집을 떠나 지방에서 일하는 경우가 많습니다. 낮에는 일이 너무 바빠서 몸에 이상이 있어도 시간을 내어 병원을 찾는 것이 쉽지가 않습니다. 새벽녘이면 가끔씩 가슴이 아팠습니다. 하지만 큰 통증이 아니었고 잠깐 아프다 말았기 때문에 바로 병원을 찾아야 한다는 생각은 하지 않았습니다.

지방에 내려가 혼자 지내게 되더라도 오전 5시면 산책을 시작해 6시면 일터로 향했고 오후 7시 퇴근 후 저녁 식사를 하고 나서 또 가볍게 산책을 하는 일상을 유지했습니다. 일을 하거나 산책 중에 가슴에 통증이 찾아오는 경우는 없었습니다. 그러던 어느 날 새벽 5시쯤 갑자기 가슴이 조여 오는데 이따금씩 찾아오던 작은 통증이 아니라 견디기 어려운 강도였고 아픔 때문에 옴짝달싹할 수 없었습니다. 증상도 금방 사라지지 않고 30분이나 지속되었습니다. 이번엔 그냥 넘어가면 안 될 것 같아서 길음동 집 근처 개인병원에서 검사를 받았는데 소견서를 써 주시며 큰 병원으로 가 보라는 것이었습니다. 저는 지체하지 않고 바로 병원을 찾아 검사를 받고 스텐트 시술을 받았습니다.

평소 술은 가끔 먹는 정도였지만 혈압이 있어 늘 조심하며 지냈습니다. 공연히 말다툼을 하게 될 상황이 벌어지거나, 일하다가 스트레스 때문에 화가 나는 일이 생겨도 혈압에 좋지 않을 것 같아 꾹 참고 큰소리를 내지 않으려고 했습니다. 하지만 그런다고 스트레스 관리가 제대로 되는 건 아니어서 몸과 마음에 표출되지 않았던 스트레스들이 알게 모르게 쌓였던 것 같습니다.

시술 후 몸의 회복은 빨랐습니다. 지금의 건강 상태에 만족합니다. 병원에서의 검사 결과도 좋다고 하니 마음이 오히려 편안합니다. 무엇보다도 불시에 찾아오던 가슴의 통증이 말끔히 사라진 것에 안정을 느낍니다. 지금은 현장에서의 일도 아주 힘든 건 하지 않고 안에서 가벼운 일만 맡아 하고 있습니다. 내 몸이 아픈 것을 가장 잘 아는 것은 주변 그 누구도 아닌 몸의 주인인 나 자신이니 이제는 알아서 잘 챙겨야겠다는 생각입니다.

지금까지는 생업에 쫓겨 너무 일만 생각하며 살아왔습니다. 하지만 이제는 생각이 많이 바뀌었습니다. 죽을 때까지 이대로 집안에 속 안 썩이고, 아픈 곳 없이 몸도 마음도 편안하게 살고 싶습니다. 돈 버는 것도 중요하지만 건강 지키는 걸 등한시해서까지 돈 많이 벌어 뭐하겠냐는 생각이 들었습니다. 어차피 몸 아프면 그 돈은 다시 건강을 되찾는 데 들어가게 됩니다. 다른 욕심 없이 그저 여유로운 마음으로 제 몸과 가족들 건강한 것을 바라게 되었습니다. 돈이야 남한테 도움 안 받고 지금처럼 스스로 일해서 벌어서 쓰는 정도만으로도 감사하다는 생각이 듭니다. 같이 사는 동안 바깥일에 바쁘고 힘들어 집안일에 대해서는 아무것도 모르는 채 지내 온 걸 항상 마음속으로만 미안해 했는데 이제는 아내와도 많은 대화를 나누고 싶습니다. 일 말고도 소중한 것들이 참 많은데 주변은 돌아보지 못하고 앞만 보고 달려온 것 같습니다. 어찌 보면 처음으로 제 삶을 통틀어 되돌아볼 수 있었던 이번 일에 감사하려고 합니다.

병원에서 만난 의사 선생님과 여러 간호사 분들의 친절하고 진심 어린 태도에 매번 감동했습니다. 마음의 안정을 가질 수 있도록 애써 주신 모든 분들께 감사하다는 말씀을 꼭 전하고 싶습니다.

스트레스 대처법

1. 스트레스를 빨리 포착하라.

   두통, 위장장애, 근육긴장, 수면장애는 스트레스의 조짐이자 증세이다. 스트레스가 온다 싶으면 숨을 크게 쉬고 스트레스 관리에 나서야 한다.

2. 운동하라.

   짧은 산보라도 긴장된 기분을 가라앉힐 수 있다.

3. 잘 먹어라.

   건전한 식사는 매일매일의 스트레스에 대처할 수 있는 에너지를 공급한다. 식사를 거르거나 건강에 안 좋은 음식을 먹으면 피로가 오고 질병에도 쉽게 걸린다.

4. 일의 한계를 정하라.

   일의 한계를 정하면 오히려 일을 생산적이며 성공적으로 수행할 수 있게 된다.

5. 친구를 만나라.

   친구는 격려를 통해 좌절감을 이기게 해 줄 수 있다. 친구가 당신에게 웃음을 찾아준다면 더욱 좋다. 웃음이 긴장을 푸는 데 효과가 크다는 것은 이미 널리 알려진 사실이다.

6. 여유 시간을 활용하라.

   좋은 책을 읽는다거나 영화를 감상하면 비생산적인 걱정에서 벗어날 수 있다.

7. 쉬어라.

   휴식은 평온한 마음을 가져온다. 마음을 가라앉힐 수 있는 취미활동이나 운동도 좋다. 명상, 기도, 그리고 깊고 느린 호흡도 도움이 된다.

8. 긍정적으로 생각하라.

   아무것도 하지 말고 그 날 어떤 생각을 주로 했는지를 곰곰히 돌아보라. 그 생각들이 부정적인 것들이었다면 생각을 긍정적인 방향으로 틀도록 하라.

9. 필요하면 도움을 청하라

   스트레스로 일이 제대로 안 되고 사는 게 재미없다고 느껴질 땐 의사나 정신건강 전문가를 찾아 도움을 청하는 것이 좋다. 도움을 얻는 것은 나약함의 표시가 아니다. 도움은 올바른 판단을 내리는 데 힘이 된다.

진짜 대장부

✲ 어재만_63세

일을 할 때면 언제나 담배를 입에 물고 있었습니다. 게다가 성격이 급해 불같이 화를 내는 때가 부지기수였습니다. 사내로 태어나서 안 되는 일은 없다고 생각했습니다. 그런 기질을 십분 발휘하면서 일했고, 식습관도 사내답게 육류를 즐겼고, 술도 빼놓지 않고 즐기며 살았습니다. 늘 기름진 음식이 얼마나 당기는지 튀김류도 틈틈이 찾았습니다. 맵고 짜고 자극적이지 않은 음식은 입에도 대지 않았습니다.

먹는 것이 사람의 성격을 어느 정도 만드는 것 같습니다. 지금 생각해 보면 공격적이고 독불장군적인 기질을 두루 갖추고 있었던 것 같습니다. 아내가 참 많이도 힘들었을 겁니다. 나이 예순셋에도 노동과 운동으로 단련된 몸이라서 건강이라면 대한민국 1등이라는 자부심을 가지고 있었습니다. 주변의 소리에는 귀를 기울일 줄 몰랐습니다.

"채소도 좀 먹어요."

아내가 이렇게 권하면 되레 큰 소리를 쳤습니다.

"일을 하는 사내는 자고로 기름진 것을 먹어야 해."

일을 끝내고 집으로 오는 길에 계단과 마주쳤습니다. 성큼성큼 한 계단씩

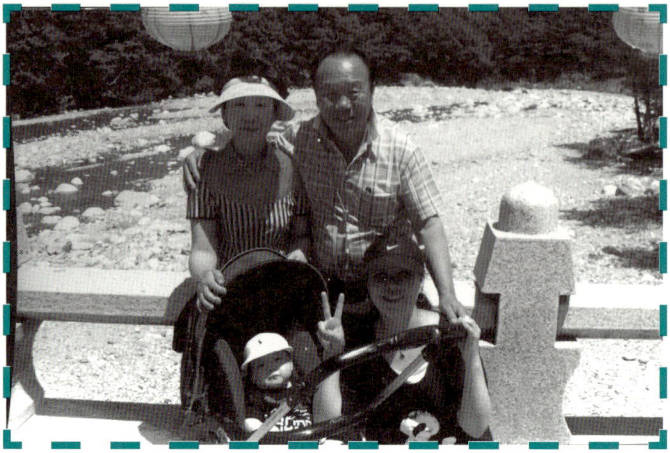

올랐습니다. 대장부답게 다 오른 것까지는 좋았습니다. 오른 후 크게 심호흡을 하려는데 '이거 층계도 몇 개 안 되는데, 왜 이리 힘들지?' 하는 생각이 들었습니다. 그리고 시간이 조금 더 지나니 숨이 차면서 목 안에서 색색 하는 소리도 나고…. 돌이켜 생각해 보니 한 5년 전부터 왼쪽 어깨에 오십견을 앓고 있었다는 게 떠올랐습니다.

대장부고 뭐고 일단 몸이 불편해지니 마음이 불안해졌습니다. 그래서 부랴부랴 동네 병원을 찾았습니다. 의사 선생님이 좀더 큰 병원으로 가라고 하더군요.

순환기내과를 찾아가 진찰한 결과 협심증이라는 진단을 받았습니다. 간단한 시술을 받고 퇴원하여 오랜만에 사무실에서 이것저것 정리를 하고 있는데 갑자기 커다란 바위가 가슴을 짓누르는 기분이 들었습니다. 이건 바위가 눈에 보이면 들어 올리기라도 할 것인데, 병 앞에 장사 없다더니만, 눈앞이 캄캄해 왔습니다. 병원에서 퇴원하면서 챙겨 온 심혈관과 협심증에 대한 자료를 읽은 터라 아차 싶었습니다. 그래서 바로 119에 전화를 하고 가족들에게도 연락을 했습니다. 괜히 참았다가 큰일 치르게 될까 마음이 급했습니다. 응급실에서 의료진의 모습이 보이자 마음이 진정됐습니다.

'이제는 살았구나.'

급성 심근경색증이었습니다. 스텐트를 삽입하고 지금까지 별 탈 없이 지내고 있습니다. 한 가지 바뀐 것이 있다면 '진짜 대장부'가 된 기분으로 살고 있다는 것입니다.

어느샌가 저는 주변의 소리에 귀를 기울이고 있었습니다. 아내가 하는 말들을 귓등으로 흘려듣지 않고 가끔은 아내에게 질 줄도 아는 아량이 생겼습니다. 속을 만한 것에는 속을 줄도 아는 사람이 되었습니다. 예전에는 그런 사람들을 보면 바보 취급을 했었는데, 지금 생각해 보니 그런 사람들이 '진정한 대장부'가 아닌가 생각합니다.

지금은 아내가 해 주는 잡곡밥에 채소류, 등푸른 생선, 과일을 많이 먹으려고 합니다. 식습관이 바뀌니 성격도 온화해지고 욕심도 확실히 줄었습니다. 이제 자신을 버리면 더욱 편안해진다는 사실도 깨달았습니다. 그래서 사후에는 시신을 기증하기로 했습니다. 버리니 좀더 행복해진 것 같습니다.

우울증

✲ 이해영_47세

2006년 2월 어느 토요일, 같은 아파트 지인으로부터 "길동이 엄마네 이사 가는 거 같아"라는 전화를 받고 놀랐습니다. 음식물 쓰레기를 버리고 한 번 가봐야겠다는 생각에 놀이터 옆 음식물 처리기에 쓰레기를 버리고 돌아서는데, 가슴이 쏴 하면서 조여오기에 허리를 기역자로 구부려 심호흡을 하고 있었죠. 그때 전화했던 지인이 "길동이 엄마는 도망가는 거라네. 집이 풍비박산 나서 이사 가는데 가면 뭘 해?"라고 하면서 몸도 안 좋은 것 같으니 집에 들어가서 쉬라고 했습니다.

참고적으로 길동이 엄마는 언젠가 제가 집에 있는데 초인종을 누른 후 201호 엄마라고 하면서 부업할 사람이 필요하다고 찾아와 처음 알게 되었습니다. 이사 온 지 얼마 안 되어 사람들을 모르니 소개해 달라고 해서 평소 안면 있는 할머니가 계시는 경로당으로 가서 할머니들을 소개해 드리기도 했습니다. 그런 인연에 동갑이라 몇 번 얘기를 나누었던 사이였습니다.

한참 후 들으니 마지막 한 달 치 부업한 돈을 할머니들께 드리지 않고 여기저기서 돈을 차용한 뒤 밤에 도주했다는 것입니다. 다른 것이라면 몰라도 어르신들 몫까지 팽개치고 계획적으로 도망갔다는 사실에 괘씸하다 생각했습니다.

가슴이 쏴 한 게, 그 때는 놀라 가슴에 충격이 와서 그런가 하고 생각했습니다.

그리고 한 달 후 여러 사람이 함께 있는 자리에서 큰아이 학교 엄마가 누군가 맘에 안 든다고 난동을 피우는 것을 보고 충격을 받았습니다. 그 때부터 가슴이 벌렁거리면서 또다시 가슴에 조이는 듯 압박이 느껴지기 시작했습니다. 그 후로는 일 주일이나 이 주에 한두 번 정도 새벽에 가슴이 터져 나가는 고통과 함께 식은땀이 침대 커버를 적실 정도였습니다. 가만히 통증이 일어난 전후를 생각하니, 통증이 오기 전날은 남편이랑 이 얘기 저 얘기하면서 맥주 한두 잔씩 했던 기억이 납니다.

너무 통증이 심해 S대학병원에 예약하려니, 넉 달 이상을 기다려야 한다고 하기에 집에서 가까운 대학병원이 생각나 문의하니 바로 예약이 됐습니다. 주치의 선생님께서 월요일에 필요한 검사가 있으니까 보호자 동행하고 검사받으라는 말씀을 하셨습니다. 검사를 받는 중 응급이라 바로 시술에 들어갔습니다. 시술 시 부분마취를 해서 전혀 고통은 없었는데, 집에 있는 초등학교

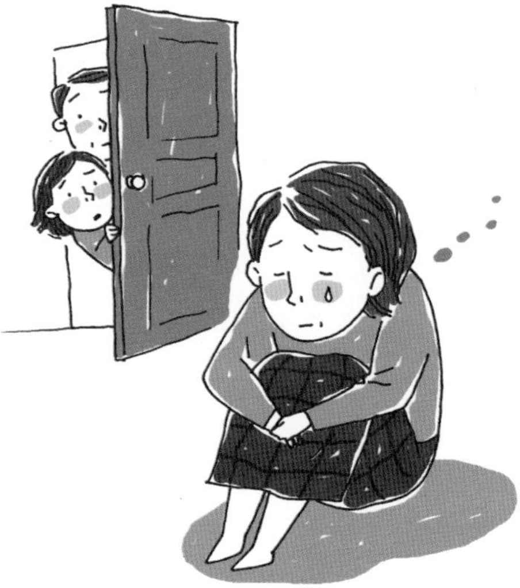

5학년인 작은애 생각이 났습니다. '이러다 죽으면 남편이랑 큰애(당시 고1)는 어떻게든 살겠지만 유년 시절 큰 병을 앓았던 적이 있는 작은애는 어떡하나?' 이런 생각에 하염없이 눈물이 나왔습니다.

"다 잘 됐으니 걱정 말고 맘 편히 가지세요."

시술실에 누워 있을 때 내 왼편 목쯤에 계시던 간호사님이 이렇게 이야기하면서 눈물을 닦아 주는데 정말 천사구나, 라는 생각을 했습니다.

시술 후 퇴원했다 다시 대면한 주치의 선생님이 이승과 저승을 왔다 갔다 하느라 식은땀이 그렇게 났다고 하시면서 향후 관리 방법과 치료 방법을 말씀해 주셨습니다. 이때 제게 고혈압이 있었다는 것을 처음 알았습니다. 평소 일 년에 한 번 A병원에서 정기적으로 검사를 받아 왔지만 혈압은 늘 정상이었고 다른 곳도 특별히 이상이 있지는 않았습니다.

워낙 예민한 성격이다 보니 작은 소리에도 잘 놀라고 겁이 많아 여태껏 놀이기구라는 것을 단 한 번도 타 보지 못했습니다. 그래서 혹시 심장이 약한 게 아닌가 하는 의심을 해 본 적은 있습니다.

주치의 선생님이 약은 안 먹으면 안 되니 평생 먹어야 된다고 말씀하시는데 순간 제가 시술받기 두 달 전에 오랫동안 약을 복용한 후유증으로 돌아가신 친정 엄마가 생각나서(너무 고통스럽게 돌아가심) "평생 약을 먹느니 차라리 죽는 게 낫지 않아요?"라고 반문을 했습니다. 그러자 선생님이 놀라셨는지 멍한 시선으로 쳐다보시더니 이렇게 말씀하셨습니다.

"결혼생활이 그렇게 힘드세요?"

순간 저의 말실수가 멀쩡한 신랑 죽일 놈 만드는구나 싶어 얼른 정신 차리고 "약 잘 먹겠습니다!"라고 대답했습니다.

젊다면 젊은 나이에 남자도 아닌 여자(시술 당시 43세)가 이런 수술받는 일이 많지는 않다는 주변분들 말씀을 들었습니다. 담배는 전혀 안 하고 짜게 먹지도 않고(친구들은 싱거워 못 먹을 정도로) 기름진 것도 좋아하지 않아서 전 종류, 라면, 튀김, 중국 음식은 일 년에 한 번 먹을까 말까에 외식도 잘 안 하고 고기도 안 먹고, 술이라면 십오 년 동안 마신 걸 모두 합쳐 봐야 맥주 5병 정도, 정기검사도 꾸준히 받았고…. 굳이 원인을 제 나름대로 찾아보려고 해도 도무지 알 수 없었습니다.

사람들 만나는 거 좋아하지 않고 운동 싫어하니 집 밖에 나가는 일은 쓰레기 버릴 때 말고는 거의 없었죠. 엄청난 다혈질임에도 일 관계로는 할 말 다 하지만 그 이외의 것은 차곡차곡 속에다 저금하는 정도인데, 제가 심장 질환 대상자라는 사실을 견딜 수 없어 처음 일 년 반 정도는 커튼 내리고 칩거하다시피 했습니다.

그러던 어느 날 가족회의를 하자며 신랑이랑 큰딸이 눈물로 하소연하기를 대인기피증에 걸린 것도 아니니, 저 스스로를 위해서 직장을 가져 보는 게 어떻겠냐고 제의를 했습니다. 2003년 2월까지 직장생활을 했던 터라 곰곰이 생각해 보니 나쁠 것 같지 않아서 2008년 10월부터 직장생활을 다시 시작했습니다.

그동안 팽개쳐 놨던 약들도 다시 챙기고 안 가던 병원도 다시 갔습니다. 제 일이 기계를 다루는 일이다 보니 남자 동료들과 자주 부딪혀 스트레스를 좀 받기는 합니다. 하지만 밥은 굶어도 약 잊을까 핸드폰 위에 약 놓고 출근하는 남편, 엄마의 아픔이 늘 아리다는 딸들이 저를 다시 예전으로 돌려놓았습니다.

젊어서부터 아파도 아프다고 소리치지 않고 있다가 경고를 보내 준 내 몸에 너무 미안하고 주변이 고마워서 오늘도 힘찬 날을 보냅니다. 그리고 선생님! 저 결혼생활 절대 안 불행해요! 선생님 늘 편안하시고 건강하세요. 다음 진료 일에 뵙겠습니다.

노인을 위한 나라는 없다

✻ 정재근_70세

저는 농촌에서 유복한 가정의 막내로 태어났고, 서울에서 대학을 마칠 때까지는 타인에게 선망(공부도 잘하고, 중학교부터 대학까지 무시험 진학)의 대상이었지만 나이가 들수록 걱정과 근심이 쌓이게 되었습니다. 군을 필하고 학교에서 근무하게 되는 것까지는 좋았는데, 그 후 집안에 우환이 끊이지를 않았습니다. 형님은 위암으로 세상을 버리시고, 조카딸은 신경성 뇌막염으로 죽고, 홀어머니가 돌아가셨습니다. 아우 된 도리로 형님의 자녀들(1남 5녀)의 교육과 결혼까지 책임져야 했습니다. 그러던 중에 학교 교사인 처까지 축농증으로 잃게 되었습니다. 가뜩이나 마음이 여린 제가 놀라움과 충격 속에 생의 의욕을 잃게 되어 교수가 되고 싶다는 꿈마저 산산조각 났습니다. 그래도 잊으려고 술에 의지하며 이를 악물고 살아오다 보니, 건강하다고 자부하던 몸 상태가 좋지 않게 된 것 같습니다.

이제는 학교에서 정년퇴직하여 편안한 마음으로 등산도 하고, 안정된 생활을 하는데 느닷없이 가슴이 답답하고, 어지럽고 골도 아파서 병원을 찾으니 협심증이라 하여 두 번이나 수술을 받게 되었습니다. 이틀 간격으로 동창회나 친목회가 있었는데 그때마다 새벽에 가슴이 몹시 답답하다고 느껴 병원을 찾아야 했습니다. 하지만 사람이 대수롭지 않게 생각하는 것 중의 하나가 바로 자신의 건강상태인 것 아니겠습니까. 위험한 상황을 겪어 보고 나서야 대처하는 것이 어쩌면 사람의 무지가 아닌가 생각합니다.

시술 후 담당 선생님의 치료와 극진한 보살핌으로 지금은 아침마다 운동을 하고 등산도 하는데, 지금 생각하면 그 모든 생명체 중에 만물의 영장인 인간으로 태어나 누구나 겪을 수 있는 일이라 생각하고 열심히 병원 치료를 하겠다고 다짐합니다.

처음에는 병원에 간다는 것이 두렵기만 하던 것이 이제는 달라졌습니다. 이러저러한 여러 종류의 병 때문에 휠체어에 몸을 의지하고 병원을 찾는 할머니 할아버지들, 일순간의 부주의로 사고를 당한 사람들의 모습을 보며 아무리 고생스럽고 고달프고 삶이 힘들어도 '건강이 제일'이라는 것을 새삼 느낍니다. 지금 내 몸이 비록 이상이 있어서 병원을 찾지만 이 정도인 것만도 다행이라 여기며 감사한 마음으로 봉사하며, 항상 즐거운 마음으로 생활하겠다고 다짐합니다. 오늘도 차례를 기다리던 중 심혈관센터 바닥에 갑자기 쓰러지는 할아버지를 보니 더욱 그렇습니다.

가당찮지만 환자가 나라에 한 말씀 하고 싶습니다. 누구나 병에 걸리면 동네 의원을 거쳐 큰 병원으로 가는데, 환자가 많다 보니 의료 서비스가 제각각 쪼개지고, 전문 분야가 세분화되면서 환자가 처음 찾은 의사가 환자 상태를 잘 모르면 다른 전문의에게 가 보라는 말로 자신의 책임을 다한 것으로 생각하는 경향이 있습니다. 제가 생각하건대 나라에서 법적으로 주치의를 정해 놓는다면 주치의가 환자의 건강 문제에 대한 책임감을 가질 것이라 생각합니다. 현실적으로 모든 국민에게 주치의가 배정될 수는 없겠지만, 법적으로 정년 이후의 사람들만이라도 주치의 제도를 마련해 주는 것이 마땅하지 않은가 생각합니다.

사실 보건소가 있지만 독거노인이나 불우 노인들은 이 제도에 대해서도 잘 모르고 보건소를 어떻게 활용해야 하는지도 모릅니다. 그들은 찾아가지 않으면 돌볼 수 없는 소외된 이웃들이기 때문입니다. 많은 봉사단체들이 있고 그들을 정부가 지원해 주기는 하지만, 선진국 대열에 합류했다고 자부하는 대한민국의 의료보험이 고령화 사회로 접어든 이 시대에 노인들을 위한 주치의 제도 하나 확립하지 못한다면 한국 사회를 살아가는 노인의 한 명으로서 참 아쉬운 마음을 접지 못할 것 같습니다.

저는 고대 안암병원을 제 주치의로 생각하고 있습니다. 그래서인지 지금은 오히려 병원에 오는 것이 편안하고 마음이 가볍게 느껴집니다. 아마도 오래도록 다녀서 내 집같이 느껴져서 그렇겠지요. 전망이 좋은 언덕에 차분하게 자리 잡은 고대 안암병원, 공기도 좋고 깨끗하고 무엇보다 친절한 간호사, 의사 선생님들께 두고두고 고마움을 느낍니다. 그래서 병원 현관 위에 '평판도 최우수 병원'이란 플랜카드가 실감나는 것 같습니다.

끝으로 노인네의 푸념을 하나 더 늘어놓습니다. 저도 제 삶만을 생각하다가 어느 날 뒤돌아보니 홀어머님께서 돌아가셨습니다. 일찍 결혼해서 어머님께 제대로 효도도 한번 못 했는데 갑자기 어머니가 세상을 버리셨지요. 그 때의 상실감과 아픔은 이루 말할 수 없었습니다. 그게 한이 되어 저는 하숙하던 곳에 있던 외롭고 의지할 곳 없는 수양어머니(외아들이 군에서 전사)를 30년 넘도록 모시고 있습니다. 제가 입원하고 치료를 받으러 다녀서 잠시 친척집에 계시지만 걱정이 돼서 자주 전화도 하고 찾아도 뵙습니다. 요전에는 거동이 불편하신 수양어머니 대신 현충일 행사를 참여하기도 했습니다. 그런데도 친어머니에게 불효했던 것들이 가슴에 남는 것은 무슨 이유일까요.

요즘 젊은 세대들이 너무 웃어른을 몰라보고, 부모님의 뜻을 거역하며, 자기들만의 세상인 것처럼 행동하는 것을 많이 봅니다. 실생활에서도 그렇고 신문과 방송에서도 많이 볼 수 있습니다. 엽기적인 패륜아들이 생기고 인륜을 거스르는 행동들은 어디에서 비롯된 것일까요. 이 모두를 학교에 몸담았던 한 사람으로서 책임감을 느끼며 국가 장래를 생각하지 않을 수 없습니다. 문장력이 부족하여 두서없이 쓴 것 양해를 구합니다. 감사합니다.

뜨거운 IRON HEART

✲ 최경석_59세

2005년 4월 말, 4층까지 계단으로 오르니 말로 표현하기 어려운 가슴의 불편함을 느꼈습니다. 그냥 숨이 찬 것과는 달랐습니다. 어찌할 줄 모르며 앉았다 섰다를 반복하니 증세가 사라졌습니다. 순간 '그래, 담배 때문이야. 담배를 줄이든 끊든 해야겠다'라고 생각했습니다. 하지만 금방 실행에 옮기지는 못했습니다. 그런데 얼마 지나지 않아 그 때와 비슷한 증상이 다시 나타났습니다. 이번엔 처음보다 더 쉽게 증세가 사라졌습니다. 이번에도 또 담배 탓을 했습니다.

5월 초, 친구에게서 전화가 왔는데 오랜만에 귀국했으니 골프를 치러 가자는 것이었습니다. 당시 저는 보스턴에서 3년여 동안 체류하다 한국으로 돌아와 보름 정도를 보내고 있었습니다. 미국에서 가져온 이삿짐 박스들이 그대로 집 안 곳곳에 쌓여 있었습니다. 골프화와 장비를 찾아야 했는데 이참에 이삿짐 박스들을 이리저리 옮기며 정리를 하려고 했습니다. 그 순간 또 가슴이 불편한 증세가 나타났습니다. 이번에는 시간이 지나도, 몸이 편안할 수 있는 그 어떤 자세를 취해도 쉽게 증세가 없어지지 않았습니다. 집사람이 옆에 있다가 당신 얼굴이 창백해졌으니 빨리 병원에 가 보자고 해서 근처 병원을 찾았습니다. 동네 병원에서는 혹시 모르니 큰 병원으로 가 보라고 했고, 곧바로 대학병원 응급실로 갔습니다.

응급실에 도착하기까지 시간이 흐르는 동안 아까보다 증세가 많이 나아져 있었습니다. 의료진에게 가슴이 답답해서 왔다고 말하면서 이전에 있었던 통증들에 대해서도 이야기하니 심전도 검사를 하자고 했습니다. 그 땐 그게 심전도 검사인지도 몰랐습니다. 검사를 마친 후 의사에게 결과를 물었더니 "심근경색이라고 아시죠?" 하며 지금 응급조치를 취해 놨으니 좀더 기다리라고 했습니다. 심근경색이라면 언젠가 뉴스에서 봤던 좁아진 심장 혈관을 풍선으로 넓히고 스프링을 삽입해야 하는 그 병이었습니다. 뉴스를 보며 의료기술이 정말 놀라울 만큼 발전하고 있구나 하며 놀라워했던 기억이 순식간에 떠올랐습니다.

정말이지 심장은 이 나이 먹도록 신경 쓰지 않았습니다. 어려서부터 꾸준히 주말이면 암벽등반, 겨울이면 빙벽등반을 즐겼습니다. 혼자서는 지고 일어서기도 힘든 무거운 배낭을 지고 설악산, 지리산 등을 누비고 다녔던 저였기에 다른 것은 몰라도 심장만은 정말 걱정하지 않았습니다. 다만 헤비스모커였기 때문에 담배와 관련된 질병들을 조금 염려했을 뿐입니다.

보스턴에서 귀국할 때, 밴쿠버에 거주하는 친구에게 들러 십여 일 동안 빅토리아 섬, 휘슬러 스키장, 록키 등을 관광했습니다. 그 때 보스턴에서는 담배 때문에 문제가 생긴 적은 없었습니다. 스트레스라면 담뱃값이 한 갑에 5천 원 정도로 비싸다는 것뿐이었습니다. 인터넷으로 국산 담배를 주문해서 줄곧 피웠습니다. 그런데 캐나다 밴쿠버에 도착해 담뱃갑을 보는 순간 정나미가 떨어졌습니다. 흡연으로 인해 유발되는 갖가지 끔찍한 암 사진들이 총천연색으로 인쇄되어 있었습니다. 친구와 친구 와이프가 관광하는 내내 "한국 가면 담배 끊으세요"라는 말을 귀에 못이 박이도록 해서 스트레스를 좀 받았었습니다. 그런데 바로 귀국하자마자 심근경색이란 병을 선고받다니… 거짓말 같았습니다.

중환자실에서 이틀 동안 있다가 일반병실로 바로 올라왔습니다.

"처음 병원에 도착할 당시 심각한 상태로 들어오셨습니다. 어떻게 이렇게 멀쩡하신지 모르겠습니다."

병실 담당 젊은 의사가 이해가 가지 않는다고 말했습니다.

"이 병원에서 치료 해 놓고 이해가 안 된다고 하면 환자는 무슨 말을 해야 합니까?"

나는 부쩍 마음이 놓여 여유 있게 대답했습니다. 농담을 할 수 있는 스스로를 보며 주치의 선생님이 건강하게 고쳐 놓으셨구나 하는 생각이 들었습니다. 그 한밤중에 갑작스런 수술을 위해 수술실에서 수고해 주신 여러 선생님들의 높은 열의와 의술에 감사한 마음을 글을 통해서나마 전하고 싶습니다.

주치의 선생님이 말씀하시기를 혈관이 막힌 곳이 한두 군데가 아니라고 하셨습니다. 그래서 관상동맥 중 한 곳을 더 시술받고 사오 일 후 퇴원했습니다. 시술 후 회복은 빨리 되었지만 안정을 취하자는 생각에 퇴원하고 이삼 주 정도는 쉬었습니다. 그렇다고 집에서 꼼짝 않고 있었던 것은 아니고, 주말마다 다니던 산행은 잠시 쉬고 다른 일들은 평상시처럼 처리하며 생활했습니다. 퇴원하기 전 심장초음파 검사를 한 교수님께 운동을 어느 정도 하면 되겠냐고 물었습니다. 그 여교수님이 복싱만 안 하면 될 것 같다고 하시며, 다만 겨울에 빙벽등반 같은 것은 내가 주치의라면 말리겠다고 하셨습니다.

주기적으로 진료를 받고 일 년에 한 번씩 운동 부하 검사를 받았습니다. 저속에서 고속까지 무난히 검사를 마쳤습니다. 며칠 후 검사 결과를 들으러 갈 때 내심 속으로 '이제 상태가 많이 좋아졌으니 약은 그만 먹읍시다'라는 말을 들을 수 있지 않을까 하는 기대가 있었습니다. 하지만 내가 듣게 된 말은 검사 결과가 나빠 다시 입원해야 한다는 말이었습니다. 담배는 병원에 오는 날부터 끊었습니다. '음식도 나름대로 가려 가면서 먹는다고 했는데 왜 나빠졌을까? 이건 내가 관리를 잘못해서 나빠진 것이 아니라 처음에 병원에 갔을 때

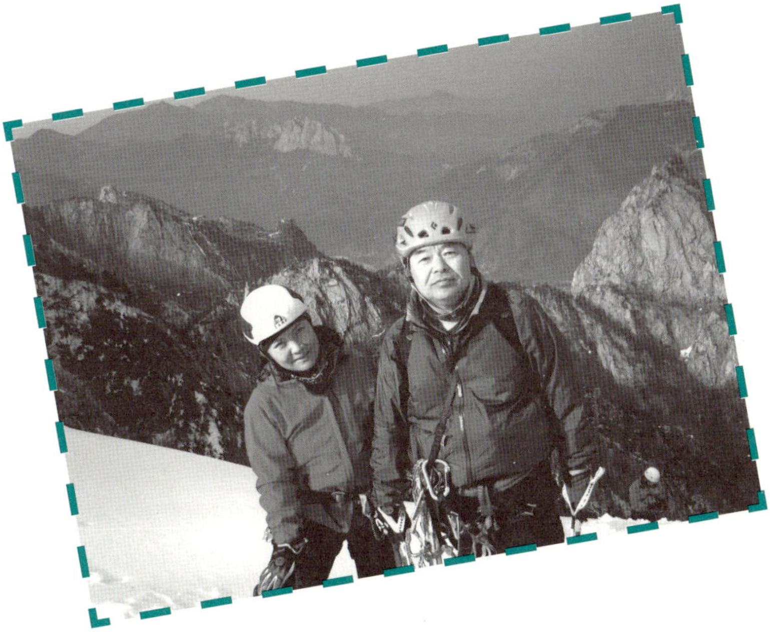

이미 여기저기 안 좋다고 했던 그 결과겠지'라며 마음속으로 위안을 했습니다. 그리고 다시 스텐트 시술을 받았습니다. 농담이 아니라 이러다 내 심장이 강심장iron heart이 되는 것은 아닐까 싶었습니다. 사실 교수님께 말은 안 했지만 그동안 주말이면 등산을 했었습니다. 물론 그전보다는 강도를 낮추기는 했습니다. 시술받기 전에 있었던 숨이 턱 끝까지 차던 증세도 없이 수월하게 산행을 할 수 있었습니다. 두 번째 스텐트 시술을 받고 퇴원해서도 첫 번째처럼 이삼 주 정도 쉬고 나서 주말이면 낮은 강도의 산행을 하였고, 별 무리는

없었습니다. 2004년, 2005년 겨울에는 스키장에 가서 식구들과 며칠씩 스키도 타고, 아주 힘든 코스를 제외하고 서울 근교로 빙벽도 하러 다녔습니다.

처음 시술을 받은 지 오 년이 지났습니다. 그동안 처방받은 약은 거르지 않고 먹었습니다. 지난겨울에는 설악산 토왕성 300미터 빙벽을 가볍게 올랐고 강촌 구곡폭포, 영동빙장, 용대리 매바위 빙장 등 전국 빙장을 다니며 아이스클라이밍을 즐겼습니다. 봄, 여름, 가을은 설악산 토왕골 릿지 클라이밍과 수십 년 동안 즐겨 오르던 인수봉, 선인봉, 암벽을 후배들과 올랐다. 이렇게 평소 즐기던 암벽을 마음껏 즐길 수 있는 삶을 되찾게 된 것에 감사를 드립니다. 후배 엄홍길, 박영석 등과 함께 사십 년 이상 전문적으로 암벽을 타던 것을 하루아침에 할 수 없게 되었다면 어땠을지는 상상하고 싶지 않습니다. 올 3월 초 월간《山》지를 펼쳤는데 산행을 하는 주치의 선생님 사진이 실려 있어 참 반가웠습니다.

요즘도 가끔 친구들한테 전화가 옵니다. 가슴이 이상한 것 같은데 병원을 찾기 전 증세가 자세히 어땠는지를 묻습니다. 저는 말로는 알 수 없는 문제이니 빨리 병원에 가 보라고 합니다. 쉽게 제가 겪었던 증상을 설명하지 않는 것은 사람마다 증상이 모두 다르고, 고통의 강도도 다른 것 같았기 때문입니다. 어떤 분들은 어깨부터 팔목까지, 혹은 뒷머리로 통증이 오거나 구토를 하는 등 위급한 상황처럼 느껴진다고 하는데 저는 단지 가슴이 답답해서 병원에 갔으니 쉽게 어느 한 가지 정보에만 휩쓸리는 것은 좋지 않을 것 같습니다. 심장으로 가는 혈관은 완전히 막히기 전에 분명히 몇 번 증세가 나타나지만 그것을 알아차리지 못하는 것이 문제 같습니다. 모두들 '별일 없겠지' 하는 식으로 쉽게 넘기는 것도 문제입니다. 저 역시도 오랜 세월 전문적으로 암벽을 탈 정도로 운동을 해 온 사람이라 심장에 대한 걱정을 안 했으니까요. 가장 좋은 방법은 주기적으로 건강검진을 받는 것입니다.

끝으로 주야로 생명이 경각에 달린 심혈관 환자들을 위해 애쓰시는 모든 의료진에게 깊은 신뢰와 감사한 마음을 전합니다.

설상가상, 금상첨화

✲ 최두철_62세

누님의 아들이 군에서 실종됐습니다. 부대 측에서 실종자로 추정되는 시신을 찾았다고 연락이 왔습니다. 누님은 오열했고 가족들은 분노했습니다. 인생살이 덧없음에 술잔을 기울이며 별의별 생각이 다 들었습니다. 그 날은 잠도 오지 않았지만 억지로 잠을 청했습니다. 가슴이 저릿저릿했습니다. 벌써 3년이라는 세월이 지났지만 그 때의 일을 생각하면 아직도 가슴 언저리가 뜨거워집니다. 뭔가 억울한 것이 가슴에서 솟구쳐 오르려고 하는 기분이 듭니다.

2006년 9월 3일 새벽 두 시 삼십 분에 가슴에 심한 통증을 느끼면서 잠에서 깨어났습니다. 눈앞이 캄캄했습니다. 통증 때문에 경황도 없고 말도 나오지 않아서 마룻바닥을 두드리고 어떻게든 살아 보려고 발버둥 쳤습니다. 정말 난생 처음 지나간 일들이 주마등처럼 머릿속을 스쳤습니다. 지금은 장성하여 시집간 두 딸의 어린 시절이 눈앞을 스치면서 아내가 웃는 모습도 보였습니다. 아들이 태어났을 때의 기쁨은 이루 말할 수가 없었는데, 그 때의 장면이 왜 그렇게 생생하게 눈앞에 펼쳐지던지 고통을 잊으려고 머릿속이 과거로 여행을 한다는 착각이 들 정도였습니다. 사실 고통 때문에 정확한 기억은 없습니다. 마치 꿈을 꾼 것처럼 모든 것들이 순식간에 펼쳐졌다가 깊은 어둠 속으로 빨려들어 간 것 같은 기분만 남아 있을 뿐입니다.

그 때 정말 분주했던 것은 가족들이었습니다. 자식들은 놀란 가슴을 부여잡고 119에 전화를 했고 아내는 발을 동동 구르며 제 곁에서 떠날 줄을 몰랐습니다. 그런 급박한 상황 속에서도 119 구급차와 저의 거리를 가깝게 하려고 가족들은 저를 부축하여 119 구급차와 근접한 거리까지 갔습니다. 덕분에 들것이 오는 것을 기다리는 시간이 단축되었습니다.

평소에 그렇게 건강에 자신을 갖고 살았는데 병 앞에 장사는 없었습니다. 응급실에 도착하자마자 숨이 멎어 버린 것입니다. 혈관이 많이 찢어져 상황이 심각해 의료진들은 가족들에게 마음의 준비를 하라고 당부했다고 합니다. 하지만 심폐소생술로 숨이 돌아왔습니다. 여전히 의식은 없었죠. 의료진들은 그 밤을 넘기지 못할 것이라고 체념한 상태였다고 들었습니다. 하지만 환자의 숨이 붙어 있는 한 각고의 노력을 아끼지 않은 의료진과 가족들의 기도 덕분인지 의식이 돌아왔습니다.

심혈관 조형술로 스텐트 두 개를 삽입하는 시술을 받았습니다. 시술 후 1주일 만에 호흡이 멎었던 사람인가 싶을 정도로 상태는 호전되었습니다. 그래서 저와 가족들은 한시름 놓을 수 있었습니다.

시술 후 팔 개월이 지나고 건강보험에서 나온 진료를 받았습니다. 청천벽력 같은 진단 결과가 나왔습니다. 위암 판정을 받은 것입니다. 조직검사를 받고 수술을 했는데, 다행히 초기라고 했습니다. 그래도 위를 70퍼센트 절제하고 약물치료를 받았습니다. 수술하고 나서 음식을 입에 대지 못하니 식구들이 너무 힘들어 하더군요. 억지로라도 몸 상태를 회복시키기 위해 수유리 산 밑에서 운동을 했습니다. 그냥 걷는 것은 밋밋한 것 같아서, 떨어진 밤도 줍고 하면서 다람쥐 쳇바퀴 도는 것처럼 운동을 했습니다. 삼사 개월 동안 꾸준히 하니 상태가 호전이 되더군요. 식구들의 도움이 없었으면 불가능했을 일이었습니다.

몸이 아프고 보니 식구와 화목하고 건강에 이상이 없는 것이 가장 중요하다는 생각이 듭니다. 그리고 항상 옆에서 저 하나만 바라보고 묵묵히 자신의 일에 최선을 다하는 아내에게 감사합니다. 자식들 잘 보살피고 보잘 것 없는 저를 위해서 내조를 하는 것이 그렇게 예뻐 보일 수가 없습니다.

하도 큰 병을 두 번이나 앓아서 그런지 '죽을 사람은 어떻게 해도 죽는구나' 하고 체념한 적도 있었습니다. 하지만 그렇게 체념만 하고 있었다면 지금 제 옆에서 웃는 가족들의 모습을 두 번 다시 볼 수 없었을 것입니다. 무엇보다 가족의 힘이 대단하다고 생각합니다. 처음 119를 부를 때부터 지금까지 항상 제 옆에 있었던 이들은 그 누구도 아닌 가족이었습니다. 가족도 사람인지라 서로 좋지 않을 때가 있기도 합니다. 하지만 가족이기에 서로를 이해하고 서로를 더욱 아끼는 것은 가족이라는 믿음에서 비롯되는 것입니다.

심혈관 조영술을 받고 설악산 울산바위가 보이는 전망대에 갔었습니다. 안내판에 울산바위의 전설이 적혀 있어 읽어 보았습니다. 금강산에서 멋진 바위들로 장관을 만들려고 바위들을 모집했습니다. 울산바위도 금강산을 향해서 가고 싶었지만 무슨 이유로 설악산에서 멈출 수밖에 없었다고 합니다. 그래서 아직도 금강산 쪽을 바라보면서 설악산에 자리를 잡고 있다고 적혀 있었습니다. 바위도 자신의 가족 같은 다른 바위들을 향해서 그리움을 품고 서 있는데 만물의 영장인 사람, 특히 가족들과 모여 사는 행복한 삶을 사는 저는 정말 행복한 사람이구나 하고 느꼈습니다.

심장병에 위암이 덮쳤을 땐 설상가상이라고 절망했지만 다행이 건강도 회복하고 가족의 소중함도 깨달았습니다. 말 그대로 금상첨화입니다.

인생은 한바탕 여행길

강정해_63세

저는 평범한 가정주부입니다. 나이가 들어 가면서 이제껏 문제없던 혈압에 이상이 생겼습니다. 아버님께서 심근경색으로 돌아가신 가족력이 있어 평소 혈압과 관련된 질병에 두려움을 갖고 있었습니다. 그래서 고혈압이라는 진단을 받고 나서 이제부터라도 규칙적으로 운동을 시작해야겠다는 생각이 들었습니다.

건강관리를 위해 등산을 시작했습니다. 그런데 산을 오르는 도중 양쪽 팔이 물 먹은 스펀지처럼 무거워져 왔습니다. '왜 이러지. 준비운동 부족인가' 하고 별스럽게 생각하지는 않았습니다. 잠깐 참고 조금 더 올라가면 불편한 것 없이 괜찮아졌거든요. 또 빨래할 때 가끔 가슴께가 답답해지기도 했지만 한숨 한 번 쉬고 다시 하면 괜찮아지곤 했습니다. 주변에 누군가 그럴 때에 아스피린을 먹으면 좋다고 하는 말을 해주어서 아스피린을 가끔 먹었습니다. 그 때문인지 가슴이 심하게 아프거나 하는 일은 일어나지 않았습니다. 그렇게 규칙적으로 운동을 하기로 한 스스로의 약속을 지키며 등산을 계속 했습니다. 그런데 어느 날부터인가 길을 걸어갈 때 몸이 가라앉고 기운이 빠져 걷는 것이 벅차게 느껴지는 일이 가끔씩 생겼습니다. 버스 정류장에서 집까지의 길을 여느 날들과 다름없이 걸어가는 것뿐인데도 힘에 부쳐 몇 번씩 쉬었다 가야만 했습니다. 기운이 없어서 이런가, 싶었지 심장이 안 좋아져서 그런 것이라고는 생각할 수 없었습니다.

그러던 어느 날 친목모임에서 다 함께 중국 여행을 가게 되었습니다. 그래도 평소 등산을 꾸준히 하였으니 큰 걱정은 하지 않았는데, 천문산 홍천대도 99구비 길을 오른 뒤 999개 계단을 오르는 천문동 정상 길에서 일행 중 꼴지를 했습니다. 통증을 느낀 것은 아니었지만 금방 숨이 차고 가슴이 답답해서 열 계단을 오르다 쉬고 다시 열 계단을 오르다 쉬고를 반복하다 보니 꼴찌를 한 것입니다. 그 때까지도 큰 걱정은 하지 않았습니다. 그런데 버스로 비포장도로를 달리느라 안이 덜컹덜컹하는데 가슴이 뻐근한 통증이 나타났습니다. 그제서야 아무래도 심장에 문제가 생겼나 보다 하는 생각이 스쳤습니다. 그날부터 여행을 하는 4박 5일 내내 가슴을 움켜쥐고 다녔습니다. 지금 생각하면 여행도 좋지만 너무 어처구니없는 행동을 했던 것 같아요. 전조 증상을 무시하고 겁 없이 무리하게 여행을 하다가 죽을 수도 있었겠구나 하고 생각하면 아찔합니다. 정말 무지가 사람을 용감하게 만드는 것 같습니다. 하루 일정을 마치고 숙소로 돌아와 가만히 있으면 상태는 금세 좋아져서 케이크과 함께 와인도 두세 잔 마실 수 있을 정도였습니다. 하지만 다음 날 버스를 타거나 움직이기 시작하면 다시 가슴이 뻐근해졌습니다. 서울로 돌아가면 즉시 병원으로 가 검사를 받아야겠다고 생각했는데, 여행이 끝나갈 무렵에는 가만히 누워만 있어도 가슴이 아파서 무사히 돌아갈 순 있을까, 싶은 불안한 마음이 들었습니다.

그렇게 힘겹게 여행을 마치고 돌아와 곧바로 병원을 찾았습니다. 접수하고 검사를 하면서도 상황이 그렇게 나쁠 줄은 몰랐습니다. 평소 운동을 열심히 했고 십 년 간 정상 체중을 유지하고 있었으니까요. 하지만 검사 결과는 충격적이었습니다. 혈관 세 군데가 막혀 있었고 한 군데는 진행 중이었습니다. 곧바로 스텐트 세 개를 시술받고 한 군데는 약물로 치료하기로 했습니다. 그렇게 응급실에 2박 3일을 있었습니다.

시술을 받고 난 직후에는 가슴이 뻐근하고 편안하지가 않았습니다. 병원에 갈 때마다 임 선생님께서 가슴이 가끔 불편하더라도 점점 좋아질 것이라는 말로 안심시켜 주셨는데 정말 금세 회복되어 정상 생활이 가능하게 되었습니다.

최근에는 속초로 이사했습니다. 남편은 여행을 좋아합니다. 남편은 평소에 나이 먹으면 시골에 가서 살고 싶다는 말을 자주 했었습니다. 시술 뒤 저의 몸이 많이 좋아지자 남편은 다시 그 얘길 꺼냈습니다. 명산과 바다가 있고 공기 좋고 물 맑은 곳에서 부부가 함께 텃밭을 가꾸면서 건강관리하며 살자고요. 사실 저는 평생을 도시에서 살아온 사람이라 그러기 싫었습니다. 하지만 건강 문제도 있고 남편의 바람을 들어주고 싶은 마음도 있어서 그러기로 결정을 내렸습니다.

처음에는 적응을 잘 하지 못했습니다. 친구들이며 애들 다 먼 곳에 있는데 나 혼자 여기에 왜 와 있나 싶어 울적하고 쓸쓸했습니다. 손자 손녀들이 눈에 밟혀 마음 아프기도 하고 너무 이르게 내려 온 것은 아닌가 싶어 어떤 날에는 남편이 원망스럽기도 했습니다. 아들딸들이 놀러왔다가 집으로 다시 돌아갈 때면 애들 차가 보이지 않을 때까지 쳐다보면서 눈물짓곤 했는데, 지금은 그냥 "또 올 텐데 뭐…" 합니다. 마음이 많이 편안해진 것이지요. 이사한 곳에서 다정한 이웃도 새로 사귀고 어느 정도 적응했습니다. 이제는 창밖을 내다봐도 이곳이 낯설지 않습니다. 더군다나 여행지다 보니까 전에 살던 곳보다 사람 구경을 더 많이 합니다. 주말에는 사는 곳으로 아는 사람들이 한 번씩 놀러와 복작복작합니다. 그렇게 마음의 여유가 생기다 보니 이제 이곳이 좋아지기 시작했습니다. 맑은 공기가 너무 좋아서 남편이 좋은 공기에 나쁜 담배연기를 뿜는 게 내심 못마땅해지곤 합니다. 남편이 담배를 태울라치면 좋은 공기 해치지 말라는 말을 자꾸 했더니 남편도 끊으려고 노력중입니다. 소일거리로 닭, 상추, 열무, 배추, 가지, 호박, 오이, 감자, 고구마, 콩 등을 조금씩 기르고 있습니다. 남편은 원체 신나서 내려온 사람이라 본인이 재밌어하며 의욕적으로 밭을 가꾸는 것 같아요. 시장에 가지 않아도 남편과 둘이 풍족하게 먹습니다. 무엇보다 직접 길러서 먹으니 좀 덜 꼼꼼히 씻어 먹어도 마음 편하고 먹을 때마다 건강해지는 기분입니다. 서울서는 여러 번 씻어 먹어도 께름칙했는데 말입니다.

위험한 고비를 한 번 겪고 다시 건강해진 지금에 와서 소망이 있다면 남은 세월동안 건강을 유지하는 것입니다. 그래요, 무엇보다도 건강이 최고입니다.

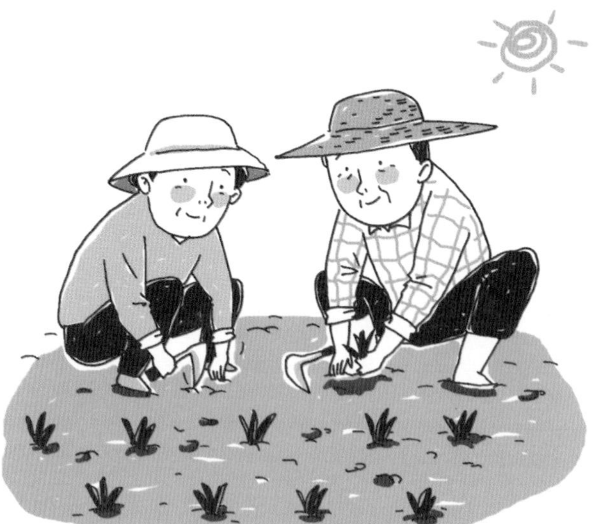

아내라는 아름다운 나무

✲ 성강영_65세

중랑천변에서 걷기 운동을 하고 있었습니다. 2002년에 허리디스크 수술을 받고 나서 규칙적으로 운동하는 습관을 들였는데 일주일에 한 차례 4시간 정도씩 산행을 하고 매일 한 시간씩 가까운 곳을 걸었습니다. 이미 익숙해진 일상이었는데 걷는 도중 갑자기 숨이 차기 시작하더니 가슴이 뻐근하고 식은땀이 흐르기 시작했습니다. 운동을 계속 할 수 없어서 잠시 쉬었더니 금세 괜찮아지더군요. 가슴이 답답해서 체한 줄 알았습니다. 이전에 운동을 무리하게 하다가 디스크 수술을 받은 뒤로 무거운 것을 잘못 들면 허리, 무릎, 가슴까지 아파오는 일이 종종 있었습니다. 허리가 크게 아픈 후로 운동이든 일이든 술이든 뭐든 무리하는 것은 좋지 않다는 생각을 하게 되었습니다. 담배는 이미 예전에 끊었고요. 제 나이 열다섯 살 때 어머니가 위암으로 돌아가셔서 음식에 대해서도 온 가족이 조심해 왔습니다. 허리디스크와 식습관에 대해서만 신경을 썼기 때문에 집안에 혈압 환자가 많이 있었음에도 제가 심혈관 질환을 앓을 거라고는 생각하지 못했습니다. 허리 디스크와 평소 식습관만 주의하면 된다고생각해 온 것 같습니다.

가까운 약국에 가서 좀전에 겪은 이야기를 하며 가슴이 조인다고 하니까

4일 분의 약을 주었습니다. 약국 약을 이틀 동안 먹으면서 걷기 운동을 다시 시도했는데 아무런 차도가 없었습니다. 다시 같은 증상이 나타난 것입니다. 그래서 이번에는 집에서 가까운 거리에 있는 개인 병원에 찾아갔습니다. 증상을 들은 의사가 큰 병원으로 가야 한다며 소견서를 써 주었고, 니트로글리세린을 주었습니다. 혈관계에 이상이 있을 때 먹는 응급약이라고 했습니다. 소견서를 받고 고대 안암병원에 예약을 하니 열흘이 지나야 진료를 받을 수 있다고 해서 예약을 해 두고 그 날은 병원을 찾지 않았습니다. 하지만 그 날 밤 자는 도중 다시 통증이 찾아왔습니다. 고통을 참기 힘들어서 병원에서 받은 니트로글리세린을 세 번이나 먹어도 통증은 사라지지 않고 계속되었습니다. 결국 새벽에 아내와 함께 응급실을 찾았습니다. 그리고 의사의 진단 후 바로 스텐트 시술을 받았습니다. 시술을 받은 뒤 편안한 일상으로 돌아왔지만 주변 사람들에게 심혈관 질환을 앓는다는 이야기는 하지 않았습니다. 걱정을 끼치는 것이 싫어서 그랬던 것인데 지금은 크게 후회가 됩니다. 제가 스텐트 시술을 받고 백 일 뒤에 동생이 심장마비로 돌연사한 것입니다. 동생이 제 병에 대해 알았더라면 경험담을 통해 응급처치 방법 같은 것을 대충이라도 들어둬 잘 대처할 수 있었을 텐데 몰라서 죽은 것 같아 아직도 마음이 많이 아픕니다. 그래서 지금은 일부러라도 사람들에게 심장병에 대한 이야기를 많이 하는 편입니다.

작년에는 오랜 세월 해 온 섬유 사업을 처분하였습니다. 값싼 중국산에 밀려 더 이상 설 자리가 없었던 것입니다. 30년 동안 꾸려온 사업을 어쩔 수 없이 처분하게 되니 마음이 많이 안 좋았습니다. 삶이란 게 허무하고 우울하게 느껴져 괴로운 시간을 보냈습니다. 그때 제게 가장 큰 위안과 삶의 의미를 알게 해 준 것은 늘 곁에 있던 아내였습니다. 아내는 우울한 제 마음을 달랬다고 저를 데리고 여기저기 여행을 다녔습니다. 제 고향인 부산도 몇 번 가고, 도토리며 밤을 주우러 가자며 춘천에도 대엿새 정도 다녀왔습니다. 삶의 순간순간 어려운 고비마다 제 곁을 지키며 누구보다 저를 사랑해 준 아내에게 감사합니다. 아플 때나 괴로울 때나 행복할 때나 늘 사랑을 변치 않겠다던 신혼 때의 성혼 선언을 정말 평생 지켜내고 있는 아내가 존경스럽습니다.

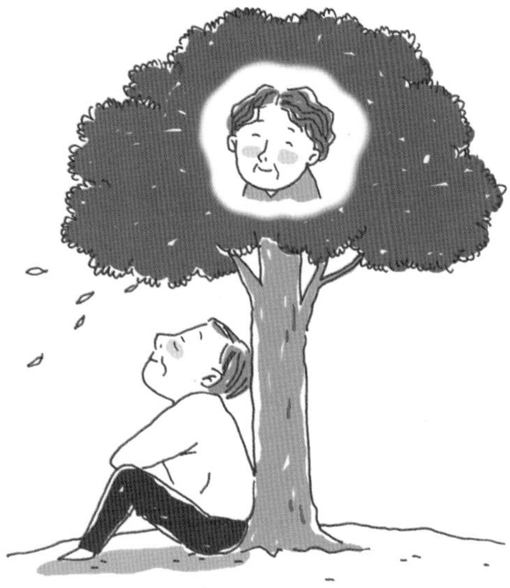

시술 후 몸이 건강해진 덕분에 편안하고 즐겁게 살고 있습니다. 사업을 그만둘 때는 우울증이 심했지만, 요즘은 성북구 노인복지회관에 가서 사람들과 만나며 장기나 바둑, 탁구 등을 취미 삼아 하고 있습니다. 또 하루 두세 시간씩 컴퓨터를 배우기도 합니다. 배우는 것에 집중하고 있으면 새로운 것을 안다는 것에 재미있습니다. 이렇게 마음이 즐겁고 편안하니 몸도 반응하는 듯합니다. 검진 결과 혈압이나 바이탈 사인 모두 좋아졌다고 합니다. 마음도 좋고 몸도 좋으니 이보다 더 좋을 순 없을 것 같습니다. 수명이 그리 길지 않았던 옛날로 생각하면 나이 일흔은 덤으로 사는 인생이라 생각합니다. 의학의 도움으로 아무 탈 없이 지내고 있는 것에 감사하며 살아야겠습니다.

배불뚝이 형사의 고민

최정상_53세

서울 광진경찰서 형사과에서 경찰관으로 근무한 기간이 벌써 28년이나 지났습니다. 젊었을 때에는 현장에서 날고 기고, 별 지친 기색 없이 몇 날 며칠 잠복도 했습니다. 후배들은 제 눈에서 레이저라도 나오는 것처럼 제 눈빛을 무서워했습니다. 그만큼 눈빛이 살아 있던 시절이 참 아련합니다. 지금도 그리 많은 나이는 아니지만 더욱 뛰어난 후배들이 그 때의 제 자리를 채우고 있습니다. 범인은 혼자서 잡는 것이 아니고 팀을 이뤄 수사를 해야 합니다. 후배들보다 몸이 재빠르지는 않지만 사람마다 제자리가 있더군요.

서에서 업무를 처리하느라 서류를 들여다보노라면 스트레스가 이만저만이 아닙니다. 좋은 일도 아닌 것들을 들여다보면서 한 달 평균 열흘 정도는 밤을 새며 각종 사건을 처리합니다. 좋은 것도 많이 보면 지겨운 법인데, 수많은 사건들을 보고 있으면 기분이 어떻겠습니까. 단지 업무라는 생각이 머릿속에 박혀 있어서 인이 배기기는 했지만 그래도 사람인지라 흉악한 사건들을 자주 접할 때는 찝찝한 기분을 어쩔 수 없지요.

과중한 업무 때문에 괴롭다는 말은 하지 않습니다. 대한민국 형사들 모두가 마찬가지입니다. 동료들과 삼겹살에 소주 한잔 하면서 분위기에 젖다 보면 스트레스와 피로가 조금은 누그러집니다. 그리고 집에 들어가면 장성한 딸과 이제 막 초등학교 2학년인 늦둥이 딸내미가 애교를 부립니다. 남아 있던 피로까지 씻은 듯이 사라집니다.

늦둥이가 불뚝 튀어나온 제 배를 보고 놀려댑니다. 그러면 전 이렇게 맞장구를 칩니다.

"이 안에 네 동생 들어 있다."

딸내미들 웃는 모습이 어찌나 귀여운지, 술도 줄이고 담배도 끊어야 한다는 생각이 절로 듭니다.

일이 년에 한 번 건강보험공단에서 의무적으로 실시하는 건강검진을 받습니다. 고혈압, 고지혈증, 지방간으로 결과가 나왔지만 병원에 갈 생각은 하지도 않았죠. 바쁘다는 핑계로 건강관리를 전혀 하지 않고 병을 키워 왔습니다. 현장업무보다는 서에서 하는 일의 비중이 높아지니, 자연히 운동에는 별로 신경을 쓰지 않고 담배만 늘어 갔습니다.

2004년 12월 22일 서울 강북경찰서 형사과에서 형사 당직근무를 서면서, 습관처럼 빵과 우유를 먹고 휴게실에서 잠시 잠을 청했습니다. 다음 날 아침에 일어나서 바지를 입는 도중에 빈혈기가 느껴졌습니다. 중심을 잡을 수가 없어서 몸을 벽에 기대고 간신히 옷을 입었습니다. 사무실로 나가서 업무를 보려고 자리에 앉으니 속이 더부룩하고 가슴이 답답했습니다. 담배를 물고 화장실에서 큰일을 치루고 나왔습니다. 날씨가 상당히 추웠는데도 이마에서 땀이 흐르더군요. 그리고 양쪽 가슴이 바늘로 찌르는 것같이 아프기 시작했습니다. 형사들은 잠복을 많이 해 봐서 그런지 참을성 하나는 끝내줍니다. 통증이 극심했지만 두 시간여를 참으며 업무를 보고 있었죠.

8시쯤에 가슴이 찢어질 것같이 아파서 근처에 있는 D병원으로 가서 심전도 검사 등 몇 가지 검사를 해 보았습니다. 의사 선생님이 혀를 차면서 상태를 설명습니다.

"심장 삼분의 이가 아주 썩어 버렸네요. 평소 몸 관리를 어떻게 하면 이 지경이 됩니까?"

정확하게 알아들은 제 자신이 한심하더군요. 링거와 혈전을 녹이는 주사를 맞고 응급조치를 받았습니다. 구급차량을 타고 큰 병원으로 갔습니다.

곧바로 수술실로 이송되어서 시술을 받았습니다. 관상동맥 혈관 스텐트 삽입술을 받고 지혈이 될 때까지 중환자실에서 천장만 바라보았습니다. 그날 밤 일반병실로 옮겨서 엿새 동안 치료를 받고 퇴원을 했습니다.

지금은 주기적으로 진료와 검사를 받고 약도 꾸준히 복용하고 있습니다. 가슴의 통증도 없어져 수사 업무에 매진하고 있습니다. 가끔 불뚝 튀어나온 배를 보며 운동도 해야겠다고 생각합니다. 하지만 아빠 배가 쏘옥 들어가면 귀여운 늦둥이가 아쉬워할 것 같기도 합니다. 요즘은 녀석을 웃겨 줄 다른 게 없나 궁리하고 있습니다.

조깅화

✲ 김학집_50세

동네 병원에서 검사를 받아 보니 중성지방 수치가 높다는 의사의 진단이 내려졌습니다. 아픈 것도 아니고 수치 조금 높은 것 가지고 의사가 이거 해라, 저거 해라 말이 많기에 제가 한마디 했습니다. 혈압약 먹는 것도 귀찮은데 운동까지 하라니 조금 짜증이 났던 것입니다.

"병원에서 주는 약만 먹으면 낫는 거 아닙니까? 운동은 왜 해야 하는 겁니까?"

"건강을 지키려고 운동을 하죠."

의사 선생은 당연한 걸 다 묻네, 하는 투로 말하면서 차트를 넘겼습니다.

저는 정육을 취급하는 일을 하고 있어 고기를 많이 먹게 됩니다. 지금 생각해 보면, 이것도 직업병이라면 직업병일 것입니다. 고기를 많이 먹으면 그만큼 운동을 해서 비만을 미연에 방지해야 한다고 TV에서 의사들이 떠들어 댑니다. 의사들의 직업병은 잘난 척이라고 생각했습니다. 뭘 안다고 흰 가운만 걸치면 그리 말이 많아지는 건지, 그것도 알아먹지도 못할 소리를 잔뜩 섞어 쓰고.

오기로라도 운동을 하지 않기로 했습니다. 솔직히 오기도 아니었습니다.

원래부터 운동을 하지 않았으니까요. 하지만 귀가 닳도록 여기저기서 웰빙! 웰빙! 하니까 혈압약 정도는 먹어야 할 것 같았습니다. 왜 이 나이에 반항을 했는지 모르겠습니다. 귀찮아서 혈압약도 안 먹고 생활습관도 바꾸지 않았습니다. 그런데 조금 겁이 나기는 했던 모양입니다. 하루에 두 갑이나 피우던 담배는 끊었습니다.

친구들과 대폿집에 앉아서 술잔을 기울일 때였습니다. 한 잔이 두 잔 되고 두 잔이 세 잔 되고… 빈 술병은 늘어가고 담뱃갑은 구겨져 쌓였습니다. 고기는 익다 못해서 타고 있었고 담배 연기 고기 연기 자욱한 대폿집은 그 어느 곳보다도 편안했습니다.

"니들 운동은 하고 사냐?"

배가 남산만 하게 나온 친구가 입을 열었습니다.

"너나 해."

누구라고 할 것도 없이 핀잔을 한마디씩 던집니다. 사람 마음이 참 간사하기도 합니다. 묘하게도 마음속에 이런 생각이 들었습니다.

'이것 봐! 아무도 운동 안 하는데 뭐 하러 해. 난 담배도 끊었잖아.'

2008년 11월 중순경부터 가슴에 통증이 느껴졌습니다. 주로 잠자기 전에 증상이 시작되었습니다. 12월 5일에 병원에서 니트로글리세린을 처방받았습니다. 그리고 검사를 받았습니다. 심전도와 피 검사를 하던 중 통증이 왔습니다. 결과는 협심증이었고, 시술을 받았습니다. 심혈관센터 의료진에게는 고마운데, 밉살스런 동네 의사 얼굴이 떠올랐습니다. '건강을 지키려고 운동을 하죠.'

요새는 아침 다섯 시에 일어나서 청계천에서 응봉까지 산책을 합니다. 운동이 아니라 산책입니다. 엊그제는 청계천 다리 밑을 지나가는데, 동네 의사와 똑 닮은 청년이 제 옆을 지나갔습니다. 조깅을 하는 것 같았습니다. 저는 그 자리에서 움직이지 않았습니다. 청년은 뛰는 것을 멈추고 돌아서서 신발 끈을 묶었습니다. 그 날 저는 난생 처음 N운동화 매장에서 조깅화를 샀습니다. 조깅화가 걷기 편하다는 소리를 친구들에게 들어서였습니다.

요즘도 친구들과 가끔 한잔 할 때면 어디 조깅화가 좋다는 둥 어디 조깅화가 나쁘다는 둥 조금은 수다스러워집니다. 친구들 배도 조금씩 들어가고 있는 듯합니다. 제가 심장병 시술받았다는 소리에 다들 뭔가 깨달은 게 있는 것 같습니다. 하하하.

포화지방과 심혈관

한국인의 사망 원인 중 암 다음으로 많은 비율을 차지하고 있는 심혈관 질환은 유전적인 영향을 받기도 하지만 다른 질병에 비해 올바른 식생활만으로도 예방이나 치료가 가능한 질환이다. 특히 포화지방산과 트랜스지방산 섭취의 조절은 심혈관 질환의 예방에 크게 도움을 줄 수 있다.

포화지방산은 주로 동물성 식품, 코코넛기름, 마가린 등에 들어 있다.

버터의 경우 포화지방산의 함량이 약 45% 정도이고, 라면을 튀길 때 주로 쓴다는 팜유의 경우도 거의 버터와 비슷한 수준의 포화지방산 함량을 가지고 있다.

포화지방산은 결합력이 강해서 간에서 신체 내의 각 조직으로 중성지방과 콜레스테롤을 옮김으로써 주변의 노폐물을 끌어당기고 혈관벽에 쉽게 흡착시키며, LDL-콜레스테롤의 수치를 높인다. 트랜스지방산은 LDL-콜레스테롤의 수치를 높일 뿐아니라, HDL-콜레스테롤의 수치를 낮추기 때문에 포화지방산보다 심혈관 질환에 더 크게 악영향을 미친다. 따라서 과일이나 채소, 식이섬유의 섭취를 증가시키고 포화지방산과 트랜스지방산의 섭취를 줄여 심혈관 질환의 유발을 줄여야 한다.

땅을 닮은 심장

✲ 이창목_77세

취미가 게이트볼이에요. 경기 동부, 성남, 하남, 이천, 양평, 광주 6개 시, 군 대회 나가 보면 50대 창창한 여자들도 게이트볼 많이 쳐요. 우리 동네는 호호할머니들이 많이 치죠. 우리 동네는 뒤떨어졌어요. 어디 가서 이런 말 하면 주책이라고 하기는 하는데요. 뭐, 실력이 뒤떨어졌다는 이야기가 어때서 그러는지 원.

양평군수기대회, 각 면 대회 등 대회가 많아요. 그런데 십 년 넘게 치니까 진력이 나요. 같이 하던 사람들이 많이 나갔어요. 나중에 들어온 사람들을 가르치기도 하는데 영 예전 같지가 않아요. 요새는 경로당 일하느라 바빠서 자주 안 가요. 그래도 화투 치고 게이트볼 가끔 하니 운동도 되고 시간도 잘 가니 별 다르게 걱정이 없었죠.

아들이 셋인데 두 녀석은 나가 살고 큰아들은 한 동네에 사니 적적하지 않고 좋아요. 농사일을 하다 보니까 아무거나 잘 먹고, 일 열심히 하니까 체력도 좋죠. 농한기에는 쉬면서 이 일 저 일 하니까 여유로워 보이겠죠. 그런 것이 좋아 보이는지 요새는 귀농한다는 사람들이 많은 것 같아요.

농사가 보통일이 아녜요. 쉽게 생각하고 귀농한다는 사람이 있으면 한번 더 생각해 보라고 하고 싶어요. 땅하고 사는 거야 좋죠. 그런데 이 땅이라는 놈이 쉬운 놈이 아녜요. 일한 만큼만 딱 내 주거든요. 여간 깐깐한 것이 아니죠. 비위를 아주 잘 맞춰야 돼요. 그런데 땅 비위 아무리 잘 맞추면 뭣해요. 태풍이라도 한번 불어 봐요. 일 년 농사 다 떠내려가는 거죠. 돈도 돈이지만 가슴이 찢어져요. 그렇게 살다 보면 땅하고 닮아가요. 그럼 그제야 농사를 제대로 짓는 게 되죠. 사실 제대로 보려고만 하면 자기가 자기 자신을 가장 잘 아는 법이잖아요.

저는 제가 절 잘 안다고 생각했어요. 그런데 그게 아니더라고요. 태풍이 불었어요. 늘그막에 이게 무슨 날벼락인지. 아침 먹으려고 하는데 가슴이 아프기 시작하더라고요. 그래서 양평에 있는 개인병원 가서 엑스레이를 찍었더니 심장이 안 좋다고 얼른 서울로 가라고 그래요. 그래서 큰 병원으로 옮겼는데 오자마자 바로 응급실에서 시술을 받았어요. 사실 며칠 전부터 통증이 있었는데 근육통인 줄 알았죠. 그래서 내가 아직 멀었다는 거예요. 이렇게 큰 병에

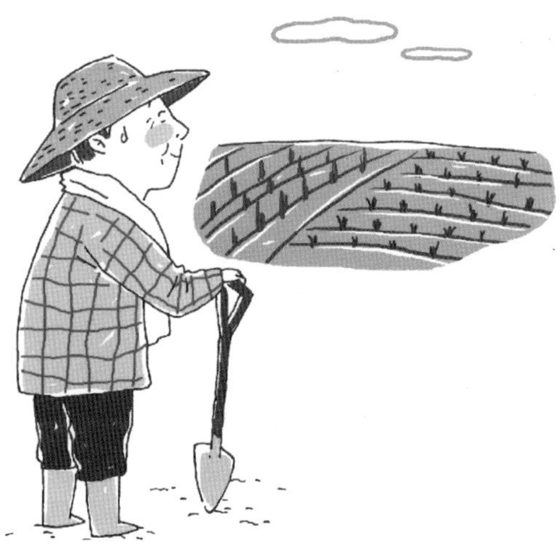

파스나 붙이고 앉아 있었으니 말이에요. 논에다가 소금물 대는 거랑 다를 바 없는 거잖아요. 한심하죠. 농사깨나 지었다는 사람이 말이에요. 그도 그럴 것이 담배 끊은 지 삼십 년 됐지, 술은 마시지 않지, 고기도 잘 안 먹지… 먼저 가신 친척 어르신들 중에 나 같은 병 있었던 사람이 있었나 보다 하고 생각해요.

내가 땅하고 참 닮은 구석이 있는 것 같아요. 응급시술을 했는데, 응급실까지 내 발로 걸어왔죠. 나중에 일반 병실에 가 보니까 사람들이 놀래요.

"아저씨, 연세도 있으신데 가슴에 그걸 안고 걸어오신 거예요. 참 대단하세요."

큰 병인데 조심하지 않는다고 타박하는 것 같아서 조금 부끄러웠어요. 땅은 급하지 않아서 뭐든 천천히 시간이 되면 곡물도 내주고 채소도 내주고 그러잖아요. 우직하니 기다릴 줄 알아야 소산을 얻어먹는 거예요. 제 심장도 땅을 닮았나 봐요. 그래서 병도 천천히 뱉은 건지….

이 병이 완치는 힘들다고 그러데요. 그래도 시술받고 나니까 많이 편해졌어요. 파스도 덜 붙이고 물리치료도 덜 받으니까 좋아요. 술, 담배 많이 하는 친구들한테 병원 소개해 줘야겠어요. 그 친구들 보내면 심심해서 어디 살겠어요.

가슴을 열어라

✻ 표춘섭_74세

의료제조업을 하는데 IMF가 터지고 의류사업들이 죄다 내리막을 달릴 때였습니다. 타의에 의해서 회사를 닫아야 했죠. 그래서 스트레스를 많이 받았습니다. 건강관리는 잘하는 편이어서 별 걱정 없었는데 역시 스트레스는 어떻게 할 수가 없었습니다.

과중한 스트레스로 당뇨가 발병했습니다. 고난에 고난을 받으면서도 하나님께 의지했던 욥의 이야기가 생각나더군요. 성경책에 나오는 이야기지요. 욥은 재산도 뺏기고 가족도 죽고 결국에는 자신도 병이 들었는데 하나님에게 의지했던 사람입니다. 건강을 잃으면 전부를 잃는 것이라는 말이 있습니다. 하지만 저는 생각이 달랐죠. 믿음을 잃으면 전부를 잃는 것이다. 저는 제 건강 하나 잃은 것뿐이라는 생각이 들었습니다. 이게 제 생각이었습니다. 그래서 그 날도 적십자병원에서 당뇨약을 가지고, 교회로 향했습니다. 약간의 오르막을 걸어 오르는 데 가슴이 불편하더군요.

당뇨 주치의를 만나서 증상을 이야기하니 바로 고대병원으로 가라고 했습니다. 검사를 받는 내내 기도했습니다. 건강은 잃어도 믿음은 잃지 않게 해달라고 간절히 기도했습니다. 검사 결과는 협심증이었어요. 의사 선생님이 시술을 해야 한다고 말했습니다. 시술이라는 용어를 처음 들어 봐서 저는 지레 겁을 먹었죠.

하나님이 나에게 또 다른 깨달음을 주시려고 하는구나 싶었습니다. '이제 진짜 전신마취를 하고 가슴을 열어서 심장 수술을 해야 하는구나. 내가 가슴에 너무 많은 것들을 담고 있어서 주님이 그것들을 다 끄집어내 주시려고 그러는구나. 그래 예수님은 생살을 찢기는 고통을 당하셨는데, 전신마취도 하고 가슴을 여는 정도가 뭐 어떻겠어.'

수많은 생각이 들었죠. 그래서 기도하기 시작했습니다. '하나님, 죽어도 좋습니다. 그런데 병원이 아니라 사역 현장에서 죽고 싶습니다.' 그리고 마음을 활짝 열고 성경을 읽었습니다. 다짐하고 또 다짐한 것이 아니고 염려를 버리고 마음을 열었습니다. 이게 웬일입니까. 스텐트 시술이 끝났습니다. 통증도 없이 간단하게 말입니다. 개흉 수술을 할 것이라고 생각했는데, 스텐트 시술로 깔끔하게 마무리 됐습니다. 당연히 감사의 기도를 드렸습니다.

요즘은 성경을 나눠 주는 기드온 사역을 끝까지 하기 위해서 부단히도 노력합니다. 군인들이나 재소자들에게 무료로 작은 성경을 나눠 주는 일입니다. 파란색 비닐 커버가 씌워진 조그만 신약성경책을 나누어 주면서 그 안에 들어 있는 말씀을 읽고 나라를 지키는 청년들이, 절망에 빠진 사람들이 용기를 얻고 하나님을 만나길 기도하면서요.

아내와 함께 등산을 갑니다. 산 정상에서 가슴을 만져 봅니다. 제 가슴이 열렸습니다. 세상 재물, 명예에 대한 소망을 내려놨고 그저 본이 되는 삶을 살고 싶어졌습니다. 늙어가면서 신앙에 대한 열정이 더했으면 좋겠습니다.

기도를 할 때마다 하나님은 항상 말씀하십니다.

"가슴을 열어라."

느림의 미학

✲ 홍장선_52세

"뭐요! 심장에 큰 문제가 있다고요!" 만으로 오십도 안 먹은 나이에 도저히 믿을 수 없는 말을 들었습니다.

"지금 빨리 처치하지 않으면 생명이 위험할 수도 있습니다. 급성 심근경색입니다."

응급으로 병원에 실려 온 지 한 시간이 훨씬 지나서야 내려진 진단으로 다시 더 큰 병원으로 가야 했습니다. 다시 가까운 병원으로 긴급 후송되어 간단한 검사와 함께 신속하게 시술을 받았습니다.

"이젠 막혔던 혈관이 열렸으니 너무 걱정하지 마세요."

의료진의 말에 안정을 되찾았습니다. 경황이 없었지만 마음속으로 감사의 기도를 드렸습니다.

전날, 늦은 밤까지 시험문제를 출제하느라 많이 피곤한 상태로 오전 수업을 마쳤습니다. 점심 식사를 한 후 동료 교사들과 함께 한여름의 찜통 같은 체육관 지하에서 탁구를 치게 되었습니다. 샤워장에서 땀에 젖은 몸을 시원하게 씻어 낸 직후였습니다. 갑자기 명치 부분을 중심으로 엄청난 통증이 느껴졌습니다. 급체인 줄 알고 거의 기다시피 화장실로 갔더니 설사가 나오면서 통증이 좀 줄어들었습니다. 하지만 조금 후 더욱 큰 통증이 밀려와서 아프다는 소리조차 낼 수 없을 정도였습니다. 그 와중에도 동료들이나 나조차도 심장에 이상이 있을 거라는 생각을 전혀 하지 못했습니다.

사실, 1년 전부터 심하지는 않았지만 갑자기 속이 좋지 않을 때가 있었습니다. 금방 나아질 줄 알았던 속병이 오래 지속되니까 혹시나 위암에 걸린 것은 아닐까 하고 염려되지 않을 수 없었습니다. 불안한 마음으로 처음 위 내시경 검사를 받았는데 이상이 없었고, 내친 김에 받은 다른 검진 결과도 혈압 이외에는 별 문제가 없었습니다. 몇 년 전부터 혈압이 약간 높아져 혈압을 떨어뜨리는 데 좋다는 등산, 배드민턴, 탁구, 달리기 등 땀 흘리는 운동이면 닥치는 대로, 예전보다 더욱 열심히 운동을 하게 되었습니다.

발병하기 이 주일 전부터는 140/90이던 혈압이 90/60으로 떨어진 것이 운동을 한 효과라고 생각하고 전부터 복용하던 혈압약도 먹지 않고 무리하게 운동을 했습니다.

"얼굴색이 많이 안 좋아 보인다"는 주위 사람들의 말을 들었을 때, 운동을 너무 과하게 한 탓에 체중이 많이 빠진 모양이라고 생각했습니다. 가끔 느껴지던 왼쪽 어깨 부분의 통증과 손목의 저림 현상은 노화에서 오는 거라고 생각하고 심각하게 여기지 않았습니다.

몇 가지 원인이 있었다고는 생각합니다. 하지만 아직도 납득이 가지 않는 것은 남들보다 건강을 자신했던 내가, 젊은 나이에 이런 병으로 쓰러졌다는 걸 이해하기가 어려웠습니다. 갑자기 높아진 혈압을 제외하고는 해마다 받는 건강검진에 별 이상이 없었고, 가족 중에 심장혈관 질환을 앓은 사람도 없어 유전적인 소인도 전혀 없었으며 술과 담배는 오래전에 멀리했기에 더욱 그랬습니다.

그러나 체력에 비해서 운동을 너무 무리하게 했던 것, 또한 급하게 한꺼번에 폭식하고 짠 음식을 선호하는 식생활 습관에도 문제가 많았고, 무엇보다 육체적으로나 정신적으로 스스로를 자학했던 것이 상처가 되어 나도 모르게 스트레스가 되었나 봅니다. 돌이켜 보니 스스로를 돌보지 못한 나에게 전적인 책임이 있었습니다.

스텐트를 두 개 넣는 심장 시술 후 예전처럼 건강을 빨리 회복되리라 기대를 했습니다. 그런데 한번 큰 사고를 당했던 자동차는 고장이 잦듯이 우리 몸도 큰 차이가 없는지 예전처럼 왕성한 활동을 하기에 무리가 있습니다.

몇 개월에 한 번 진료와 정기 검사를 받으면서 점차적으로 몸 상태가 나아지고 있음을 느낍니다. 병은 갑작스럽게 몸을 망칠 수 있습니다. 하지만 몸은 빨리 회복되기 어렵다는 것을 알게 되었습니다. 천천히 회복되는 것이 꼭 나쁜 것만은 아닙니다. 몸이 천천히 회복되어 감에 따라 마음에도 천천히 여유가 생기게 되었습니다. 자연스럽게 스트레스도 많이 줄었습니다. 느림의 미학이란 것이 이럴 때 도움이 될 줄은 몰랐습니다.

심장에 큰 충격을 받은 지 벌써 삼 년이 지나고 있습니다. 응급환자로 실려 왔을 때 신속한 처치와 정확한 시술로써 위기를 넘기게 해 주신 여러 의료진께 무한한 신뢰를 보내면서 진심으로 감사를 드립니다. 심장 근육이 손상을 많이 입었으니 조심해야 하다는 의사 선생님의 말씀을 듣고 늘 조심스런 활동을 하면서 몸 관리에 신경을 쓰고 있습니다.

예전과 달라진 점이 있다면 모든 일들을 좀더 긍정적으로 생각하고, 기쁜 마음으로 활동하게 되었다는 점입니다. 겸손하고 감사하는 마음으로 살아갈 수 있도록 누군가가 인도하고 있다는 믿음이 생겼습니다. 그것이 나에게 큰 행복을 가져다줍니다.

순간의 선택

✻ 김영희_65세

화병 때문에 한숨을 달고 지내던 주부입니다. 한국인만이 가지고 있다는 이 병이 인생의 고단함에서 오는 어쩔 수 없는 일이라고만 생각하고 있었지 딱히 질병이라고 여기지 않았습니다. 수많은 날들의 한숨과 울화가 이런 엄청난 상황을 재촉하고 있을지는 미처 생각해 보지 못했던 것입니다.

가족 중에 혈압으로 아버님이 돌아가신 것을 제외하고 딱히 가족력이 없다고 생각하며 큰 걱정 없이 지냈는데, 어느 날인가부터 가슴이 전보다 심하게 답답했습니다. 속으로 걱정만 하던 차에 갑자기 가슴에 심한 통증이 느껴져 가까운 H병원에 갔습니다. 그곳에서 심장 관련 질환이라며 무조건 당장 입원하라고 하는데 아무래도 다른 큰 병원에 가서 정밀검진을 받고 싶었습니다.

병원을 옮겨 검사를 받았는데 주치의 선생님이 협심증이라 진단하셨습니다. 한숨이 병이 될 거라는 생각은 못했습니다. 바로 입원하여 시술을 받게 되었습니다. 심한 통증을 느껴 앰뷸런스에 실려 응급실에 올 경우 병원에 도착하기 전에 80퍼센트의 사람들은 사망한다는 소릴 주치의 선생님께 전해 듣고 가슴을 쓸어내렸습니다. 진단 결과에 따라 스텐트 두 개 시술 등의 적절한 조치를 바로 받을 수 있었습니다.

지금은 건강상의 아무런 지장 없이 매우 잘 지내고 있습니다. 시술 뒤 건강한 생활을 유지하면서 당시 급박하게 진행되었던 상황을 다시 떠올려 봅니다. 순간의 선택이 자신과 가족에게 어떠한 일을 만들어 내는지…. 생각해 보면 지금도 아찔합니다. 수많은 선택 속에서 살고 있었지만 그 어떤 순간보다도 절체절명의 순간이었다고 생각합니다. 다시는 그런 순간이 오지 않기를 바랄 뿐입니다. 병원에 오는 것을 조금만 늦추었더라도, 시술하는 것을 겁내다가 조금만 미루었더라도 지금과 같은 건강을 다시 찾기는 어려웠을 것입니다. 이번에 쉬는 한숨은 울화통 때문이 아니라 안도의 한숨입니다.

오십 대 남자가 협심증에 걸려 의사 선생님께서 시술을 받아야 한다고 말씀하셨는데 아내가 시술을 못 미더워 해서 미루고 미루다 엊그제 사망했다는 이야기를 들었습니다. 참 안타까웠습니다. 다른 것은 몰라도 몸이 아픈 것에 대해서는 전문가인 의사의 말을 100퍼센트 믿고 따르는 것이 현명하다고 생각합니다. 병을 치료해서 좋은 것은 누구보다도 나와 내 가족입니다. 내가 편안해야 내가 사랑하는 사람들도 편안할 수 있습니다. 살면서 더욱 더 가족의 소중함을 깨닫게 됩니다. 며느리가 셋인데 셋 다 한결같고 참 예쁩니다. 특히 큰며느리가 눈물이 날 정도로 잘합니다. 지나가다 제 생각이 났다며 작은 선물도 사 오고 과일도 사다가 냉장고에 채워 두고 가곤 합니다. 크고 작은 정성들에 늘 감동합니다.

시술 후 꾸준한 검진을 통해 후유증 없이 지내고 있습니다. 지금은 손녀들의 재롱과 웃음소리에 행복을 느끼며 삽니다. 주변에 저와 같은 증상을 말하는 사람이 있다면 저의 경험담을 이야기하며 당장 병원에 가 보라 합니다. 잘못된 정보나 선택으로 돌이킬 수 없는 슬픔이 만들어지지 않도록….

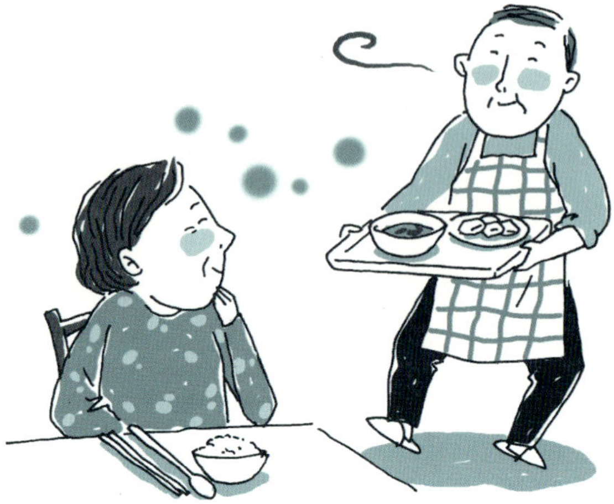

처방받은 약을 열심히 복용하고 매일 새벽 다섯 시면 삼성암에 가서 혼자 산책합니다. 산책을 다녀오면 남편이 밥을 다 해 놓습니다. 상을 차리며 "나 밥 잘 했지? 점점 잘 한다?" 하는 남편을 보면 정말 행복합니다. 꼭 신혼 초로 돌아간 것만 같습니다. 남편이 전에는 술 마시고 안 좋은 행동도 하고 그랬었는데 제 몸이 아프다는 걸 알고 나서는 그렇게 잘 할 수가 없어요. 협심증 진단 이후로 식단에 변화가 많이 왔는데 남편은 내가 좋다고만 하면 뭐든지 잘 먹고 배려도 많이 합니다. 워낙에 소심해서 사람들에게 상처를 많이 받는 편인데 요새는 남편과 긴 대화를 하며 위안을 많이 얻어요. 요새는 웬만한 것은 마음에 담아두지 않고 금방 잊어버리고 할 수 있게 되었습니다. 아픈 뒤로 오히려 마음을 다스리고 부질없는 것들은 포기하고 지내는 방법을 배우게 되는 것 같습니다.

남편은 석공예 예술가입니다. 어린이대공원에 있는 박 대통령의 '바르게 자라자' 글씨도 남편의 작품입니다. 남편은 돌가루 때문에 진폐로 고생하고 있습니다. 사시는 동안 병이 악화되지 않고 건강을 유지한다면 더 바랄 게 없습니다. 고생 많이 하신 분이니까…. 남편 애길 하려면 늘 눈물이 나려고 합니다.

병원이 무섭거나 불편하지 않고 주치의 선생님을 만나면 마음이 편안해집니다. 선생님은 심혈관계 질환만 잘 치료하시는 게 아닌 것 같습니다. 오늘도 혈관 상태가 많이 좋아졌다는 애길 듣고 기뻐하며 안심하고 집에 왔습니다. 제가 심혈관 질환에 정통한 병원에서 치료받고 제2의 삶을 이어가게 된 걸 늘 감사히 생각하며 살고 있습니다.

행복한 노년

✻ 김일여_70세

남편과 함께 잡곡밥에 생선, 나물 반찬에 아침식사를 마치고 밭일을 하며 하루를 시작합니다. 살고 있는 동네가 산책하기에는 참 좋은데 골다공증으로 다리가 아파 잘 걷지 않았었습니다. 요즘은 일부러라도 아침저녁으로 천천히 산책을 합니다. 밥 해 먹고 집안 살림하고 산책하다 보면 하루가 다 갑니다. 조용하고 평탄한 하루입니다.

주말이면 아이들이 놀러옵니다. 종가집이라 행사가 많아 복작거릴 때마다 사는 재미를 느낍니다. 바깥바람 쐬고 사람 얘기 듣는 게 좋아서 노인정에도 곧잘 가서 친구들과 함께 시간을 보내기도 합니다. 어깨가 아파서 고스톱 같은 것은 하지 않고 일과 얘기, 자식 얘기를 나눕니다. 매일 보는 얼굴이라도 볼 때마다 할 얘기가 있는 것을 보면 이래서 같이 늙어 가는 친구들이 참 좋구나 싶습니다.

칠십 평생 이렇게 평탄한 삶을 유지한 것은 아닙니다. 시어머님이 4년 전 나이 아흔으로 돌아가셨습니다. 편안히 눈 감으셨으면 좋았을 텐데 돌아가실 때까지 몸이 계속 안 좋아서 아파하셨습니다. 치매 기운까지 있으셔서 곁에서 마음고생을 했습니다. 시어머님도 마흔여섯부터 몸이 많이 안 좋으셨습니다. 죽으로만 사시다 환갑 지나서 속병은 나으셨는데 대상포진과 치매가 와서 고생을 하셨습니다. 병수발을 하는 것은 정성 들여 하더라도 행복한 일은 아닙니다. 그 때 스트레스를 많이 받았던 것 같습니다.

평소 골다공증이 있어서 다리가 많이 아파 늘 관절에 대해서만 신경을 쓰고 있었습니다. 그러다 2006년 11월 초, 갑작스럽게 가슴에 심한 통증이 왔습니다. 속이 안 좋은 것 같아서 동네 병원에서 두 달 간 약을 지어 먹었지만 아무런 차도가 없었습니다. 의사의 소견서를 받아 큰 병원으로 간 때가 12월 23일이었습니다. 병원을 찬은 그 날 바로 스텐트 시술을 받았습니다. 시술 후 가끔 약한 통증을 느끼긴 하지만 큰 고통이나 불편 없이 그럭저럭 괜찮습니다.

아프고 나니 좋은 점도 있습니다. 사랑이 식은 것인지 내가 병나고 나서는 남편이 통 이쁘다는 소리를 안 합니다. 대신 서방님들이 참 잘 합니다. 오래오래 건강하게 살라고 편지를 보내 오기도 하고 봉투를 건네기도 합니다. 일찍 결혼한데다 남편과 터울이 많이 지는 형제가 여럿이라 거의 키우다시피해 결혼도 다 시켰습니다. 그래서 다들 엄마 대신으로 생각하며 잘 챙겨 주는 것 같습니다.

소망이 있다면 사는 날까지 사는 것처럼 살다가 죽는 것입니다. 아이들한테 짐 될까 봐 오래 사는 것은 바라지 않습니다. 혈압하고 관절이 아프니까 저 자신에 대해 자신이 없습니다. 발이 효자라고 걸을 수 있을 때가 좋았습니다. 이제는 다리가 아파서 먼 길은 잘 걷지 못합니다. 제가 다리가 아프니까 큰아들 내외가 대신 절에 가서 빌어 줍니다. 아들은 공무원으로 있고 딸은 교사를 하고 있습니다. 부자는 아니어도 밥 먹고 사는 것은 어려움이 없으니 건강하기만 했으면 좋겠습니다.

버스를 두 번 갈아 타야 해서 병원에 가는 길은 불편하지만 진료받는 것을 게을리 하지 않으려고 애쓰고 있습니다. 시술받은 후엔 음식 조절과 운동을 해야겠다는 생각을 하게 되었고 지금도 그걸 유지하고 있습니다. 신경 써야 하는 것들이 조금 불편한 것은 있지만 이만하면 마음도 편안하고 문제없다고 생각합니다. 욕심 부릴 것도 없어 행복합니다.

목숨 값

✲ 이등대자_72세

이름이 좀 특이하죠. 일본에서 태어났어요. 그래서 이름도 일본 이름을 한국식으로 바꾼 거예요. 그렇다고 일본 사람은 아녜요, 한국 사람이지….

아홉 살 때 일본에서 한국으로 건너왔어요. 그때부터 고생길이 열렸던 것 같아요. 일본에서의 기억은 거의 없어요. 한국에 와서 6·25사변을 겪었어요. 그래도 그럭저럭 살다 보니까 시집가라는 얘기가 나왔죠. 스물셋에 아무것도 모르고 교장 집으로 시집을 갔어요. 서방이라고 모시고 살려고 했는데 알고 보니 성불구자였어요. 그 사람도 참 불쌍한 사람이었죠. 결혼한 지 세 해 만에 이혼했어요. 속아서 결혼한 건 억울하지 않았는데 애기가 없다는 게 서글펐어요. 지금 1종 복지카드가 있는 게 자식이 없어서 그런 거예요. 참 세상 우습죠. 애기를 그렇게 좋아했는데 애가 없어서 나랏돈을 받는다는 것이 재밌어요.

상처가 있어서 결혼은 안 해요. 혼자서 벌어도 먹고는 살만 했어요. 아파트 실내 도색하면서 돈도 꽤나 모았는데 계가 몇 번이나 깨지니까 제 손에 남는 게 없더라고요. 단칸방에 세를 들어 살았는데, 옆 방 부부가 교통사고로 세상을 떴어요. 애만 덩그러니 남겨두고 말예요. 그래서 애잔한 마음에 거둬들여서 키웠죠. 그 애기가 벌써 마흔이 됐어요. 이제 장가 갈 때가 됐는지 색시도 데리고 오네요. 방 내주고 거실에서 잠을 자는데 그게 싫지만은 않아. 그래도 불편하니까 방 두 칸짜리 반 지하로 이사 가기로 했어요. 내 자식은 아니지만 옷가지라도 빨아주는 것이 힘이 돼요. 아직 살 만하지도 못한데 괜한 병까지 들어 미안하기도 하고….

숨이 차서 횡단보도를 다 건너지도 못하고 잠시 쉬었다가 다시 건넜어요. 어지럽고 숨이 찼어요. 그런대로 집에 와서 설거지를 하는데 쓰러졌죠. 쓰러진 자리가 흥건하게 젖을 정도로 땀을 흘렸어요. 국립의료원 응급실로 갔는데 기계가 없어서 시술이 어렵다고 그랬어요. 그런데 저를 딱하게 봤는지, 고대에 있는 의사 선생님을 소개시켜 준 거예요. 살림도 힘든데 너무너무 감사했어요.

병원 가면 오천 원을 꼭 내야 하는데, 임상실험 대상자라서 교통비 삼만 원을 되레 받았죠. 약값은 정부에서 무료로 지원해 줬고, 시술할 때에는 스텐트라는 게 굉장히 비싼 건데 반값도 안 되는 값에 시술을 해 주셨어요. 그래도 그게 저한테는 전재산이었어요. 목숨이 중하지 돈이 중한가요. 목숨 값으로 전재산이면 싼 것 같아요. 돈이야 일하면 버는데 목숨은 의사 선생님들이 없으면 어찌 할 수 없는 거잖아요. 참 훌륭한 일들을 하시는 거예요. 정말 너무 감사해서 산에서 만난 친구들한테 병원 자랑을 하고 다녀요.

산에 놀러 다니다 보면 별의별 친구들을 다 만나요. 그중에 당뇨랑 혈압을 가지고 있는 사람들도 많아요. 나처럼 당 수치 낮추려고 오는 사람들이 많지요. 그런 사람들한테는 꼭 말해요. "가슴 답답하고 숨차고 아프면 꼭 고대병원 가라고. 나도 거기서 시술받았는데 어찌나 용하던지. 이제 숨도 안 차." 그럼 모두들 고개를 끄덕거려요.

몸의 기억력

✻ 한응구_86세

아침마다 일어나서 집 근처 학교 운동장을 다섯 바퀴씩 돕니다. 뛰는 건 아니고 천천히 걷습니다. 예전부터 운동은 무리하게 하면 독약이라는 생각을 가지고 있었습니다. 자신의 몸 상태를 고려해서 알맞은 운동을 해야 건강을 지킬 수 있다고 굳게 믿었습니다.

운동을 할 때에는 우선 가볍게 스트레칭을 해서 몸을 풀어 주어야 합니다. 그리고 본 운동을 하고 정리 운동을 하는 순서를 지켜야 하며 무엇 하나 빼먹으면 안 됩니다. 몸은 정직합니다. 급작스레 몸을 과도하게 움직이면 혈관이나 관절에 무리가 생기기 마련입니다. 그래서 저는 운동을 끝내고 집으로 돌아와서 도수체조를 합니다. 바깥에서 몸을 무리하게 움직였기에 쉬기 전에 정리 운동을 해 주는 것입니다.

젊은 사람들은 관절과 근육이 부드럽기 때문에 과격한 운동을 해도 몸에 무리가 가지 않는다고 생각합니다. 하지만 우리 몸은 생각보다 훨씬 똑똑합니다. 특히 기억력이 좋습니다. 과격한 운동을 준비운동 없이 반복적으로 하게 되면 혈관과 관절은 긴장 상태를 지속시킵니다. 나이를 먹으면 기력이 쇠하기 때문에 긴장 상태를 지속시킬 수 없습니다. 하지만 순서대로 운동을 하면 몸은 긴장하지 않고 자연스레 컨디션을 올렸다가 내렸다가를 조절합니다. 그것을 몸이 기억하면 늙어서도 어느 정도 유지가 됩니다. 그래서 더욱 큰 활동성을 유지할 수 있고 더욱 건강해질 수 있습니다.

협심증이라는 질병이 있다는 사실은 알고 있었습니다. 가슴이 빽빽해지고 통증을 동반하는 질환이라고 들었습니다. 하지만 저는 매일 운동을 했기 때문에 별로 걱정하지 않았습니다. 그런데 어느 날부터 걷기만 해도 가슴이 뻐근하고 통증이 왔습니다. 그래도 가만히 서 있으면 곧 괜찮아졌습니다. 그로부터 일주일 동안 참았습니다. 왜냐하면 이 년 전에 병원에서 검진을 받았는데 아무 이상이 없다고 했기 때문에 별 문제가 없다고 생각했습니다. 하지만 결국에는 문제가 생겨서 치료를 받았습니다. 시술받은 후에는 가슴의 통증도 사라지고 전혀 답답하지 않습니다.

시술을 받은 후에도 저는 제 자신이 건강하다고 생각하고 있습니다. 꾸준히 운동을 해 왔고 시술도 받았기 때문입니다. 그리고 철저하게 예방하려고 노력하기 때문입니다. 그리고 노력하면서 건강하다고 생각하는 긍정적인 자세는 똑똑한 몸이 기억합니다. 그렇게 되면 몸이 가지는 능률은 배 이상이 됩니다.

저는 고대 안암병원에서 오랫동안 치료를 받았습니다. 고려대학교 출신이고 가족들도 고려대학을 졸업했습니다. 그래서 그런지 모교의 병원을 찾게 됩니다. 심혈관센터 의료진은 소문만큼 탁월한 팀입니다. 언제나 환자들을 위해서 힘써 주시기 바랍니다.

마지막으로 당부하고 싶은 말이 있습니다. 운동을 하지 못한다면 저녁에 산책이라도 하셔서 건강을 유지하시기 바랍니다. 산책하는 습관도 몸은 기억합니다.

Nursing Diary

박기태 ▫ 흉통코디네이터, 간호사

인생은 B(birth)와 D(death) 사이의 C(choice)!!

"VF(ventricular fibrillation: 심실세동)! 150J(줄)로 Shock!"

"심장마사지 시작해!"

"수축기 혈압 60으로 떨어졌습니다!"

"도파(Dopamine), 레보(Norepinephrine) 더 주세요!"

응급실로 온 환자의 상태는 최악이었습니다. 혈압이 급격히 떨어지면서 심실세동을 보였습니다. 심실세동은 심장이 경련하듯 불규칙하고 빠르게 뛰는 상태인데 심장이 멈추기 직전의 징후입니다. 고비를 겨우 넘겼나 싶었는데 환자는 깊고 깊은 혼수상태로 들어갔습니다.

"아버지께서 며칠 전부터 속이 아프다고 하셨는데 그때 왔더라면…"

급성 심근경색으로 생사의 기로에 서 있는 아버지를 보며 불과 몇 분 전까지 함께 이야기를 나누던 딸은 끝내 주저앉아 오열했습니다.

작년 겨울, 처음으로 심도자실에 응급당직을 나왔을 때의 기억입니다. 며칠만 미리 왔더라면, 조금만 신경 썼더라면… 자책을 하며 울던 보호자의 애

끓는 울음소리가 아직도 생생합니다.

심근경색증으로 병원을 찾는 많은 사람들은 체한 것 같아 소화제를 먹거나 근육통으로 생각해 마사지를 하기도 합니다. 그래도 아픈 것이 나아질 리 없건만…, 결국 병원에 오게 되는 때는 생명이 위독해질 경우가 많습니다. 누군가는 삶과 죽음의 기로에서 현명한 선택을 해 다시금 건강을 되찾지만 누군가는 위험한 인내심을 지키다 심각한 고통을 겪거나 심지어 생명을 잃기도 합니다.

입에 풀칠하기도 힘든데 비싼 병원을 어떻게 그리 쉽게 가겠느냐고, 이른 아침부터 밤늦도록 일하는 중에 검사받을 시간이 어디 있느냐고 하는 사람들에게 꼭 들려드리는 이야기가 있습니다.

작가이자 사상가였던 사르트르는 인생을 '출생과 죽음 사이의 선택'이라고 했습니다. 모든 사람이 태어난 순간부터 한시도 쉬지 않고 죽음을 향해 달려가고 있습니다. 절망할 수밖에 없는 와중에 신은 선택이라는 선물을 주어 삶의 방향을 스스로 결정할 수 있도록 해 주었습니다.

고등학교 시절 문과를 선택하지 말고 이과를 선택할 것을…, 주식에 투자하지 말고 금을 사 놓을 것을…, 그 때 받았던 청혼을 거절하지 않았다면…, 앞을 내다볼 수 없는 일에 대한 선택은 어려울 수밖에 없습니다. 그에 따른 후회는 해 봐야 소용없는 일입니다. 하지만 미래를 예견할 수 있는 일이 있다면 어떤 선택을 하시겠습니까? 덧없는 후회도 있지만 그렇지 않은 경우도 있습니다.

B(birth)와 D(death) 사이의 C(choice)! 내 몸의 목소리, 심장의 목소리에 귀 기울인 사람들은 확실하고 현명한 선택을 하게 됩니다.

'우리 아이 학원비 때문에 요새 너무 어려운데 병원비가… 아니야, 이번에

치료받고 건강해져서 우리 딸 시집가고 손주 장가가는 것까지 봐야지!'

'일이 밀려 있는데 병원 간다고 칼퇴근하면 부장님께 눈치 보일 텐데… 아니야, 진료 먼저 받고 아침 일찍 나와서 남은 일 처리해야겠다!'

지금의 내 모습은 과거에 했던 선택의 결과라고 합니다. 지금 주식을 사 놓지 않았다면 오히려 몇 년 후 더 좋은 투자 기회를 잡을 수도 있겠지만, 가슴이 아플 때 주의하지 않는다면 몇 년 후 사랑하는 사람의 눈물을 보게 될 수도 있습니다.

오늘도 심도자실 간호사로서, 흉통코디네이터로서 흉통 환자들의 현명한 선택을 돕기 위해 열심히 일하고 있습니다.

Doctors Diary

임도선 ▫ 순환기내과 교수

때를 알고 내리는 좋은 비처럼

외래 진료에, 밀려드는 시술 스케줄에 유난히도 바쁜 일상이지만 틈틈이 잊지 않고 회진을 돕니다.

"기분은 좀 어떤가요? 가슴 아픈 증상은 없으세요? 두통은 좀 가라앉으셨나요?"라는 문진과 함께 청진기를 대자마자 대뜸 보호자는 성부터 냅니다.

"정말 교수님도 너무하시네요. 자주 뵙고 싶은데 얼굴 보기가 너무 힘들어요. 신경 좀 써 주세요!" 시술이 끝나자마자 회진부터 왔는데 벌써 볼이 부어 화부터 내는 보호자의 눈길이 오늘따라 따갑습니다.

때로 새벽녘 응급전화를 받고 달려 나와 잠을 설치고 아침부터 저녁까지 시술이 있는 화요일이면 녹초가 될 때도 있고, 연세가 많은 어르신들의 상태가 걱정되어 주말에도 병원에서 지낸 적도 많았습니다. 이런 나의 마음을 환자와 보호자들이 알아주기를 바라진 않았지만, 오늘의 서운함은 '아직도 난 환자들에게 늘 부족한 의사였구나' 하는 죄책감마저 들게 합니다.

이런 일상 속에서 마음의 단비를 맞고자 나 또한 의사이기 전에 남들처럼 책과 영화를 사랑하는 평범한 사람이기에 오랜만에 퇴근 후 곧장 극장으로

가 〈호우시절〉이라는 영화를 보았습니다. 중국 유학 시절 연인 메이와 우연히 재회한 주인공 동하는 서로가 가진 다른 기억에 당황해 합니다. 그들의 대화는 이렇습니다.

"자전거를 가르쳐 주었고 함께 타기도 했었어."
"자전거는 탈 줄도 모르는걸?"

"네가 중국음식을 조금만 더 잘 먹었어도 너랑 결혼하고도 남았을 거야."
"내가 중국요리를 얼마나 좋아하는데…."

한날한시 서로 함께한 추억임에도 서로의 기억 속에 존재하는 각자의 모습은 많이 달랐습니다. 사랑을 끝낸 연인의 기억 속에 간직된 서로의 모습은 판이하게 다른 빛깔 다른 향기이듯, 생명의 기로를 함께했던 환자들과 의료진의 기억 역시도 비슷한 경우가 될까요.

단단한 돌처럼 굳어진 심장 혈관을 여러 시간 동안 끙끙대며 넓혀 내어 뿌듯한 의사로서의 나의 마음과 시술 후 여러 시간이나 꼼짝없이 누워만 있어서 허리만 아프고 너무 불편하기만 했다는 환자.

혈전으로 꽉 막혀 몇 분 이내면 반드시 멈춰 버릴 심장을 살려내기 위해, 갑자기 심정지가 일어나지는 않을까 염려하며 여러 명의 의료진들이 온통 신경을 쏟고 있는데, "나를 상대로 실습을 하려는 게야?" 하고 소리치며 도리어 임상실습하려고 의료진을 많이 불렀다며 화를 내는 환자까지….

어쩌면 치료받은 사람들의 기억에는 심장이 살아난 것보다 따끔했던 마취주사의 기억만이 남게 되는 건 아닌지 모르겠습니다.

춘야희우春夜喜雨라는 시에서 시인 두보는 '좋은 비는 때를 알고 내리는 법好雨知時節'이라 얘기하고 있습니다.

영화 호우시절에서 주인공들의 우연한 만남이 좋은 비가 되어 때를 놓친 사랑을 다시 맺어 주는 계기가 되었듯, 때로 성공적인 시술이, 최선을 다한 치료가, 환자들과의 교감에 시원한 소나기가 되었으면 합니다.

사람들과의 인연이 중요하듯 환자들과의 만남이 제게는 참으로 소중합니다. 때론 늦은 회진에 뿔이 나 있는 환자와 보호자, 오랜 기다림 끝의 짧은 외래 면담 시간에 실망하는 환자들…. 다시 만날 때는 보다 흐뭇한 기억만 떠오를 수 있기를 기대해 봅니다.

심장에게 말 걸기

초판발행 2010년 2월 9일
초판 2 쇄 2010년 5월 25일
엮은이 임도선
펴낸곳 고려대학교출판부
www.kupress.com kupress@korea.ac.kr
136-701 서울특별시 성북구 안암동
Tel 02-3290-4230, 4232 Fax 923-6311

찍은곳 (주)동화인쇄공사

값 15,000원
ISBN 978-89-7641-711-4 03810

* 잘못 만들어진 책은 바꿔드립니다.